U0363584

揭开人类为何会得精神疾病的惊人秘密

会感染的疯狂

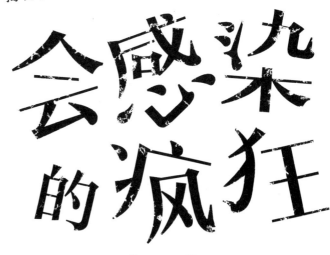

Infectious Madness

The Surprising Science of
How We "Catch"
Mental Illness

哈丽雅特·A. 华盛顿（Harriet A. Washington）——著

沈国华——译

上海财经大学出版社　　复旦大学出版社

图书在版编目(CIP)数据

会感染的疯狂：揭开人类为何会得精神疾病的惊人秘密/(美)哈丽雅特·A. 华盛顿(Harriet A. Washington)著，沈国华译. —上海：上海财经大学出版社；复旦大学出版社，2020.7

书名原文：Infectious Madness：The Surprising Science of How We "Catch" Mental Illness

ISBN 978-7-5642-3541-3/F·3541

Ⅰ.①会… Ⅱ.①哈… ②沈… Ⅲ.①精神病-研究 Ⅳ.①R749

中国版本图书馆 CIP 数据核字（2020）第 093420 号

□ 责任编辑　袁　敏　贺　琦
□ 特约编辑　柳萍萍
□ 封面设计　张克瑶

会感染的疯狂

——揭开人类为何会得精神疾病的惊人秘密

哈丽雅特·A. 华盛顿　　　　著
(Harriet A. Washington)

沈国华　　　译

上海财经大学出版社
复旦大学出版社　出版发行

（上海市中山北一路 369 号　邮编 200083）

网　　址：http://www.sufep.com
电子邮箱：webmaster@sufep.com
全国新华书店经销
上海叶大印务发展有限公司印刷装订
2020 年 7 月第 1 版　2020 年 7 月第 1 次印刷

710mm×1000mm　1/16　16.5 印张（插页：3）　253 千字
定价：78.00 元

图字：09-2019-342 号

Infectious Madness

The Surprising Science of How We "Catch" Mental Illness

Harriet A. Washington

2020 年中文版专有出版权属上海财经大学出版社

谨把此书献给皮特（Pete）

再高级的意识活动也离不开大脑的生理活动，就像再优美的旋律也不会因为太优美而不能用音符来表达。

——威廉·萨默塞特·毛姆（W. Somerset Maugham）

致 谢

我还是要特别感谢那些从我着手准备写这本书开始就为与我分享他们深奥的研究成果而热情贡献专业知识和宝贵时间的人士，其中包括保罗·埃瓦尔德(Paul Ewald)医学博士、苏珊·斯威多(Susan Swedo)医学博士、E. 富勒·托瑞(E. Fuller Torrey)医学博士、罗伯特·约肯(Robert Yolken)医学博士、托马斯·因赛尔(Thomas Insel)医学博士和卡尔·贝尔(Carl Bell)医学博士。

本书的部分内容是以哥伦比亚大学硕士论文的形式开始的。因此，我在调查有关精神疾病感染源的新数据和研究途径时很幸运地得到了哥伦比亚大学科学新闻硕士课程两位科学研讨班导师的指导。《曼哈顿对策》(Measure of Manhattan)的作者、科学与环境新闻学系副教授和主任玛格丽特·霍洛威(MargueriteHolloway)女士提供了慷慨的支持。她和乔纳森·韦纳(Jonathan Weiner)以及哥伦比亚大学新闻研究生院医学与科学新闻学教授、普利策奖获得者麦克维斯·M. 格芬(Maxwell M. Geffen)对本书的雏形提出了宝贵的评论意见。哥伦比亚大学还有一些人也慷慨地与我分享了他们的专业知识和反馈意见，其中包括生物伦理学中心主任罗伯特·克里茨曼(Robert Klitzman)医学博士、社会科学系主任阿隆德拉·纳尔逊(Alondra Nelson)、大卫·苏尔泽(David Sulzer)教授、感染与免疫中心主任伊恩·利普金(Ian Lipkin)、萨拉·戴维斯(Sara Davis)博士和卡罗莱纳·塞布里亚(Carolina Cebrian)博士。

哈佛法学院法律与伦理学高级研究员哈迪亚·皮尔斯(Khadija Pierce)不但提出了宝贵的反馈意见，而且还提供了宝贵的支持。医学博士谢里·芬克(Sheri Fink)和约书亚·普拉格(Joshua Prager)、法学博士和公共卫生学硕士希瑟·巴茨(Heather Butts)以及我在由安妮·墨菲·

保罗（Annie Murphy Paul）和阿里萨·夸特（Alissa Quart）创建的"无形研究所"（Invisible Institute）的朋友和同事们（他们已经证明是值得我信赖的劝导者和亲爱的朋友）也都是如此。在这些朋友和同事中有卡贾·佩里娜（Kaja Perina）、苏珊·凯恩（Susan Cain）、艾比·艾琳（Abby Ellin）、汤姆·佐勒纳（Tom Zoellner）、温迪·帕里斯（Wendy Paris）、克里斯汀·肯尼利（Christine Kenneally）、医学博士兰迪·哈特·爱泼斯坦（Randi Hutter Epstein）、凯瑟琳·奥伦斯坦（Catherine Orenstein）、伊丽莎白·德维塔—雷本·梅亚·斯扎拉维茨（Elizabeth DeVita—Raeburn Maia Szalavitz）、斯塔西·沙利文（Stacy Sullivan）、保罗·雷本（Paul Raeburn）、格雷琴·鲁宾（Gretchen Rubin）、朱迪思·马特洛夫（Judith Matloff）、劳伦·桑德勒（Lauren Sandler）、艾达·卡尔霍恩（Ada Calhoun）和盖瑞·巴斯（Gary Bass）。

巴黎居里研究所（Institut Curie）的菲利普·卡维斯（Philip Alcabes）博士和亚历克斯·达伊科维奇（Alex Dajkovic）博士提出了非常重要的独到见解。

我非常感谢拉斯维加斯大学（University of Las Vegas）黑山研究所（Black Mountain Institute），尤其是卡罗尔·C·哈特（Carol C. Harter）博士、理查德·威利（Richard Wiley）和约瑟夫·兰登（Joseph Langdon），他们让我加入了一个一流的作者圈子。我要感谢内华达州最高法院前法官米里亚姆·斯皮林（Miriam Spearing），她为我从事身体素质指数（BMI）方面的研究提供了资助。她不但是在物质上支持我和作为斯皮灵会员（Spearing Fellows）跟随我一起写作的同仁，而且还让我们感受到她是一个可爱、谦虚但又极其高效的法律拓荒者。

我还要感谢我那出色的经纪人丽萨·班克特（Lisa Bankoff）和聪明、机智的律师奇克·卢宾（Zick Rubin），他们的敏锐判断力帮了我大忙。我很高兴有机会感谢我那知识渊博、见解独到的编辑特雷西·贝哈尔（Tracy Behar），他的严密监督和组织天赋使我受益匪浅。我同样要感谢让·加内特（Jean Garnett），他那精湛的编排技能给这本书的结构和版面风格增色不少。

要是没有我深爱、忠诚的丈夫罗恩·德博斯（Ron DeBose）的支持，我不知怎么才能完成这本书。现在得不到他的支持，仅仅是他去世后给我留下的无数空白之一。幸好，我得到了以下人士的重要支持：艾琳·K. 比利普斯(Irene K. Billips)、多拉·基尔斯利(Dora Kearsley)、多丽丝·布鲁克斯(Doris Brooks)、小克罗斯·基尔斯利(Crosby Kearsley，Jr.)、唐娜和汤姆·哈曼(Donna and Tom Harman)、加思·费根(Garth Fagan)、利伯塔德·马托斯(Libertad Matos)、大卫·史密斯(David Smith)医学博士、珍妮特·泰罗(Janet Taylor)医学博士、杰夫·文森特(Jeff Vincent)、马西亚·卡萨布姆(Marcia Cassaboom)、马特和安妮·考科斯(Matt and Annie Cox)、伊莱恩·福克斯(Elaine Fox)、琳达·施克拉德·琼斯(Linda Schrader Jones)、玛米·汉弗莱斯(Mamie Humphries)、贝蒂·威廉姆斯·柯林斯(Betty Williams Collins)、罗恩·布富德(Ron Buford)、杰克·安德森(Jack Anderson)、凯茜·威尔逊(Cathy Wilson)、特蕾莎·加拿大(Theresa Canada)、罗伯特·泰罗(Robert Taylor)、文森特·安德森(Vincent Anderson)、罗尼·艾伦(Ronnie Allen)、埃德加·杰克逊(Edgar Jackson)、盖尔·赖特·希尔曼斯(Gail Wright Sirmans)、瓦尔·麦克弗森(Val McPherson)、凯思林·凯赫(Cathleen Kehoe)和布鲁斯·雅克布(Bruce Jacobs)。他们为这本书能与读者见面做了大量的工作。

　　最后但绝不是最不重要的是，我很幸运有我的弟弟和妹妹埃里克、凯特和特雷萨(Kate，Eric，and Theresa)陪伴，但我想念皮特，无法用语言表达。

引　言

　　凝望星罗棋布的夜空，会让我们感慨万千；如果我们想探索芸芸众生，那么就应该更加仔细地观察我们的家园。躺在我们脚底下和隐藏在我们体内的东西，使天上的景象显得渺小，但是，我们需要发挥我们的想象力——或者需要用高倍显微镜——才能观察到是微小的虫子，而不是星星，主宰着"银河系"。光是地球上的微生物就比宇宙中的恒星多了500万倍，地球是不计其数——1后面要加30个0——的无穷小生物的栖息地。

　　每茶匙海水含有500万株细菌和5 000万株病毒，从而使得病毒成为海洋中最常见的生命形式，难怪病毒会感染包括细菌在内的其他大多数生物。

　　然而，微生物不仅仅感染我们人类：微生物可以说构成了我们人体，因为寄生在我们人体内的微生物比人体细胞还多。光你的肠道就为100万亿的病毒、真菌和原虫——但主要是细菌——提供了栖息地。这些单细胞寄生物与我们人体细胞的数量之比是10∶1。

　　我们人体皮肤、眼睛、生殖器的表面覆盖着一层厚厚的微生物，它们移生在我们的口腔表面，我们人体的特定部位有专门的微生物：葡萄球菌(*Staphylococci*)移生在我们皮肤的表面，而乳酸杆菌(*lactobacill*)则布满了阴道表面。这些还只是一些寄生在人体表面的微生物，上万种不同种类的微生物集聚在人体的肠道内。就像我们的基因构成了我们的基因组，这些微生物旅伴构成了我们人体的微生物群系，它们不断地从型别和数量上在人体和地球的不同地点进行调整。

　　我们的健康，包括精神健康，都会因微生物的变化而变化。

　　我们人体的微生物群系对于保持我们的健康或者导致我们生病有着

惊人的威力。从一开始，我们体内的微生物就引导着我们免疫系统的发育。人体微生物群系也有自己的"大脑"，我们的肠道内有一个被称为"肠神经系统"(enteric nervous system，ENS)的网络，它拥有的神经元比我们的大脑多上千倍，重量是大脑的 2 倍，它还能发送神经递质帮助指挥大脑活动。

我们出生时，从母体获得许许多多赋予我们免疫力并有可能从体重到精神分裂倾向决定我们未来健康的微生物。随着我们的成长，我们会获得更多的病原体和有益的微生物"朋友"，从而使得我们有机会发育成长或者免生从溃疡、心脏病到宫颈癌再到强迫症等各种不同的疾病。

早在 17 世纪就有人认识到疾病与微生物之间的关系，但直到 1883年，德国细菌学家罗伯特·科赫(Robert Koch)和弗里德里希·洛弗勒(Friedrich Loeffler)才提供了第一个证明裸眼看不见的微生物进入人体导致患病的证据——也就是提出了微生物理论以后才明确传染病因果关系的证据和基本标准。

显微镜的发明使得科学家能够看到病原体，以文献的形式把它们记录下来，并且推翻了一些过去流行的观点，如罪恶的行为会招致疾病，或者被称为"瘴气"的有毒气体导致生病。

圣安东尼之火病(St. Anthony's fire)，一种无法控制的"舞蹈"动作曾被认为是魔鬼施法造成的。现在知道是由一种寄生在黑麦上的麦角菌(*Claviceps purpurea*)引起的，并且还知道疟疾不是由"瘴气"造成的，而是由一种寄生在雌性按蚊体内的单细胞疟原虫(single-celled plasmodium)造成的。

今天世界五大洲的研究人员都在继续探究各种疾病的微生物根源，他们已经认识到像咽喉痛、麻疹甚至流感这样看似微不足道的疾病都有可能导致厌食症、图雷特综合征(Tourette's Syndrome)、强迫症(obsessive-compulsive disorder)或者精神分裂症。据这个领域的研究人员估计，一些严重的精神障碍有 10％～75％是由感染性生物造成的。

1997 年，我偶然在一本意大利医学期刊上看到一篇把精神分裂症与博纳病毒(Bornavirus，这种病毒在欧洲中部曾导致绵羊和马匹罹患致命的脑炎)联系在一起的论文，就认识到精神疾病与感染之间关联的程度。

作者在这篇文章中设问"人类是否从马身上感染了病毒"和"人感染了这种病毒后是否有可能患精神分裂症",并称感染这种病毒与患精神分裂症之间存在强相关性,但可惜没有提供任何证据。因此,这篇论文并没有给出明确的结论,而且随后的一些研究也是如此,就如我打电话给相关研究人员所了解到的那样。

对此,我很失望。但我的好奇心又驱使我去寻找感染与精神疾病之间有因果关系的证据。我很快就发现了这方面的证据,而且很多证据过去早已存在。病人曾占据纽约城疯人院 1/5 床位的麻痹性痴呆(Paresis)是由一种常见的病原体——导致梅毒的螺旋体——造成的。当科学家发现了青霉素能够治疗梅毒的同时也发现了治疗这种常见精神疾病的方法。现在,我们必须到发展中国家去,才能看到这种病例。

1997 年,我从保罗·埃瓦尔德博士(Paul Ewald)那里了解到一些情况。保罗·埃瓦尔德是一位想象力丰富的进化生物学家,他研究提出了第二代微生物理论。他严谨地论证并解释了许多人类疾病源于不易被察觉的感染的重要意义。细菌、病毒、真菌和其他感染源是引起很多长期以来被我们认为由遗传、行为甚至性格类型造成的疾病的原因。例如,宫颈癌长期被归因于性生活过度,现在知道是由某些人乳头瘤病毒(human papilloma virus)引起的,就如丙型肝炎病毒引发丙型肝炎那样。胃溃疡过去一直被归因于精神因素,并且用牛奶、抗酸剂和稳定情绪的药物卡马西平(tegretol)治疗。实际上,90％的胃溃疡是由幽门螺杆菌(*Helicobacter pylori*)造成的。长期以来,心脏病发作被归因于脾气火爆、争胜要强的"A 型"性格,而现在则被认为是由衣原体肺炎(Chlamydophila pneumonia)和各种肠道细菌造成的。

1997 年,我还发现了医学博士苏珊·斯威多(Susan Swedo)的研究成果,她提出了一种耐人寻味的与 A 组链球菌(*Group A streptococcal bacteria*,GAZ)有关的综合征,儿童得了链球菌性喉炎以后,这种综合征就会发展成厌食、强迫综合征或图雷特综合征。她正在通过由很多青少年受试者(其中许多青少年是由他们忧心忡忡的父母带到苏珊设在国家心理健康研究所的诊所来看病的)参加的人类研究来寻找证据和发病机制。我在《今日心理学》(*Psychology Today*)上报道了这些令人兴奋的医学发展。除了斯威多刚刚起步的人类研究以外，我还发现了感染与精神疾病之间值得注意的相关性，但几乎没有发现当代证据。

我会定期调查有关微生物与精神障碍的研究状况。2013 年，我发现这方面的研究正在蓬勃发展。随着对表观遗传学（epigenetics）的认可，科学家们放弃了包括精神疾病在内的完全遗传学疾病模型，因此可以比较容易地考虑微生物性病因和风险因素。

迈克尔·格尔森（Michael Gershon）和马丁·布拉泽（Martin J. Blaser）等科学家的开创性研究为重视肠道微生物研究奠定了基础，并且促成了 2008 年人类微生物群系研究项目（Human Microbiome Project）。这项经费高达 1.15 亿美元的研究项目旨在探寻包括抑郁症、自闭症和肥胖症在内的健康和疾病的微生物因素。

20 世纪 70 年代初，弗洛伊德（Freud）的理论方兴未艾。自那以来，有先见之明的科学家，如斯坦利医学研究所（Stanley Medical Research Institute）所长 E. 富勒·托瑞（E. Fuller Torrey）医学博士和约翰·霍普金斯大学（Johns Hopkins University）的罗伯特·约肯（Robert Yolken）医学博士，驳斥了关于精神分裂症和其他精神疾病完全是由社会和心理动力学认定的因素造成的观点，并且在生物学领域寻找答案，特别是在微生物攻击人体免疫系统和神经系统方面。到 2013 年，精神疾病研究人员基本上抛弃了弗洛伊德的理论，而是从神经生理学的角度探究精神分裂症和其他精神疾病的病因。

由于研究方向发生了如此大的变化，我们正在趋近于临界质量：一种把生物因素作为精神疾病起因取代把心理社会因素作为精神疾病起因的模式变化。大多数（但不是所有）研究人员认为，微生物只是一个危险因素：遗传、压力、心理因素和社会动态变化仍是精神疾病的重要病因。实际上，大多数专家在知情的情况下对这些因素的相对重要性进行了猜测，他们认为感染会导致 10％～15％ 的精神疾病。乍一听，这好像是一个很小的比例，但其实是一个相当大的比例，尤其是当我们考虑到这个比例中有许多病人因自杀或者早逝而丧生，甚至有更多的病人则终生深度残疾。

此外，约肯（Yolken）提醒我们，在贫穷的发展中国家，大量的精神病病人没有得到应有的诊治；我们甚至不知道这些地区肯定存在的种类更多的微生物：我们可以采用数学的方法确定，其中的一些微生物肯定会对精神健康构成威胁。

本书追踪介绍了数量不断增加的、证明发展中国家婴幼儿、青少年和成年人精神疾病的微生物性病因的证据。本书在介绍各种各样的病原性精神障碍的同时，还探讨了证据的性质，而不是单纯的相关性问题，并且建议对传统的举证机制必须辅以现代工具和策略。本书还考察了已经过时并且过分简单化的人类和寄生在人类身上的微生物之间的"战争"概念，并且建议用更多的策略取代我们控制病原体的"寻找—消灭"法（seek-and-destroy approach）：我们参与的是博弈，而不是殊死的斗争。

本书呼吁读者将那些应用于躯体疾病的推理应用于微生物引起的精神疾病。我将通过列举历史病例来证明，我们一直不愿承认那些能证明微生物是致病因素，并允许偏见和陈旧的思维习惯，死抱既没科学依据又无效果的理论和治疗，而这一切耗费了大量的心智和生命。

微生物不但在改变我们人类的品味和偏好方面扮演着令人惊讶的角色——正如笔者将要探讨的那样，某些后天养成的嗜好似乎与我们和微生物的接触有关，而且还对我们人类社会的演化产生影响。本书讨论一些证明微生物如何影响我们集体行为的研究，阐明一些远超出个人心理健康范畴的问题。本书还考察了贫穷并接受医疗服务不足的人如何饱受更加糟糕的精神健康问题的困扰，这些人群饱受更加严重的精神健康问题困扰的部分原因在于，无论是导致他们患精神疾病的病原体还是他们所患的精神疾病都没有得到适当的科学处理或治疗。正如本书所证明的那样，微生物研究揭示了我们遇到的一些非常神秘和至关重要的问题：为什么有些社会比其他社会更加排外？为什么有些民族能够容忍甚至纵容像私刑、波斯尼亚（Bosnia）和卢旺达（Rwanda）大屠杀或者种族灭绝那样的暴力行为？

简而言之，本书试图通过介绍一些富有远见卓识的科学家完成的具有先见之明的研究，阐述微生物是怎样既主宰这个世界，又主宰我们的头脑的。

目 录

第一章

回归微生物理论：怎么会得精神疾病

一个新的科学原理并不是通过说服反对者并让他们看到光明来取得巨大的成功，是因为它的反对者最终都会死去，而熟悉这一原理的新的一代会长大。

——马克斯·普朗克(Max Planck)

"20世纪60年代，我还是学生时曾见过一位梅毒晚期病人，"英国作家约翰·康威尔(John Cornwell)回忆说，"他是我工作的伦敦一家精神科病房的病人。他满头白发，橄榄色的皮肤，人很瘦，没人知道他的姓名，也不知道他的原籍国。他是被人在伦敦码头一条水沟里发现的。"

收治这个病人的是一家国立精神病医院，他在这家医院曾得到一位善良但已辞职的工作人员的照料。"他整天靠墙站在过道里，拖着脚慢慢移动。"康威尔告诉我们，这名男子不只是受到了心理伤害，他既听不见也不能说，似乎对周围的环境浑然不觉。"病房的护士长告诉我，他'很不幸，已经到了晚期'。他没有及时得到治疗，已经无法阻止疾病对他进行最后的摧残。"[1]

康威尔的话使我回想起了20世纪60年代我在纽约北部一家县医院工作时遇到的一个病人。他可能已经六十开外，但由于他茫然的凝视、没有皱纹的额头，看起来还比较年轻。他穿着卡其布衣服和T恤。[2]他每天都要步履蹒跚地走到一堵涂料已经剥落的绿墙前，呆呆地靠墙站在那里，嘴唇微露笑意，他的平静不受与他同住一室的行为失常者吵闹的干扰。有一次，他距离一盏壁灯的裸露的灯泡太近，他的影子挡住了全部光亮。当工作人员将灯移至安全的距离时，他既没有转移目光，也没有盯着光亮看。原来，他已经双目失明，而且两耳也已经失聪。他既不能说话或者交流，也没有显示有任何思考或记忆能力的迹象。他已经需要别人伺候才能吃饭、大小便、洗澡、穿衣，变得麻木不仁，步履蹒跚，经常站着一动不动。我从来没有见到有人来看望他。

这个人怎么啦？喂他吃饭的护理员低声说："他得了麻痹性痴呆，脑子坏了。这是一种古老的疾病，现在已经看不到了。他接受了青霉素治疗，但无法恢复已经失去的机能。"

"已经失去的"，我琢磨着这个限定词组，它似乎准确无误地反映了这个男子的状况。过了一会儿，我才有所醒悟："青霉素？一种抗生素？治疗严重的精神障碍症？"那名护理员耸了耸肩。她和护理长继续做着她们的工作。

抗生素之所以能对那名男子起作用，是因为他患的麻痹性痴呆又称神经性梅毒（neuro-syphilis），是梅毒的最后阶段，可在最初感染后的 20～30 年发病。由于它以一种非特异性的方式展开攻击，神经性梅毒感染会以许多不同的方式表现出来，并且损害大脑许多部位的神经。无论大脑哪个部位受到细菌的攻击，它们的抗体决定这种疾病的征兆和症状，它们有许多种。无论是康威尔讲述的那个病人还是我在纽约州北部看到的那个病人，他俩的听觉和视觉系统都已经遭到了破坏，运动功能已经退化到只能做一些重复的习惯动作。神经性梅毒造成的伤害有可能导致妄想、幻觉、思维或说话能力退化、性格改变、判断能力下降、生气、易怒以及悲伤或者情绪低落，最终可能导致短期和长期失忆。神经性梅毒感染还会造成一些生理上的后果，包括瞳孔变化、反应过度、剧烈疼痛、神经元传递信息的能力缓慢退化（有点像多发性硬化症）以及严重的肌肉无力，所有这一切最终会导致麻痹性痴呆病人卧床不起。

我在纽约看到的那个男病人在一家综合性医院接受治疗，而康威尔在英国遇到的那个麻痹性痴呆男子在一家精神病医院接受精神病医生的治疗，这符合他的严重痴呆以及心理和生理受损的病症。[3] 如果就两种疾病做选择，那么，后者明显是精神疾病。不然，是什么病呢？假如麻痹性痴呆病人先后失去了运动控制能力、视力，并且出现了其他生理问题，假如这些功能的丧失和其他生理问题是细菌感染造成的，这难道不是一种躯体疾病吗？在这个问题上，我们难道一定要做出选择？

"可以说，世界上有两类人，"罗伯特·本奇利（Robert Benchley）1920年在阿尔冈琴（Algonquin）圆桌例会上说："一直把世人分为两类人的人和从不把世人分为两类人的人。"[4] 医生就属于前一类人，他们接受已经存在很长时间的身心二元论，坚持认为精神疾病只影响人的精神健康，而躯体疾病是生理病变的产物。

现在程式化地把精神疾病局限于大脑功能障碍的做法并不能解决身心二元论的问题，因为这种认识并不一定意味着精神与肉体间假想的界限的消失，相反常意味着有两种截然不同的"精神"存在。其中的一种"精神"中，意识和精神紊乱是通过和依靠脑功能形成的，这是一种大脑朝着精神空间的幽灵般延伸。另一种"精神"被视为类似于完全独立于大脑。但是，"精神"是指什么，没有特别的阐明，科学文献往往表述得非常模糊，没有什么用处。

我们自动会把精神疾病归因于心理创伤和遗传，而把躯体疾病归因于看得见的环境因素。那么，这在多大程度上只是一种懒惰的思维习惯呢？

对于古希腊人来说，精神疾病和躯体疾病之间的区别并不是疾病最显著和明确的特征。在希波克拉底（Hippocrate）的疾病分类中，狂躁症、抑郁症和歇斯底里症都是通过试图纠正"体液失衡"来治疗的，采用与他为"躯体疾病"开出的相同处方。

另一个极端是，在很长一段历史中，把精神病定义为由道德缺失造成的疾病。在《申命记》（Deuteronomy）中，反叛的以色列人受到了精神病的威胁："上帝会用疯病、失明和迷乱来打击你们"[5]。中世纪的学者和神学家把疯病解读为精神上缺少信仰或者诸神惩罚所致，这是一种根深蒂固并且可以说仍然是原教旨主义者和信仰治疗师偏执的信念。

不管怎样，到了文艺复兴时期，内科医生和西方其他医学专家坚决地把精神疾病归入躯体疾病的范畴，并且把它们作为躯体疾病来治疗。[5] 这种观点坚持了几个世纪："从文艺复兴到 18 世纪下半叶，"R. E. 肯德尔（R. E. Kendell）在《英国精神病学杂志》（The British Journal of Psychiatry）上撰文说："抑郁症和其他形式的精神病常被认为是与其他疾病没有任何根本性区别的躯体疾病。"甚至著名的精神病学家卡尔·门宁格（Karl Menninger）在 1922 年也认为，精神分裂症"在大多数情况下，是病毒性脑炎的并发症"。虽然说我们可以像感染流感那样"感染"抑郁症或者精神分裂症，似乎有悖常理，但这一假说源自 19 世纪 60 年代路易·巴斯德和 70 年代的罗伯特·科赫（Louis Pasteur and Robert Koch）创立的"微生物理论"。这一理论认为，细菌、病毒和朊病毒（感染性蛋白质）等特定微生物会导致疾病。[6]

虽然大多数人只考虑躯体疾病，而不是精神疾病，但当他们想到微生物理论时，斯坦利医学研究所（Stanley Medical Research Institute）执行主任 E. 富勒·托瑞（E. Fuller Torrey）等具有开拓精神的精神病学家仍试图改变这种状况。长期以来，托瑞一直拒绝把精神疾病仅仅归咎于心理因素，他在过去的半个世纪里一直在跟踪研究感染与精神疾病之间的关系。

20 世纪 90 年代，托瑞观察发现精神分裂症和双相情感障碍在 19 世纪末由罕见的疾病发展成了一种相对常见的疾病。在同一时期，他还注意到把猫作为宠物来养的时尚取代了把猫作为撒旦的宠儿的传统，把猫放进谷仓来控制啮齿动物，并且焚烧它们来庆祝重要节日。

大约在 1871 年，英国在水晶宫举行了第一次猫展，养猫也在美国流行起来。同年，美国的精神分裂症发病率大幅度上升[7]（除了生活在乡村的哈特莱人，他们"几乎从不"把猫作为宠物来养）。猫带来了一种导致精神分裂症的人畜共患病（人可能因患病的动物而感染）。

在这个例子中，托瑞怀疑弓形体（*Toxoplasma gondii*）这种由 1908 年巴黎巴斯德研究所（Paris' Pasteur Institut）的查尔斯·尼克勒（Charles Nicolle）和路易·曼塞（Louis Manceaux）发现的传染性单细胞生物是罪魁祸首。这种寄生虫可以寄生在任何温血动物的组织中，但它只能在猫或者猫科动物的胃中繁殖，即进入猫体内才能成活。大多数健康的成年人不会受到或者只会受到弓形体的轻微感染，但是，免疫系统受损的人和免疫防御能力尚未成熟的婴幼儿一旦感染弓形体，就可能患多种不同的严重疾病，包括弓形体病。

托瑞和经常与他合作的研究伙伴约翰·霍普金斯大学（Johns Hopkins University）的罗伯特·约肯（Robert Yolken）研究了流感病毒、弓形体和其他病原体在导致我们人类感染精神疾病方面的作用。他们大约是在半个世纪前精神疾病还根据弗洛伊德和社会心理模式来定义的时代进行了这项研究。正如下一章要解释的那样，托瑞和约肯的努力有助于精神疾病定义模式的转变。

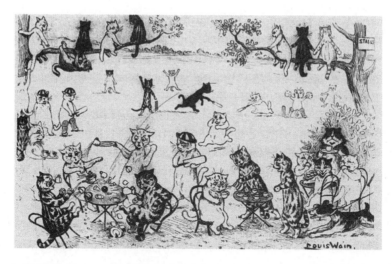

维多利亚时代,英国成功的艺术家路易斯·韦恩(Louis Wain,1860—1939 年)以绘画而出名,他最有特点的绘画作品就是拟人化的大眼睛猫。韦恩在诊断出他患有精神分裂症的那家精神病医院度过了生命的最后几年,而他的画作在精神病学教科书中被用来描述他的绘画艺术随着精神健康的恶化而退化的过程。

微生物革命

托马斯·库恩(Thomas Kuhn)在他具有里程碑意义的著作《科学革命的结构》(*The Structure of Scientific Revolutions*)中解释说,人文科学——如研究 18 世纪英国文学、非裔美国人的历史或者德国存在主义——的研究人员可以自由选择最令人信服的观点、假设和阐释事实的因果关系框架,但科学家要受到一种共享的主导理论的约束。库恩把这种理论或者世界观(Weltanschauung)定义为"只有科学共同体成员自己分享的理论或者观点"。

模式转变是一种革命,因为模式转变旨在颠覆流行的世界观。但是,这种颠覆不会轻而易举,科学共同体全体成员的工作、职业生涯和经济来源都依赖于现有模式,要想废除现有模式,就必须跨越卢比孔河(Rubicon,意大利北部的河流,曾是意大利和高卢的界河。——译者注),永远放弃以前定义科学思想的规则。科学界在接受进化论以后就不能再回到神创论的神话中去解释动物生命的多样性。在接受了微生物理论后，科学家就不能再相信罪恶、恶魔或者子宫移位（Wandering womb）会导致疯病，也不能再用某种"瘴气"理论决定我们感染疟疾的风险。就像过去一样，我们会被我们新学到的知识所困。

所以，必须谨慎选择我们所要的革命。然而，本书所描述的革命——认识到感染是导致精神疾病的一个重要因素——可能已经开始：我们只是还没有意识到。

我之所以这么说，是因为革命往往发生在出现了现有世界观无法解释的异常现象的时候。例如，在基因相同的同卵双胞胎中只有一人患上精神分裂症时，就较难把精神分裂症看作是一种遗传疾病。库恩认为，这种异常现象不会立刻导致抛弃已有理论；事实上，我们常会容忍（或者忽略）很多这样的异常现象，直到某种危险因素大量地累积到导致相关领域陷入"危机状态"，然后就会提出新的想法。虽然有时新的想法并不真的很新，但是，那些周期性重新出现的想法被边缘化，被视为异端邪说，并且被遗忘。感染导致或者助长常见的精神疾病——和一些不常见的精神疾病——的假设就是一个例子，因为随着潜在的模式转移，这种假设成为一种永久性观点。就如我在上文已经提到的那样，这个理论自古以来就一直陪伴着我们，并且作为西方医学模式的一部分，周期性地重复出现。

没有人认为感染完全取代压力、遗传和心理创伤，用来诠释精神疾病。感染只是其中的一个补充，并且加入它们一起成为精神疾病的致病因素，有时甚至是导致精神疾病的主要因素。

那种认为患流感有可能导致病人发疯的想法听起来很奇怪。但是，考虑到我们现在只是在辨别一些以往常见的身躯疾病的各种感染根源，其中的很多根源被认为是心理或者行为触发因素。

例如，宫颈癌长期以来被归因于女性性生活不节制或者男性伴侣卫生状况差，但现在我们知道宫颈癌是感染人乳头瘤病毒（HPV）造成的后遗症。90％的胃溃疡曾经被归因于辛辣饮食和压力过大，现在已经知道是由幽门螺杆菌引起的。与20世纪90年代流行的理论不同，心脏病不是由"紧张、敌对、愤怒"的 A 型性格引起的,而是由包括猪链球菌(*Streptococcus tigurinus*)和衣原体肺炎在内的细菌感染造成的。

细菌、病毒、寄生虫、真菌和被称为"朊病毒"的感染性蛋白质也是导致精神疾病的可能原因,这种理论解释了许多以前神秘的异常现象。例如,精神分裂症的起因可追溯到流感的流行波和博纳病毒感染;有几种青少年厌食症和图雷特氏症与影响基底神经节的链球菌感染有关;而儿童自闭症与患者自身肠道的菌群失调有关。本书探讨了所有这些致病因素和更多其他致病因素的证据。

笛卡尔冲突

早在 17 世纪,笛卡尔(René Descartes)就认为存在两种基本的实体:精神的与物质的。[8] 根据笛卡尔的二元论,精神没有存在的空间,而物质不能思考。笛卡尔的实体二元论曾经在科学家和神职人员中间非常流行,也许是因为它没有排除这样一种宗教信仰,即不朽的灵魂占据一个截然不同于物质世界的独立存在的自由王国。[9]

但是,二元论远不止是医学中的哲学:长期以来,它一直是一种政治立场,并且被作为默认的立场,是一种使医生在医疗领域的斗争合法化并支持医生们争取医疗保健控制权。在一定程度上,医生们就是根据这种二元论逐渐从已经建立宗教医院看病的神职人员那里争夺治疗躯体病人的权利。

虽然法律经常要求至少有一名住院医生,但在发现有效的药物之前的几个世纪里,医生们长期以来一直满足于把精神病人的"治疗"(和控制)留给精神病医院或者救济院的神职人员和修女。不过,当时大多数精神病病人并没有被监禁在精神病院或者救济院这样的机构里。米歇尔·福柯(Michel Foucault)研究发现,在中世纪的欧洲,疯人可以在外面自由行走,只有在他们的行为变得极端或者构成威胁时才会被暂时监禁起来。此外,长期以来,这种监禁一直是由病人的家属而不是由大夫决定的。"从 17 世纪到 19 世纪,要求监禁疯人的权力掌握在他们家人的手里:首先是他们的家人排斥他们。"[10]

随着 17 世纪工业时代的到来，社会不再容忍疯人在外面瞎逛。1800年，整个英格兰只有 3 000 个精神病病人被国家和宗教机构收容；但到了 18 世纪末，这个数字猛增到了 10 万，而精神病医生在精神病医院积累了经验以后终于可以自称是治疗疯病的专家。医学史学家罗伊·波特（Roy Porter）在他的《心灵锻造的镣铐》（*Mind-Forg'd Manacles*）中讲述了各种导致这个关键过渡期的事件，尤其是认识精神病方面发生的变化。[11]

在法国和英国，疯人现在已被关起来，但并不是没人陪伴。福柯说："他们与失业者、病人、老人和所有没有工作能力的人关在一起。"[12] 之前，弗洛伊德在他的著述中把精神病病人描述为"既不能工作又不能爱的人"[13]，从而似乎强调了"懒散"作为疯病一个关键症状的观点。这时候，宗教团体与医生之间争夺精神病病人治疗的主导地位的斗争有了自己的目标：控制精神病院。医生们争夺治疗疯病——这是治疗权仍集中在非医生（特别是神职人员）手中的重要医学领域——的"归属权"。

长期以来，不同的医疗设施由不同的职业团体控制这一事实，使人们相信精神疾病与躯体疾病的发病原因和治疗有着本质的区别。医生们通过坚持"科学"的疾病生理因素和模型来强化这种二元论。但是，他们只有肉眼和显微镜这样的简单工具可用，但没有血液化验、电子显微镜、磁共振成像或者 CT 扫描等今天能向我们揭示病理的工具。因此，目光短浅是一种普遍现象，因为任何人都能清楚地看到精神病病人的尸体解剖并没有显示躯体疾病病人尸体解剖所能揭示的标志性生理体征、恶化或者病变。此外，18 世纪治疗躯体疾病的夸张做法——拔火罐、放血或服泻药通便——对疯病没有明显的疗效。

到了 18 世纪晚期，医生、神职人员和普通人都认为精神病或者"有毛病的大脑"（wrongheadedness）与躯体疾病有着根本的区别。这种区别在很大程度上要归功于笛卡尔的二元论，但又被一些政治事件所大大强化。这些政治事件不但严重影响了医生的声誉，而且还使人们对医生治疗甚至确认精神疾病的能力产生了严重的怀疑。

得了疯病的国王

在这些使医生声誉扫地的政治事件中,最重要的事件是英国乔治国王得了疯病,而传统的医生似乎无能为力。1765 年,年方 25 岁的英王乔治三世(George III)开始抱怨四肢关节发热、疼痛难忍。但是,他的朝臣也有怨言。他们发现国王突然变成一个令人崩溃的讨厌鬼,逢人就没完没了、毫无重点地谈论打猎、他的马和朝廷里的各种琐事。无论国王的自言自语多么令人讨厌,没有人可以躲避喋喋不休的英国国王,国王的御医也只能耐着性子听国王唠叨,有一名御医甚至已经开始计算国王在冗长的句子中使用了多少单词。也许是为了减轻厌倦无聊,他发现这位国王在讲述急事时,一口气快速讲完的每句话都包含 400 多个单词。但不管怎样,国王并不着急,他能不停地重复唠叨几个小时,然后变得焦躁不安,有时还口吐白沫,甚至抽搐。惊恐万状的御医经常守在国王身边研究国王的体征和发病症状——大量出汗、间歇性恶心、心动过速……但显然,御医们茫然不知所措,也不能做出任何诊断。国王说话颠三倒四、令人费解,倒是像患了狂躁症和恶性欣快症,但他的御医没有认识到这一点。他们采取了一些常用的措施,如在乔治王的皮肤表面涂抹发疱药,并且给他服砒霜——一种很毒的类金属物质,至今仍是谋杀案的一种常用毒品。现在,有人认为,这种治疗方法只会导致乔治三世的病情恶化。即使在乔治三世尿液变蓝以后,这群御医也没能确诊国王到底是患了什么病,更不用说是治愈了。

后来,一个名叫弗朗西斯·威利斯(Francis Willis)的牧师治好了乔治三世的病。威利斯从牛津大学毕业后便当上了英国圣公会的牧师,并在 1740 年获得了母校的奖学金。1776 年,他搬到林肯郡(Lincolnshire)格雷特福德礼堂(Greatford Hall),并且把这个礼堂改造成一个独特的私人疗养院。威利斯采用了与当时监狱般的精神病院不同的治疗方案(不再对病人实施限制和约束),也就是采用"同情、快乐、勤奋、呼吸新鲜空气和锻炼"的治疗计划。他的首要原则就是尊重病人的尊严,他忽略阶级差别,但坚持要求病人着装整洁。外人常会惊讶地看到格雷特福德疗养院的居住者——患有精神病的园丁、犁农和其他劳动者——穿着丝绸背心、马裤和白色长筒袜，头戴假发，像伦敦绅士一样地散步。威利斯成功治愈了一个有爵位的英国人后，引起了对乔治三世深切关注的妻子夏洛特（Charlotte）王后的注意，并且在1788年把他召进了宫里。

弗朗西斯·威利斯似乎是来宫里做这份工作最合适的人选，他不但可以炫耀自己在治疗国王这个精神病病人方面取得的许多引人注目的成就，而且还具备对于一个大臣来说非同寻常的特质——医学学位（尽管他没有参加医学会）。

乔治国王的御医们拒绝把威利斯当作自己的同行，并把他看作"江湖骗子"，而英国医学会也没有尊重他的资质，譬如说，他从来没有被皇家内科医师协会（Royal College of Physicians）接纳。

理由可能有很多。在职业生涯的早期阶段，当他在寻求非同寻常的精神疾病治疗方法时，他曾经把自己看作医生，并且在没有学位的情况下行医。1759年，由于担心可能要承担法律后果，他劝说牛津的朋友们授予他医学证书。他事后也没有接受常规培训——只是名义上的医生。[14]

御医们倾向于不原谅威利斯在这方面所做的一切——他的"假"学位、打破传统的治疗方法，也许最糟糕的是——威利斯在治疗精神病方面取得的成就。他们极力反对对威利斯的任命。但夏洛特王后和英国政府急切希望治愈国王的病，态度坚定，因为乔治国王的情况已非常糟糕，有人责怪这病导致国王糟糕的政治判断力，包括他对美洲殖民地伸出了报复的铁拳，导致英国在1776年的独立战争中耻辱地战败。

与那些一次又一次尝试不同的治疗方法，一次又一次地失败，然后用满嘴的行话向王后解释、推卸责任的宫廷御医不同，威利斯用简单易懂的语言和热情恭敬的态度解释自己的治疗方法。在威利斯的悉心照料下，乔治国王按要求呼吸新鲜空气，按时锻炼身体，并且十分注意自己的穿着打扮。威利斯经常和国王交谈，有时还讲一些同情和体贴的话来宽慰国王，但威利斯也很实际，当他认为有必要防止国王逃跑或者自残时，也仅限于把国王锁在格雷特福德的一间房子里。

我没能找到能够证明威利斯对乔治三世做出明确诊断的证据，但在1789年2月26日，威利斯在国王病情公报中写道："陛下的病已经断根。"乔治已经治愈，让整个王国感到宽慰，而弗朗西斯·威利斯牧师则得到了年俸1 000英镑、国家肖像和特别纪念章的奖励。他还赢得了全国性的声誉，并且取得了巨大的成功，使得他在希灵索普大厅开设了第二家疯人院，威利斯虽然在传统医学领域遭遇了失败，但却采用宗教和道德疗法治疗精神疾病方面取得了巨大的成功。

然而，这种不知名的疾病偶尔会突然发作，乔治国王的病情在逐渐恶化。他在生命的最后十年里已双目失明，在温莎堡度过了他的余生，精神错乱的间歇也会出现充满悲剧性的清醒。国王最终在1802年驾崩，作为失去美国①的疯国王而被铭记。

死后诊断是当时一种流行的做法。大多数人认为，乔治三世患有遗传性疾病卟啉症（porphyria），这个病名源自希腊语的"porphyrus"（"紫色"的意思），病人排泄物的颜色鲜艳似紫色是这种病的一个特征。卟啉症通常是一种遗传病，这更加让人相信乔治三世患的就是这种病，因为他的儿子乔治四世后来也受到了这种疾病的折磨，他的孙女夏洛特公主在分娩时死于这种病的并发症[15]，还有包括苏格兰玛丽女王和他的儿子英国国王詹姆斯一世（James I）在内的其他亲属也患有此病。

直到1871年，也就是乔治三世国王病倒一个多世纪以后，费里克斯·霍普—塞勒（Felix Hoppe-Seyler）才确定卟啉症的发病机制。[15]已知8种类型的卟啉症伴有各种不同的体征和症状[16]，但都涉及卟啉及其前驱物的异常积累。这些化学物质为合成血红蛋白所必需，而血红蛋白则是血液和细胞代谢的一个主要组成部分，但是卟啉在累积时有毒，并且在形成时产生症状。[17]

卟啉症最常见的身体症状包括严重的腹部烧灼痛、从蓝到红的尿液、四肢麻木或者无力、心跳加快和血压升高，还包括焦虑、易怒和意识模糊等心理变化症状。如果卟啉阻碍神经传递到大脑的话，那么，这些心理症状就会发展为抑郁或者精神错乱。

给乔治国王治病的御医想必是当时全英国最好的医生，但他们无法诊断和治愈国王的精神失常，这给整个医生职业造成了巨大的打击，打

---

　① 　美国在乔治三世时期赢得独立。——中文版编辑注

击了人们对医生是否适合治疗精神疾病的信心。威利斯牧师取得的成功似乎证实了神职人员在治疗精神疾病方面的优势。乔治国王患的疯病及其治疗通过支持"如果医生不能有效地治疗精神疾病，那么，这种疾病就必然不是躯体疾病"的假设，也促进了对躯体疾病和精神疾病的区分。

即使在今天，关于乔治国王的疾病也仍存在争议，医生们也没能对他的诊断达成一致。有人认为，乔治的蓝色尿液是由他的医生给他喝深蓝色的龙胆花浸剂造成的；也有人相信，他患的是医源性疯病，也就是说，他因服用给他治病的砒霜中毒而出现了疯病症状。蒂莫西·彼得斯（Timothy J. Peters）和艾伦·贝弗里奇（Allan Beveridge）在《精神病学史》（History of Psychiatry）杂志上撰文认为乔治国王患的是双相情感障碍，并且给出了有力的证据。[18]

但不管对乔治国王患了什么病的诊断是否正确，与我们在这里讨论的问题最相关的事实是，卟啉症既不是一种严格意义上的精神疾病，也不是一种严格意义上的躯体疾病，因为它既是精神疾病又是躯体疾病。给乔治国王治病的御医们把注意力集中在了他患病表现出来的体征和症状上，而没有关注任何治疗方法都必须解决疾病给病人造成的沉重心理负担（导致病人焦虑、困惑直至谵妄），这就是他们的错误所在。这种短视症今天仍然存在。鉴于那个时代的医疗手段和药物，医生们即使认识到乔治国王患病的心理因素，也可能无助于治疗国王的病。但坚持认为一种疾病是精神疾病或者躯体疾病，而实际上它既是精神疾病又是躯体疾病，这既会掩盖这种疾病的真实性质，又会导致医生无法发现可能的治疗方法。

错误的精神疾病与躯体疾病二分问题又因为神职人员和社会工作者批评的医疗过度和不作为的臭名昭著的案例而进一步加剧。例如，1790年4月29日，贵格会教友汉娜·米尔斯（Hannah Mills），一个来自英格兰利兹（Leeds）、患有抑郁症的寡妇，被送进了约克郡的疯人院，院方禁止米尔斯的家人和朋友看望她。虽然米尔斯很年轻，身体也很健康，但在住进疯人院只有6周就在"可疑"的情况下死在了疯人院。她的同伴，来自约克郡的威廉·图克（William Tuke）对此感到震惊。他后来得知疯人院的病人受到了不人道的限制，被关在肮脏不堪的环境中。这家疯人院的"治疗"重点就是控制病人并让他们安静。图克决心创建一个强调基督教戒律和伦理道德的人道的精神病治疗中心。在这个治疗中心，他可以采用以心理学方法为基础的治疗方法，这种治疗方法后来被称为"道德疗法"（moral treatment）。他筹集资金并请教教友，创建了约克疗养所。事实证明，疗养所在发展更加人道的精神疾病病人看护和照料方面起了很重要的作用。

图克的精神病治疗中心有清洁卫生、引人注目和注重病人尊严的设施，并且配备了有爱心的医疗护理人员，因而能够帮助住院病人克服心理问题。图克中心欢迎病人的家人前来探视，成了世界闻名的精神疾病治疗机构，并且成功引领了一场精神病人护理和治疗的革命。[19]

深受欢迎的约克疗养所与弗朗西斯·威利斯有相同的理念，他们都更加注重精神疾病的心理病因，而不是生理病因。这种理念有助于形成精神疾病不同于躯体疾病并且最好由宗教团体来治疗的认识。在那个时代，当药物对于严重的躯体疾病已无什么作用，医生也只能提供一些支持性护理或者采取一些不明智的夸张的治疗方法时，医院通常并不是受欢迎的地方。对采取支持疗法的贵格会与病人状况很少得到改善的医院这个令人不快的地方进行令人反感的比较，进一步降低了对医生了解和治疗精神病人能力的信任。

精神病医院应该由谁来主宰？是医生还是宗教团体？

拉什对医学判断的态度

本杰明·拉什（Benjamin Rush）[20] 等医生试图通过把精神病和得病原因归结于纯粹的身体因素（如感染）来垄断对精神病病人的治疗权。

医学博士本杰明·拉什被尊称为"美国精神病学之父"，他当时知道医生与神职人员正在争夺精神卫生保健的控制权。而《独立宣言》（Declaration of Independence）的签字人拉什是一名战士，他曾和费城自卫队一起冲锋陷阵，与英国人作战，并且被任命为大陆军中部部队总医官。

不可否认，他所选择的战斗可能属于堂吉诃德式的，或者是彻头彻尾的鲁莽和反动，就如他坚持要在被证明不仅无用而且危险的情况下实施放血。[21] 他在给病人治病时大量使用汞，尽管汞的毒性和不良反应在当时已经众所周知。拉什是一个直言不讳、激进的废奴主义者，并且也是他那个时代为数不多的、有支持黑人医学事业抱负的白人医生之一。他在 1776 年购买了一个名叫威廉·格鲁伯（William Grubber）的奴隶，甚至在他 1784 年参加宾夕法尼亚废奴协会后仍留用这个奴隶，从而贬损了他的反奴隶情结和著述的意义。

在为树立美国医生威望和争取至高无上的地位的斗争中，拉什坚持认为，精神病的基本病理完全是身因性的，存在于"大脑的血管"中。拉什在他 1812 年写成的精神病学教科书《精神疾病的医学调查与观察》（*Medical Inquiries and Observations upon the Diseases of the Mind*）中首次论述了精神疾病的详细分类和每种精神疾病自身的身体原因。他曾提及血液循环中断或者感觉过度的问题，并且用旨在改善大脑血液循环的仪器来治疗他的病人，其中有鲁布·戈德堡，类似有像离心旋转板（centrifugal spinning board）一样的机械和带有头罩的"控制椅"。

今天，拉什的形象点缀着美国精神病协会的印章，意在找到躯体得病的物理成因，包括各种感染，以造福生活在各种条件下的许多人。例如，1792 年，他推定非裔美国人的黑皮肤是由一种麻风引起的，并且预言：如果施以适当的治疗，能治愈黑人的"黑肤病"，就能把黑人变成白人。[22]

到了 1812 年，政治上已经非常强势的拉什成功地确立了医生主导精神病院的地位。他这样做的部分原因就是要把精神疾病归咎于纯粹的生理因素。在随后的几十年里，新的研究支持了他的主张。威廉姆·格里辛格（Wilhelm Griesinger）在 1845 年出版了《精神疾病是大脑疾病》（*Psychische Krankheiten sind Erkrankunger des Gehirns*，*Mental Diseases are Diseases of the Brain*），说服了被公认为世界最好医生的德国医生，让他们相信"精神疾病有它的生理起因"。尽管如此，仍有一些医生对此表示怀疑。毕竟，用肉眼和显微镜无法看到"患病"的大脑发生的病变，因此，几乎没有证据存世。

直到一种疾病的出现改变了一切。

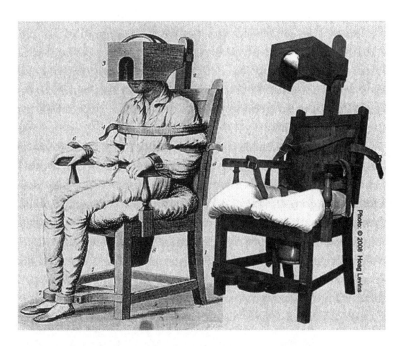

本杰明·拉什大夫设计了两种机械装置来帮助治疗精神病病人。当时,有人认为,"疯病"是一种动脉疾病,是大脑发炎。图中是一张用来捆绑病人的"控制椅"。这张椅子的作用被认为是通过减少肌肉活动或限制运动功能、减轻脉搏的跳动力度和减少跳动频率来控制血液流向大脑。拉什设计的这两种装置能在某种程度上对血液循环产生影响,被认为是成功治疗精神病的关键。事实上,这两种装置对于治疗精神病既无害处,也无益处。

发现了一种常见的疯病

"麻痹性痴呆"(Paresis)是一个被遗忘了的病名,但曾经是一种常见的疯病。到了 20 世纪 20 年代,纽约市各精神病医院收治的病人中每五人就有一个被诊断为患上了这种病。[23] 而在欧洲,这种疾病的常见程度是美国的两倍。在欧洲,罗伯特·舒曼(Robert Schumann)、盖伊·德·莫泊桑(Guy De Maupassant)、盖塔诺·多尼泽蒂(Gaetano Donizetti)和弗里德里希·尼采(Friedrich Nietzsche)都是这种疾病的受害者。[24] 有人根据不那么引人注目的数据推测这种疾病还杀死了希特勒（Hitler）和克里斯托弗·哥伦布（Christopher Columbus）。[25]"麻痹性痴呆"（dementia paralytica）又被称为"全身性麻痹"（general paralysis）。1822 年，医学博士安顿·贝勒（Anton Bayle）首次描述了这种疾病的症状。他指出，所谓麻痹性痴呆者先会经历性格粗化，然后随之而来的是狂躁、错觉和痴呆。经过几个月到几年不等的时间，这种心理恶化就会达到"快速、完全的智力衰退"的程度，包括频繁的发呆、麻痹、失禁、精神错乱、严重的视觉障碍直至死亡。

在贝勒描述这种疾病症状后的 70 年里，医生们把这种常见的精神病归因于常见的多疑性格：心理创伤、劳累过度、焦虑和放纵，因为"麻痹性痴呆"就像之前发现的很多精神障碍一样，被认为是对堕落的惩罚。

1857 年，约翰·弗里德里希·埃斯马克（Johannes Friedrich Esmark）和 W. 耶森（W. Jessen）医生提出了一种导致瘫痪的生物学病因——梅毒。为了支持自己的观点，他俩对同时患有麻痹性痴呆和梅毒的病人进行了大量的统计分析，并且广泛报道了他们的发现。其他研究人员也对这个问题产生了兴趣，开始把麻痹性痴呆与病人的病史联系起来，并且发现麻痹性痴呆病人普遍有梅毒患病史。检测梅毒的沃瑟曼试验结果表明，梅毒病人的大脑中潜伏着梅毒螺旋体（Treponema pallidum），并且对麻痹性痴呆病人与梅毒的显著相关性进行了量化。许多研究人员开始把"麻痹性痴呆"看作是发展到第三阶段的梅毒，不加区分地认为麻痹性痴呆会攻击大脑，并且开始把麻痹性痴呆称为"神经性梅毒"（neurosyphilis）。这一理论给人们带来了这样的希望：如果梅毒能治愈，那么，麻痹性痴呆同样也能治愈。

然而，19 世纪疯人院的经营者坚持认为，麻痹性痴呆从性质上看完全是精神疾病。长期坚持区分精神疾病和躯体疾病的传统不但与宗教哲学和文化有关，而且还与当时医生跟宗教和哲学医疗师争夺疯人院的政治问题有关。[26]

大多数医生的临床行为使得问题变得复杂：虽然有证据表明，麻痹性痴呆是一种躯体疾病的精神症状，但是，大多数医生继续采用治疗其他精神病无效的方法治疗麻痹性痴呆。传统的治疗方法，如"灌洗、冷敷、服汞、在头皮上涂抹发疱剂、切开静脉放血、水蛭吸血、禁欲和在头骨上钻孔（环钻术）”，仍在使用——但毫无效果。虽然医生们用保罗·埃利希（Paul Ehrlich）发明的更加安全、有效的砷基撒尔佛散（Salvarsan）（又称“肿凡纳明”或者“606”）取代有毒的汞基药物治疗梅毒，但没有用它来治疗麻痹性痴呆。

但在 1917 年 6 月，维也纳大学神经与精神病医院的朱利叶斯·瓦格纳—乔雷格（Julius Wagner-Jauregg）教授采用了一种激进的治疗方法。他注意到，一些麻痹性痴呆病人在感染一种发热性传染病以后症状明显得到改善。于是，他决定用一种疾病来对抗另一种疾病：他试图通过让麻痹性痴呆病人感染疟疾来抑制麻痹性痴呆的症状。

瓦格纳—乔雷格认为，邪恶的疟疾高热也许能杀死梅毒螺旋体，或者至少能灭杀它们的活性，因为许多细菌只有在非常小的温度区间内才有感染力，这就是为什么我们人体会对很多发热性传染病做出反应的原因。瓦格纳—乔雷格希望，疟疾引起的高热能够使麻痹性痴呆病人的体温提高到超过梅毒螺旋体能够生存的温度区间的水平，从而使螺旋体无法进一步对病人的身体造成损伤。

瓦格纳—乔雷格给一些奥地利受试者接种感染了疟原虫的血液，受试者身体很快出现了高热，达到华氏 106 度。最后，瓦格纳—乔雷格记录下受试者临床症状的明显改善（虽然没有治愈）。[27] 全世界因这种疟疾疗法明显取得了成功而欢欣鼓舞，瓦格纳—乔雷格也因此而在 1927 年获得了诺贝尔生理学或医学奖。[28] 不过，他的研究并没有采用任何现代技术把偏倚减到最低程度。此外，这种治疗方法也很危险——多达 15% 的受试者因此而死亡。[29] 结果，他那受偏倚困扰的结论反映了他希望看到的结果——疟疾疗法能够帮助麻痹性痴呆病人减轻症状。瓦格纳—乔雷格提供了能够证明那种认为感染引起麻痹性痴呆的理论的证据，但并没有进行证明，而且他提供的也不是无偏倚证据。不过，他提供的证据——和诺贝尔奖——为麻痹性痴呆感染论提供了有力的论据。

有人可能会认为，帮助瓦格纳—乔雷格赢得诺贝尔奖的这项关于这种常见精神疾病的研究可能有助于提升生物精神病学的地位。但到了 20世纪 30 年代，瓦格纳—乔雷格的这项研究成果因他的同仁神经学家西格蒙德·弗洛伊德(Sigmund Freud)而黯然失色。

弗洛伊德是精神分析学的创始人，他的职业生涯始于维也纳总医院(Vienna General Hospital)。当时，他在这家医院当显微神经解剖师。他通过解剖小龙虾的神经来研究脑瘫问题。但是，脑科学在19世纪末是如此的原始，以至于神经元的基本工作原理仍是个谜，而弗洛伊德把客观生理科学抛在了脑后，而是选择研究大脑在被忽视时抑制"强大到足以引发疯病"的驱动因素方面扮演的角色。[30] 为了研究大脑的这种抑制作用，弗洛伊德改进了"谈话疗法"(talking cure)或者精神分析疗法。医生运用精神分析疗法把病人无意识的挣扎看作是帮助他们提高自我意识的一种手段。

弗洛伊德关于心理冲突导致精神疾病的观点使得心理卫生工作者与他们的病人产生了广泛的共鸣，因此与生物生理学的感染相关模型和精神分析法相比，更多地改变了20世纪的精神病学。弗洛伊德的精神分析法抢走了麻痹性痴呆感染论的风头，导致不再有人关注感染对引发精神疾病的作用，[31] 而且还强化了精神疾病与躯体疾病之间的区别。

在洛克菲勒研究所(Rockefeller Institute)这个全美唯一致力于研究的医院附属研究机构的赞助下，医学博士马克·博伊德(Mark Boyd)成了很多试图复制瓦格纳—乔雷格著名成就的研究人员之一，但这项研究仍缺少一些控制研究者偏见的现代方法。那个时代并不常用"双盲"(double-blinding)研究和我们现在的研究用来解释减少偏见的其他方法。这类实验性研究贯穿于20世纪上半叶，但都毫无例外地缺乏严谨性。因此，研究人员很容易看到自己想得到的结果——他们的麻痹性痴呆受试病人还感染了一种慢性衰竭性疾病。

不过，当时仍然没有治愈梅毒的办法——这也就意味着没有治愈麻痹性痴呆的办法。由于证明麻痹性痴呆是一种感染性疾病并没有改变医生治疗这种疾病的方法，因此，关于麻痹性痴呆感染性的研究发现并没有改善这种疾病的临床治疗。更重要的是，把麻痹性痴呆认同为梅毒又给精神疾病增加了性病的污名。正如历史学家艾伦·M. 勃兰特(Allan M. Brandt)在他大师级的著作《没有灵丹妙药：1880年以来的美国性病社会史》(*No Magic Bullet：A Social History of Venereal Disease in the*

United States Since 1880）中指出的那样，"性病仍是一种社会堕落和性罪恶综合征"。但精神病学家乔尔·T. 布拉斯洛（Joel T. Braslow）回忆说："《纽约时报》（*New York Times*）、《好管家》（*Good Housekeeping*）、《科学美国人》（*Scientific American*）、《健康女神》（*Hygeia*）、《读者文摘》（*Reader's Digest*）、《新闻周刊》（*Newsweek*）和《大众机械》（*Popular Mechanics*）等报纸和杂志纷纷载文用'可怜的疯子''那些罪有应得的人'和'注定要被人类唾弃的人渣'等高度反映价值观的道德说教语言来描述神经性梅毒病人。"[32]

在瓦格纳—乔雷格获得诺贝尔奖以及当时同时进行的研究所宣扬的临床效果的鼓舞下，疟疾疗法实验一直持续到1943年。那一年，约翰·F. 马奥尼（John F. Mahoney）[33] 在一篇重要的论文中证明了青霉素能够治愈梅毒。青霉素这种抗生素也控制住了麻痹性痴呆，从而证明麻痹性痴呆这种精神疾病是梅毒感染令病人衰竭的最后阶段。在医生使用青霉素治疗麻痹性痴呆以后，这种疾病几乎完全从美国消失了。今天，我们必须去卫生状况不佳的发展中国家才能看到这种病例。

至少在西方，对于治疗麻痹性痴呆而言，疟疾疗法的有效性问题在临床上已经变得毫无意义。但是，利用一种疾病来对抗另一种疾病的神秘可能性，依然是医学史上一个悬而未决的问题。

微生物理论：一种范式转变

早在瓦格纳—乔雷格获得诺贝尔奖和弗洛伊德确定精神病学的未来发展方向之前，医学领域已经发生过一次范式转变。那次范式转变改变了医学界对疾病本质的看法，也就是支持感染引发精神疾病的作用的框架——微生物理论。由路易·巴斯德（Louis Pasteur）和罗伯特·科赫（Robert Koch）在19世纪60年代发展起来的微生物理论认为，细菌、病毒和朊病毒（感染性蛋白）等特定微生物都会导致疾病。[34]

早在17世纪就有科学家就提出了疾病可能由微小生物引起的观点，19世纪的德国细菌学家罗伯特·科赫（Robert Koch）和弗里德里希·洛弗勒（Friedrich Loeffler）最先提供证据证明肉眼看不见的微生物进入人体会引起疾病，但他们都没有提供可信的证据。直到 1883 年，显微镜显示的病原体同时排除了"罪恶的行为或有毒气体导致疾病"的理论。

微生物理论——发现了这些微小感染源——加快了人类治疗和防治传染病的步伐。巴斯德在发现了产褥热的病因以后拯救了数以百万计的产妇的生命。微生物理论还告诉巴斯德，细菌是导致葡萄酒变质的根本原因。于是，巴斯德想出了如何通过我们现在仍称之为"巴斯德灭菌法"的过程——对葡萄酒加热杀死细菌——来预防葡萄酒变质的办法，这可是深受嗜酒如命的法国人欢迎的壮举。科赫则发现，空气传播的结核分枝杆菌（*Mycobacterium tuberculosis*）会引起可怕的结核病，而炭疽杆菌（*Bacillus anthracis*）则会引发炭疽热。由于他们的这些发现，传染病的感染源被广泛公认为是导致得病的原因，而过去被归因于概念模糊的"瘴气"和"空气"。

到了 20 世纪，随着模式向微生物理论的转变已经改变了医学的面貌。最常见、最可怕的人类生命杀手，包括肺结核、天花、流感、白喉、黄热病、黑死病和百日咳，现在知道都是因为病原体感染造成的。因此，科学家们把自己的注意力转向了旨在防止这些传染病传播的疫苗、抗生素和公共卫生措施。天花已经得到根除，现在只有西方实验室还保存着一些天花菌株。随着医疗创新控制住了这些疾病，美国人开始变得更加长寿，并且最终死于其他慢性病，如癌症和心脏病（尽管我们现在也认识到很多慢性病也是"感染性疾病"）。

但是，微生物理论引发的范式转变绕开了精神疾病，麻痹性痴呆先被认为是一种感染性疾病引起的症状，后来在疯人院之外用青霉素得到了根治。但是，精神分裂症、抑郁症、双相情感障碍和强迫症等疾病仍然属于精神卫生的范畴，依然主要采用谈话、行为调节、认知和其他心理控制疗法。到了 20 世纪 80 年代，使用基于改变大脑化学物质的新药治疗许多精神疾病，其实就是默认这些精神疾病的躯体性质。但是，所谓的躯体与精神疾病二元论仍然大有市场，直到今天依然如此。因此，即使在我们这个时代，大多数精神病医生只采取药物治疗，但对越来越多能充分证明精神疾病是感染微生物引起的证据却视而不见。

本书将在以后的章节中说明终结这种视而不见的现象的原因。接下来的一章我将讨论流感和弓形体(*Toxoplasma gondii*)这种寄生虫与精神分裂症和流行性甲型脑炎(von Economo's encephalitis)有关的证据,还要谈论 A 组链球菌如何引起厌食症、强迫症和图雷特氏症以及我们肠道内的微生物会引起自闭症和各种带有精神症状的自身免疫性疾病等问题。我还将探讨朊病毒或感染性蛋白质如何引起克雅氏病(Creutzfeldt-Jakob disease,CJD,即人类版的疯牛病,它的症状是性格变化、抑郁、失忆和思维能力受损和运动障碍)[36] 以及就连罕见的麻疹并发症和某些形式的食物中毒也会导致严重到需要住院治疗的精神恍惚等问题。当然,感染不太可能是许多精神疾病的唯一病因,就像它不是麻痹性痴呆的唯一病因一样:遗传、精神压力和环境压力等传统风险因素也可能引起精神疾病,但据大多数感染相关性问题的研究人员估计,已知病原体导致的精神疾病占精神疾病病例的 10%～20%。

麻痹性痴呆并不是唯一的先例,认为疯病有其感染根源的观点并不是一种完全的后现代观点。事实上,有些精神疾病长期以来一直被认为是感染性疾病。说到有些精神疾病是感染性疾病,我们马上会想到狂犬病。有一种狂犬病病毒后来被用象征疯狂和愤怒的希腊女神丽萨(Lyssa)的名字来命名。由这种病毒引起病人在被感染的动物或者人咬伤后会出现一种具有凶猛攻击性的精神状态。麦角中毒是另一个例子:麦角菌感染黑麦会产生一种叫"麦角碱"的生物碱,麦角碱会导致灼伤、组织损伤、精神错乱、非理性行为、癫痫、抽搐甚至死亡。服用受污染的黑麦制作的面包和其他食品被认为是引起凶险综合征(如中世纪发生的圣·安东尼热和法国发生的"大恐慌")[37] 的原因。有些人把塞勒姆审巫案(Salem Witch trials)中的集体歇斯底里归因于麦角中毒,但另一些人则持有异议。[38]

不管怎样,我们的权威参考文献仍然坚持精神疾病与躯体疾病之间的铁定区分。美国《精神疾病诊断与统计手册》(*The Diagnostic and Statistical Manual of Mental Disorders*,or DSM)的编者承认,他们强化了精神疾病与躯体疾病之间严格但常是假想的二元论。"不幸的是,'精神障碍'这个术语意味着'精神障碍'与'身体不适'之间的区别,这是一种精神—身体二元论简化版的时代错误,"(现已被取代的)第四版

《精神疾病诊断与统计手册》网站如是解释，并且还补充说，"这个术语仍然在用……因为我们还没有找到合适的替代词。"[39]

虽然神经科学的一些意识研究已经为这种生物学基础提供了证据，但"精神障碍"一词中的"精神"似乎与适用于这些情况的生物医学基础观相矛盾。[40]

春松舜（Chun Siong Soon）的研究团队曾在《神经科学》（*Neuro-science*）杂志上发文表示："我们可以通过扫描大脑活动提前 10 秒钟探测到个人做出的决定，"[41] 而且还能探测到主观经验和隐蔽的态度，从而提供了"有力的经验证据证明：虽然并不能完全消除身心区分的可能性，但认知过程在大脑中确实有生理基础。"[42]

革命的代价

也许不应该对精神健康专家继续表现得好像身心是分开似的感到惊讶。有一项研究发现，有医生认为精神疾病是一个从像自闭症这样的生理障碍到像调节紊乱这样的非生物障碍的连续体。受访者认为，药物治疗是治疗偏生物性疾病的最佳方法，而谈话疗法则是治疗非生物性疾病的最好疗法。

现在的问题是，这些医生是否真正理解哪些精神障碍是生物性的，哪些又不是。斯坦福大学心理人类学家坦尼娅·卢曼（Tanya Luhrmann）在《威尔逊季刊》（*Wilson Quarterly*）上撰文描述了"研究范畴标准"（*Research Domain Standard*），这个研究项目建议免除在《精神疾病诊断与统计手册》和其他相关文献中被奉为神圣的诊断，而是谋求解决病人面临的从悲伤到恐惧再到失忆的具体挑战和问题。但是，坦尼娅·卢曼在文章中写道，要使这一计划生效，在经济上有太多的风险，因为付酬制度依赖于"独特的生物学意义上清晰的疾病的虚构"[44]。

卢曼没有说错，经济是决定美国医学的一个重要因素。但这里还有更多的利害关系，因为正如托马斯·库恩提醒我们的那样，科学家们的研究成果、职业生涯、生计和声望全都取决于现有模式，因此推翻现有模式可能是一件非常冒险和困难的事情。抵制是自然的，革命是痛苦的，代价是昂贵的,而且不只限于金钱。

不管怎样,随着研究水平的不断提高以及医学知识的不断丰富,如何捅破隔着精神疾病与躯体疾病之间的这层透明膜的例子也越来越多。

例如,我们知道,感染会以一种可预测的方式深刻地改变病人的行为。我们能够很容易地在老年人身上看到这一点:他们的免疫系统已经失去了活力。当我的母亲被关在一家痴呆症病人的养老院里时,她已经失去了行走、说话或者做除了最简单的事情以外任何其他事情的能力,但她警觉地微笑,点头示意,并且能听懂对她说的很多话。我们交谈了许多次,她除了说"好的""是的"以外没有说别的话。不过,当她变得无精打采,沉默寡言,不思茶饭,懒得与别人交往时,我就怀疑她患了什么病,并且很快就知道,在她的养老院里,其他病人的家人也看到了自己的亲人有这种变化。

养老院的护理人员常能证实我们的预感。事实上,检查结果呈阳性有时似乎只是一种形式而已,验证了我们大家已经根据老人的"病态行为"怀疑的感染事实。当然,这里可能涉及很多因素,但作为感染反应的行为变化并不局限于患有麻痹性痴呆的病人或者老人。无论我们是过着独居或者群居的生活,还是以某种介于这两者之间的方式生活,当我们患上譬如说流感时,我们的行为完全受一种新的规范的约束,就像医学博士马丁·H. 费舍尔(Martin H. Fischer)嘲讽时暗示的那样,"如果一个人在患肺炎时失去了心理平衡,那么,医生就会说他极度亢奋;而如果他没有患肺炎而失去了心理平衡,那么,所有有经验的医生都会认为他得了精神病"。

我们不但能够在身体感染如麻痹性痴呆和狂犬病引起并已确诊的"精神疾病"病例中,而且还能在新感染抑郁症和精神分裂症等更常见精神疾病的病例中看到同样的身心症状重叠。

正如下一章所讲述的那样,感染的威胁始于娘胎。

第二章

胎盘如战场：早期暴露与罹患精神病的宿命

母亲的子宫就像化妆间，我们在那里为这出短喜剧盛装打扮。

——瓦尔特·雷利爵士（Sir Walter Raleigh）

1957 年初秋，普林斯顿大学（Princeton University）预科学生埃德温·富勒·托瑞（Edwin Fuller Torrey）接到了他焦急万分的母亲打来的电话。他 17 岁的妹妹罗达（Rhoda）是一名优秀的学生，也是一个很受欢迎的啦啦队长。再过 1 周，她就要去埃尔米拉学院（Elmira College）报到，但她最近先是行为举止变得有点古怪，随后就产生了幻觉。她躺在纽约克林顿（Clinton）家里的草坪上，眼睛盯着一幅只有她看得见的景象。罗达反复喊道：“英国人来了！英国人来了！”[1]

“我们对正在发生的事情一无所知，因为我们在成长过程中并不了解这些疾病，尤其是在 20 世纪 50 年代，”托瑞回忆道。为了找到答案和治疗方法，托瑞、罗达和他们的母亲进行了一次朝圣之旅，前往马萨诸塞州总医院（Massachusetts General Hospital，MGH）诊治。马萨诸塞州总医院是哈佛大学的附属医院，在波士顿“太太团”（wags）的眼里是“人类最伟大的医院”。在这家医院，医生告诉托瑞的母亲——这个独自抚养孩子的年轻寡妇，罗达患有精神分裂症，她的病是由不正常的家庭关系造成的。“现在很难相信，但弗洛伊德有关精神分裂症的观点起了非常重要性作用，”托瑞说，“医生告诉我母亲，我的妹妹生这种病，是因为我父亲去世了，还因为家里的一些其他问题。”

罗达在她的余生中一直饱受精神分裂症的折磨。2010 年，她在纽约尤迪卡（Utica）去世，享年 70 岁。去世前，她在玛西（Marcy）州立医院和莫霍克山谷（Mohawk Valley）精神病院度过了很长一段时间。

精神分裂症的病因是什么呢？关于精神分裂症的病因有很多争议，而这种病对病人的伤害非常明显。罗达的故事对于精神分裂症病人来说十分常见，得这种病的人往往比较年轻，最年轻的病人也就十几二十来岁，正值对学业、事业、爱情、婚姻和个人小家庭充满憧憬的青春期。就在他们的同龄人上大学、开始自己的职业生涯和步入婚姻殿堂的时候，这些不幸的人突然发现自己要为思维、交流、辨别实际发生的事情和幻觉，以及为完成简单的自我照料任务而苦苦努力。

　　我们很难说精神分裂症的哪方面症状最可怕。精神分裂症会导致病人思维混乱，生造无意义的词语（即所谓的"新语症"），行动、说话和与人交流困难。[2]有些精神分裂症患者深受"执行功能障碍"的困扰，很难理解信息，也很难理性地利用信息来做决定，如对任务按照轻重缓急进行排序；另一些精神分裂症患者不再能够很好地保留记忆或者集中注意力。在听到声音、产生幻觉、持续失去平静和思维时，病人就不能起床、洗澡、穿衣、做饭和与人交谈。因此，在出现精神错乱和古怪行为时，病人就会有意识模糊、妄想、失去朋友和人格丧失的问题。

　　这种悲剧性精神病的朦胧起因更是加剧了对它的恐惧。许多理论试图解释可能伴随精神分裂症出现的预警症状，如脱离现实、幻听和幻视。不列颠哥伦比亚大学（University of British Columbia）诺瓦（NOVA）实验室的副主任米里亚姆·史培林（Miriam Spering）博士认为，正常的神经系统产生的"有效拷贝"是关键。有效拷贝是向行动系统发出信号的内在复制。有效拷贝让大脑预测某个动作会产生什么结果。当大脑不能产生或者解释有效拷贝时，人就不能"纠正"不完整的感知。为了填补空白，大脑可以求助于先前的经验。但是，史培林的理论认为，旧有形象和现时经验结合时可能会呈现出幻觉和其他精神错乱症状。[3]

　　在美国和大多数发达国家，药物治疗有益于很多精神分裂症病人，有些病人接受药物治疗后几乎过上了正常人的生活。但是，精神分裂症病人很少有治愈的，而且只有一半的病人得到了有效治疗。有多个原因会造成这种情况，其中的一个原因就是疾病失认症——对自己患的病缺乏认识。由于许多精神分裂症病人都不承认自己有病，也不知道自己的病情有多严重，因此没有吃药或接受治疗，从而使得他们的病不会好转。

　　精神分裂症病人不但受到患病症状的实际伤害，而且还受到有关这种疾病的神话的影响。根据全美精神疾病联盟（National Alliance on Mental Illness，NAMI）的数据，64%的美国人认为精神分裂症的特征就是"人格分裂"，导致精神分裂症病人总是在正常行为与病态行为之间徘徊。这种错误的观点助长了精神分裂症病人病情不稳定且有不可预测的暴力倾向的认识，而这又反过来导致社会认为精神分裂症是一种必须加以控制的危险因素。

　　英国心理卫生基金会(UK's Mental Health Foundation)社会融入负责人大卫·克里帕茨—基伊(David Crepaz-Keay)博士对此表示赞同，"被诊断患有精神分裂症的人仍然让人感到害怕，并且被认为是危险的"。克里帕茨用自己的经历补充他的专业知识，他在1979年被诊断患有精神分裂症。

　　那么，对暴力型精神分裂症病人的刻板印象是否有合理的依据呢？2006年，瑞典卡罗林斯卡研究所(Karolinska Institute)的塞娜·法泽尔(Seena Fazel)博士研究发现，每20起刑事案件中只有1起是由精神病患者所为，这个比例远远低于大多数人认为的比例。法泽尔还发现，精神分裂症病人——如果还吸毒或者酗酒，那么——实施暴力犯罪的可能性比没有患精神分裂症的人高出4倍。然而，如果精神分裂症病人不吸毒或者不酗酒，那么，这个风险几乎降低到正常水平——只有其他人的1.2倍。

　　因此，精神分裂症病人的暴力倾向不但被夸大，而且其实是可控的。法泽尔表示，"现在对吸毒和酗酒采取循证医学治疗法，因此，暴力风险可以降低"。

　　精神分裂症只不过一种精神病，它的特征是病人没有能力区分现实和幻觉，但它是最常见和重要的精神疾病之一。这一章主要讲感染源导致精神分裂症的证据，但笔者还将讨论其他精神疾病的感染根源，如1918年流感大流行之后出现的一些精神疾病。

　　精神分裂症常被说成是一种常见的精神病，全球有1%～2%的人患有此病。世界卫生组织报告称，全世界有2 400万人患这种病，其中一半没有得到治疗。在很多发展中国家，由于公共卫生基础设施不足，精神分裂症病人的总数可能被严重低估。但是，这种疾病也呈现出许多不同的变化，因此，病人的能力也有很大的差别。虽然这种疾病给病人造成了各种障碍，但很多病人仍能很好地生活。

　　患精神分裂症的结果在世界不同地方也存在很大差异。近20年来世界卫生组织进行的研究表明，发展中国家的精神分裂症病人比美国的精神分裂症病人更有可能结婚、就业或者维持社会地位；美国的精神分裂症病人比地球南部(非洲、中美洲和亚洲大部)的精神分裂症病人更有可能自杀，而后者则更有可能康复。一些人类学家和精神病学家把这些结果的巨大差异归因于文化，而不是生物学因素，但一些精神病学家认为世界卫生组织的研究存在缺陷，并且否认存在任何这样的"第三世界优势"。这个基本分歧凸显出：对于这种常见精神病，我们仍然了解得不够。

但是，我们对精神分裂症病因的无知有可能是最危险的无知。药物治疗可以缓解精神分裂症的症状，但效果千差万别。只有在我们了解病因以后，才能进行更加有效的治疗并制定预防措施。

在试图了解精神分裂症令人困惑的症状和发病原因时，科学家深入研究了我们在寻找精神疾病病因时都要考虑的常规因素——心理体验、创伤、压力，尤其是遗传。

遗传的局限性

我们经常看到为确定精神分裂症和其他精神疾病的罹患风险而进行的遗传学研究，从而使我们相信这些疾病本质上是遗传性的。但是，这些疾病的遗传证据也很容易用感染源来解释。事实上，就如进化生物学家保罗·埃瓦尔德(Paul Ewald)在《生物医学透视》(*Perspectives in Biological Medicine*)杂志上撰文指出的那样，"虽然有广为接受的证据表明遗传的因果关系可以轻而易举地用感染因果关系假说(hypotheses of infectious causation)来解释，但有关感染因果关系的证据却不能用遗传因果关系来解释。"[4]

不管怎样，我们还是很容易理解为什么当今相关研究主要集中在遗传学上。首先，精神分裂症确实存在于一些家族中，每一百个美国居民就有一人患此病，但如果直系亲属中有人患此病，那么，罹患精神分裂症的风险就要增加 10 倍，也就是 1/10。这种发病模式使得遗传学成为一个颇受欢迎的研究热点。为了阐明遗传对于导致精神分裂症的作用，几十年来，科学家们一直在进行包括双胞胎在内的遗传学研究。

科学家经常通过比较所谓的"同卵双胞胎"或者"单卵双胞胎"

(monozygotic，MZ twins)，即长期以来被认为共享全部基因的单卵双胞胎的医学命运来研究遗传对疾病的影响。比较这种双胞胎应该能够排除遗传因素的影响，这样，科学家就可以集中精力寻找任何环境差异——如饮食、中毒、创伤、家庭社会心理动力学因素或者感染。在单卵双胞胎受到不同因素影响或者暴露在不同因素的情况下——因为他们在不同的家庭中长大，或者仅仅因为他们有不同的经历——，通过这样的比较就能观察到不同环境对感染风险的影响，并且提供了寻找为什么双胞胎中一个患精神分裂症而另一个没患的线索。

因为，在通常情况下，只有其中一人受到影响。如果其中一人患上了精神分裂症，另一个也只有40％的概率患上此病，这就意味着精神分裂症不可能是完全遗传的。如果遗传是唯一的决定因素，那么，每对双胞胎的医学命运应该相同，也就是说，要么两人都罹患精神分裂症，要么都不患精神分裂症。

此外，拿单卵双胞胎与只有一半而不是全部基因相同的异卵双胞胎（dizygotic，DZ twins）比较的结果表明，遗传作为异卵双胞胎罹患这种疾病的促进因素作用较小：只有17％的异卵双胞胎的医学命运相同，而同卵双胞胎则是40％。

前面说到的托瑞现在是马里兰州切维切斯（Chevy Chase）斯坦利医学研究所（Stanley Medical Research Institute）的所长。他认为，遗传是罹患精神分裂症的一个重要因素，但也是一个次级因素。托瑞表示："我个人认为，大多数精神分裂症病例是由一种具有遗传易感性的感染源引起的，最初的感染发生在幼儿期。2/3～3/4的精神分裂症病例（以及情感分裂和双相情感障碍病例）虽然受到遗传易感性的影响，但都有一种感染的成分。"

另外，迄今还没有发现单基因突变导致精神分裂症，这可能意味着基因之间复杂的相互作用会导致精神分裂症，也可能意味着精神分裂症病人的家庭成员面临更高的罹患风险，因为他们分享了另一种非遗传性风险因素，如接触相同的毒素或者微生物。

精神分裂症患者有较高的罕见基因突变率，涉及数百种不同基因的遗传差异并可能干扰大脑发育。那么多的基因可能以一种复杂的多因素方式相互作用或者与包括病原体在内的环境危害因素相互作用，从而导致精神分裂症。因此，基因和微生物并不是这种疾病互斥的病因，这两种因素可能都是引发精神分裂症的必要条件，而且可能有不止一组这样的因素，就像目前为止已经发现有多种基因都会导致精神分裂症那样。

虽然双胞胎研究为精神分裂症的遗传根源提供了最值得关注的证据，但也受到一些误解和局限性的困扰。双胞胎并不真正具有人口代表性：双胞胎比单胞胎早产，而且出生时的体重也比单胞胎轻。[5] 就像我所说的那样，如果精神分裂症完全是一种遗传病，那么，我们就能期望两个双胞胎100％罹患精神分裂症的一致性。但实际上，有52％——超过一半——的同卵双胞胎并不一致，有40％的同卵双胞胎自闭症患者也是如此。但是，研究人员倾向于把"玻璃杯看作是半满"，认为同卵双胞胎罹患精神分裂症的不一致率达到52％，这就意味着，48％的同卵双胞胎罹患精神分裂症是一致的，从而表明遗传因素具有很强的导致精神分裂症的作用。

现在的问题是同卵双胞胎的基因并不相同。虽然他们的DNA序列相同，但从"单核苷酸多态"（SNPs）变化到拷贝数变异（CNVs），有几方面理由表明，同卵双胞胎的基因略有差异，因为这种拷贝数变异中DNA会进行微量增减。[6]DNA甲基化是一种生化过程，在这个过程中，甲基（－CH3）被添加到某些被称为核苷酸的DNA构建块中，这是另一个影响6％～20％的双胞胎基因变化的原因。[7]

表 2.1　精神分裂症和中枢神经系统等其他疾病的双胞胎罹患配对一致率

疾病名称	同卵双胞胎（％）	异卵双胞胎（％）
亨廷顿舞蹈病	100(14/14)	20(1/5)
唐氏综合征	95(18/19)	2(2/127)
癫痫症	61(20/46)	10(13/126)
精神发育迟滞	60(18/30)	9(7/77)
双相情感障碍	56(44/79)	14(16/111)
脑性瘫痪	40(6/15)	0(0/21)
自闭症	36(4/11)	0(0/10)

续表

疾病名称	同卵双胞胎(%)	异卵双胞胎(%)
脊髓灰质炎	36(5/14)	6(2/31)
中枢神经系统先天性异常	33(2/6)	0(0/5)
精神分裂症	28(97/341)	6(36/587)
多发性硬化	27(17/62)	2(2/88)
帕金森病	0(0/18)	7(1/14)

资料来源：根据 E. 富勒·托里(E. Fuller Torrey，1994)改编。

除了这些微小但可能意义重大的基因差异之外，同卵双胞胎这些疾病的罹患率看起来很不一致，健康状况也大不相同。双胞胎输血综合征(Twin-transfusion syndrome)就是一个很好的例子。患输血综合征的母亲生下的同卵双胞胎在体重、肤色和总体健康状况方面都不一样。几乎 1/3 患输血综合征的母亲生的同卵双胞胎差别大到互不相像，有一对双胞胎其中一个生下来就比另一个重 2 磅，这对双胞胎的体型是由双胞胎拥有一个胎盘造成的(并不是所有的同卵双胞胎都是这样)，并在发育过程中从母体获得大量的营养和养分。事实上，这些体型过大的双胞胎通常在出生时血液中就充满了红细胞，所以看上去肤色红润，而营养不良的双胞胎体型较小、肤色苍白、低血糖。体型大、肤色红润的双胞胎常有黄疸和心脏肥大问题。正如从这对双胞胎的照片中看到的那样，他俩是输血综合征患儿，除了 DNA 序列之外几乎没有什么相同之处。

这个例子对于感染与精神疾病关系的意义在于，双胞胎为什么会出现这么明显的差异：大多数——3/5——同卵双胞胎分享胎盘的血液循环，而这种循环不仅携带营养物质，而且还携带病原体和抗体，如精神分裂症的疑似病原体和抗体——包括弓形体、流感病毒、单纯疱疹病毒 2 型、巨细胞病毒等。这就意味着共享胎盘血液循环的同卵双胞胎有可能从母体获得同样的感染和抗体。如果感染(或者过度活跃的抗体引起的损害)是精神分裂症的起因，那么，我们就可以预计共享胎盘血液循环的同卵双胞胎罹患精神分裂症的一致率要超过没有共享胎盘血液循环的同卵双胞胎。

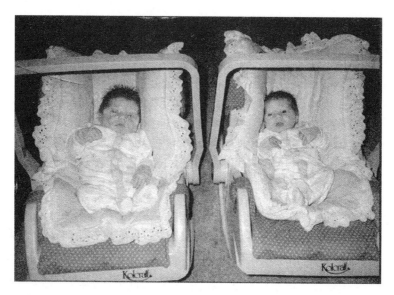

这对双胞胎新生儿患有双胞胎输血综合征（twin transfusion syndrome，TTS），导致他俩的体重、身高、肤色和健康状况都明显不同。

　　实际上，情况正是如此。加州理工学院（California Institute of Technology）生物学教授、晚期发育神经生物学家保罗·H. 帕特森（Paul H. Patterson）对这个问题进行了深入的研究，并且确定了共享胎盘的单卵双胞胎罹患精神分裂症的一致性（60％），远高于少数非共享胎盘的单卵双胞胎（11％）。[9]《精神分裂症通报》（*Schizophrenia Bulletin*）报道了另一项 1995 年完成的研究，这项研究分析了可能的前突变问题，并且得出结论："共享的产前病毒感染可以在很大程度上解释同卵双胞胎罹患精神分裂症的高度一致性。"[10]

　　长期以来一直有人认为，感染不能触发精神分裂症和其他精神疾病，因为胎盘有保护胎儿不受母体感染影响的屏障作用。但是，托瑞表示，这是一个非常不完美的屏障，而且经常被击溃。[11]

　　基因的相互作用也许很复杂，但今天双胞胎研究和其他研究提供的证据表明，在胎儿和婴儿期环境下共享某些东西——感染、营养、毒素——会增加罹患精神分裂症的风险。正如本章下文将要解释的那样，有关感染作用的证据现在已经得到很好的证实。

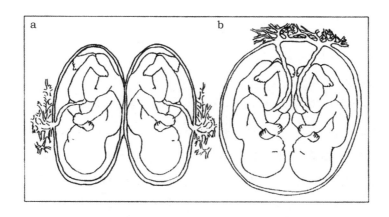

今天，我们大家都知道所有这一切。但在过去的半个世纪里，医生们把精神分裂症与从家庭社会心理动力学认定的因素到大脑化学物质失衡的全部因素都联系了起来。

精神分裂症源于母亲

就在不久前，他们才知道应该归咎于谁：母亲。

1960 年，精神病学家弗里达·弗洛姆－赖希曼（Frieda Fromm-Reichmann）写道，"精神分裂症源性母亲"以"专横、冷酷、排斥、占有欲、负罪感"的性格导致孩子精神错乱。[12] 弗里达·弗洛姆－赖希曼写的教科书《强化心理疗法原理》（*Principles of Intensive Psychotherapy*）和用于培训精神病医生的教科书都支持她的理论。她认为，"无良的母亲教养"（bad mothering）无疑是一种基本危险因素。在整个 20 世纪 80 年代，精神分裂症一直"赖在母亲的门前"，因为母亲们正忙着用她们招牌式的严厉、泼妇般的控制行为把她们的孩子逼疯。

斯坦福大学人类心理学家塔尼亚·鲁赫曼（Tanya Luhrmann）在 2012年的一篇文章中介绍了精神错乱的母体。她解释说："母亲传递了相互矛盾的希望和否定信息，她们的矛盾心理把自己无力辨别真假的孩子推入吓得发呆的疯狂世界。美国精神病学界的标准做法就是把母亲作为孩子患精神病的诱因，并且用精神分析法来治疗精神分裂症以抵消母亲的严重影响。"[13]

精神病学认为，在精神分裂症潜伏的家庭中，父亲在没有去世、没有离家出走或者没有由于其他原因而缺席的情况下，往往是惨兮兮地对母亲百依百顺。因此，父亲无法保护他们的孩子免受母亲的有害影响。20世纪70年代，我在学精神病学时，老师在课堂上肯定会传递这方面的信息，我们会低着头，机械地做着笔记，把笔记本记得满满的，然后把这些信息作为"事实"囫囵记下，到考试时再把它们吐出来。

没有人比罗达（Rhoda）的哥哥、医学博士E. F. 托瑞（E. F. Torreg）更加理解对母亲的污蔑性指责。1957年的那个秋日，罗达和她的家人去马萨诸塞州总医院寻求她罹患精神分裂症的原因时，她并没有回避对母亲的这种含蓄指责。托瑞说："他们认为，这是家庭问题引起的，还有我的妹妹年幼时受到了父亲去世的打击。这种解释对于我来说，并不比月亮上有人更有意义。如果那是导致我的妹妹得精神分裂症的原因，那么，我怎么没有得呢？"

等到托瑞研究罗达所患的疾病时，他很快就明白，有一个令人发狂的母亲并不能解释关于这种疾病的关键事实。"由于我的妹妹，"他说："我与精神分裂症有过直接的接触，它看起来不像糖尿病那样是一种社会精神疾病。说精神分裂症是一种社会精神疾病，在我看来是荒谬的。我的妹妹看起来很像是得了一种脑部疾病。是的，她更像是得了一种脑部疾病。"在20世纪60年代初和70年代，托瑞开始研究精神分裂症流行病学时，有几个问题从一开始就引起了他的兴趣。

在查阅了大量的精神分裂症医学文献以后，托瑞为一些被诊断为精神分裂症收治住院的病例感到吃惊。这些病人被诊断患了精神分裂症，但在住院一周左右后就开始跛行，促使医院工作人员打电话给神经科医生。神经科医生对这些病人进行腰椎穿刺取样化验，结果表明他们患有脑炎、巨细胞病毒感染或者其他感染性疾病。托瑞对这些看似精神分裂症或者双相情感障碍，但结果发现有明显感染原因的病例进行了汇总，于20世纪90年代发表了一篇论文，详细介绍了这些病例，并且阐述了它们的可能意义。

"对于我来说，这是一些重要的范例，"托瑞总结道，"当我还是医学院学生时就知道，精神分裂症是一种季节性疾病，一种城市病，看起来像一种感染性神经疾病，很像是一种感染性疾病。"

那么，为什么比托瑞的经验更加丰富的教授们没有注意到这一点呢？托瑞解释说："精神病学就像医学的各个分支一样，有它自己的流行模式，而那个时代精神病学的流行模式显然是弗洛伊德或者遗传精神病学。但是，那只是其中的一种流行模式。如果你想在自己选择的职业中取得成功，那么就应该听那些资深人士的话。当时的情况就是这样。"

"但是，"他叹了口气继续说道："我怎么才能礼貌地说这句话呢？我在学医时就坚信，我的资深前辈一定知道自己在说什么。我想这就是我尽可能礼貌地表达的意思。"

虽然托瑞当时已经有这样的见解，并且努力宽慰她的母亲，罗达得这种病，并不是她的错，但这一切都是徒劳的。他毕竟是一名刚毕业的医学生，怎么能够否定精神病学界狂热信奉的信条呢。

我们可以说，托瑞从那时起就试图为他的母亲开脱罪名，并帮助他的妹妹与病魔抗争。他立志成为一名精神科医生，并且将精神分裂症作为攻克重点。随着临床经验的不断丰富，他了解到精神分裂症病人令人困惑的、同时遭受身体缺陷和精神症状的困扰：测试精神分裂症病人的步态，就能发现他们走路常会轻微摇晃，略微偏离直线，就像喝醉酒的人。他们的血液中出现大量的淋巴细胞或者白细胞，这表明他们的身体正在对抗炎症。CT扫描显示，他们的脑室扩大。脑室是每个大脑半球内充满液体的空间，当大脑组织被侵入而丢失，脑室会迅速扩大。那么，精神分裂症病人丢失了什么大脑组织呢？怎么会丢失的呢？

托瑞在学习精神病学时，弗洛伊德的精神分析理论和弗罗姆－赖希曼的精神分裂症源自母亲论正受到普遍欢迎，但托瑞对这种疾病的看法却截然不同，他把自己的研究注意力从心理学转向了传染病。[14]

托瑞不但是精神病学家和研究者，而且还是（美国）国家精神卫生研究所（NIMH）的官员，后来又成了马里兰州切维切斯私立斯坦利医学研究所（Stanley Medical Research Institute，SMRI）的创始董事。他在自己的职业生涯中不但解开了精神分裂症的躯体病因，而且还通过探寻、确认和记录这种疾病的核心病因感染，他还营造了一种世界各国的研究人

员与斯坦利医学研究所做同样研究的氛围。自 1989 年以来，斯坦利医学
研究所为世界 30 多个国家的医学研究提供了 5.5 亿美元的资助。

1980 年，也就是在他来华盛顿特区 10 年以后，他与约翰·霍普金斯
大学（Johns Hopkins University）志同道合的传染病专家罗伯特·约肯
（Robert Yolken）博士结为伉俪。除了研究其他问题以外，这对夫妇主要
致力于寻找哪些感染源有可能造成精神分裂症患者的生理缺陷。他俩认
为，EB 病毒（Epstein-Barr virus，EBV）会导致单核细胞增多症、鼻咽癌
和（很少见的）伯基特淋巴瘤（Burkitt's lymphoma，一种侵袭性但可治愈
的淋巴癌）；巨细胞病毒（Cytomegalovirus，CMV）是另一种"候选病毒"，
很容易由孕妇传播给胚胎；而一种由家猫携带的单细胞寄生虫弓形体通
过未煮熟的被污染的食物和猫的粪便传播弓形体病，当时感染了 20％ 生
活在美国的人。他俩还仔细考察了流感病毒，即单纯疱疹病毒 2 型。

托瑞和约肯观察的精神分裂症患者的血液中往往都有这些微生物的
抗体，从而提供了被这些微生物感染的证据，但他俩没有在病人的血液
中找到真正的微生物：病原体本身躲过了他俩，他俩下结论认为，感染
一定发生在几年前，只留下了抗体的"足迹"证明它们曾经来过。[15] 他俩想
知道："感染会不会早在患者的童年、婴儿期甚至在母亲的子宫里就留下
了自己的痕迹？"

"回到未来"

托瑞和约肯在看似全新的寻找精神分裂症感染病因的过程中，实际
上并没有提出新的理论，而只是更新了一种几乎被遗忘的传统理论。

那么，为什么可以这样说呢？正如本书第一章所揭示的那样，西格
蒙德·弗洛伊德是作为神经解剖学家开始他的职业生涯的，但当他停止
研究大脑结构，改为探索无意识心理问题并提出"谈话疗法"时就开始了
他的精神病学研究。

嗯，不完全是。在发现这种疾病并这样命名后的最初 30 年里，许多
精神病学家继续认为，精神分裂症或者早发性痴呆症（*dementia praecox*）
是一种主要由感染引起的疾病。

"精神分裂症"这个名称是在 19 世纪末由著名的精神病学家埃米尔·克雷佩林（Emil Kraepelin）的同时代人尤金·布洛伊勒（Eugen Bleuler）创造的，他在 19 世纪 90 年代后期对精神疾病进行了分类，或者说创立精神疾病分类学。[16]

一些包括克雷佩林在内的（19 世纪和 20 世纪之交的）医生把精神分裂症与感染联系在一起，因为精神错乱是伤寒、肺结核和白喉等细菌性疾病的一种偶发症状。1904 年，有一篇论文指出，"感染后的精神错乱通常持续的时间较短"，但在某些情况下，我们也知道会持续很长时间。[17]

理查德·诺尔（Richard Noll）博士是那个时代的临床心理学家和医学史学家。他告诉我们，在 19 世纪末和 20 世纪初，精神分裂症的主导理论把这种疾病归因于遗传和由性腺体、肠道和口腔病灶性感染引起的"中毒"。[18]

虽然克雷佩林对感染模式的认可没有受到重视，或者完全被忽视，但他可能是这个理论最著名的支持者。[19] 他在 1985 年出的《精神病学》（Psychiatrie）一书中推测，精神分裂症不是一种心理问题，而是由身体某处产生的病理物质自体中毒引起的一种大脑"有形"病态（"tangible" morbidity）。他认为，通过确定位置并明确感染源就能治愈这种疾病。因此，克雷佩林建议做腹部大手术[20]，如切除（可能已经感染的）结肠以及卵巢和其他与生殖有关的器官。

虽然我们认为弗洛伊德只发明了"谈话疗法"，但他甚至也钟情于用外科手术来治疗精神疾病症状。正如弗洛伊德档案馆原馆长、精神分析学家杰弗里·马森（Jeffrey Masson）所揭示的那样[21]，事实证明，这种手术疗法是灾难性的。弗洛伊德在把他的维也纳病人艾玛·埃克斯坦（Emma Eckstein）的自慰归因于"鼻反射神经症"（nasal reflex neurosis）之后，他和外科医生威廉·弗利斯（William Fliess）对这位年仅 27 岁的女子进行了一系列的手术，通过切除部分鼻子来纠正她的性强迫症背后的假想鼻子畸形。结果，感染和其他并发症接踵而至，有些是由术后没有取出鼻腔里填塞的纱布包等错误造成的。[22] 这些术后感染和并发症几乎要了这位女病人的命，并且给她造成了永久性的"左脸塌陷"后遗症。[23]

这种可怕的结果并没有减弱精神病医生对病灶性感染理论的兴趣。

20 年以后，芝加哥的外科医生贝亚德·泰勒·霍姆斯（Bayard Taylor Holmes）对精神分裂症的研究导致他接受为精神分裂症患者做矫正手术。1916 年 5 月，他按照一个历史悠久但在伦理上值得怀疑的传统[24]，先是给自己的孩子，也就是他那 26 岁患精神分裂症的儿子拉尔夫（Ralph）做了腹部手术，并且每天给他冲洗结肠。

4 天后，拉尔夫就撒手人寰。

儿子的死亡并没有让霍姆斯就此住手，他继续给精神分裂症病人切除"可疑"器官，并且逐渐淡忘了手术导致儿子死亡的悲剧，因为他试图推广手术切除其他器官的做法来治疗精神疾病。[25]

1917 年，霍姆斯还在库克（Cook）县医院精神疾病分院设立了精神疾病研究实验室，对 22 名精神分裂症病人施行外科手术，其中有两个病人在接受手术后不到 10 个月就死去。[26] 与此同时，在特伦顿（Trenton）州立医院，亨利·科顿（Henry Cotton）大夫对精神分裂症、躁郁症（双相情感障碍）和其他精神疾病患者施行了 645 台大型手术。他们中有 30％在手术后死亡——接近 1/3，真是一个高得可悲的死亡率。

以治疗精神疾病为目的的外科手术造成病人悲惨死亡，给各种精神病感染理论蒙上了阴影。在艾玛（Emma）的艾克斯坦（Eckstein）为治疗精神病做了截肢手术后，弗洛伊德就远离这种以治疗精神疾病为目的的外科手术，并且潜心研究心理结构理论（structural theory of mind），专心撰写《解梦》（*Interpretation of Dreams*），并且成为精神分析的开山鼻祖。在发现麻痹性痴呆由梅毒螺旋体（本书第一章详细介绍过）引起以后，就连弗洛伊德的很多弟子也摒弃了精神疾病感染理论。

但很快，1918—1920 年流感大流行这场全球性的危机，导致精神疾病的一个感染因素变得不可忽视。这场大流行的幸存者中有很多人患上了精神错乱和其他精神障碍，从而把在感染疯病中起的作用又推到前台。堪萨斯州有影响力的精神病学家卡尔·门宁格（Karl Menninger）因向普通人普及精神病学知识而出名，他也宣称支持精神疾病感染论。

流行性疯病

起始于 1918 年的那场全球流感大流行，通过提供引人注目的关于感染（这里就是指流感病毒感染）能够导致精神错乱的证据，支持了各种认为感染是精神分裂症根源的理论。

一个多世纪前，众所周知的西班牙流感因导致 5 000 万到 1 亿人[27] 死亡而使得黑死病黯然失色，这场流感大流行导致的死亡人数超过了第一次世界大战期间全部的死亡人数[28]。患上这场可怕的全球超级流感的病人开始出现像感染普通流感一样的症状，但在几个小时内，通常的症状因头晕、虚弱和疼痛而加重。[29] 感染者黏膜发炎和打喷嚏等普通症状很快就发展为大出血、呕吐和便秘。[30]

现在已经知道，在这些细胞沟通中广泛发挥作用的信号分子，通过招募免疫细胞攻击入侵者对感染做出反应。但一些流行病学家推测，这种损伤是由一场悲剧性的"细胞因子风暴"（cytokine storm）造成的，因为被感染者的身体对入侵病毒发起了有力但无效的反击。

根据医生和报纸频繁的报道，那场流感大流行病人的精神症状也是多种多样，还有《美国医学会会刊》（*The Journal of the American Medical Association*，JAMA）等这样受人信赖的期刊载文指出，"在这种流行病中，伴随着急性疾病出现精神障碍的频率一直是人们经常谈论的话题"[31]。早在 19 世纪 90 年代[32]，医学界和普通大众关于流感的看法就已经产生了变化，也就是说已经包括精神疾病成分[33]，因为有医生报道了"疑病症、忧郁症、躁狂症以及全身性瘫痪或者麻痹性痴呆等症状"，他们还谈到了兴趣缺乏症（对过去曾经很享受的活动缺乏热情或者兴趣）、乏力、情感淡漠、悲伤等症状。[34]

此外，一种被称为"神经衰竭"（nervous exhaustion or neurasthenia）的精神症状已经成为流感的明确症状。像伦敦癫痫和瘫痪病医院（London Hospital for Epilepsy and Paralysis）的资深医生朱利叶斯·奥尔索斯（Julius Althaus）这样的专家[36] 也开始将流感与麻痹性痴呆进行比较，认为感染病人的病原体攻击病人的神经系统导致精神错乱。[36] 本明杰·沃德·理查森(Benjamin Ward Richardson)医学博士、《健康女神：健康之城》(*Hygeia：A City of Health*)的作者把流感描述为一种会导致患者"极度抑郁"的"流行性神经麻痹"。[37] 就连谋杀和自杀也被说成是流感病毒感染留下的不易治愈的后遗症。[38]

关于感染可能导致精神分裂症和其他精神疾病的疑惑得到了以下事实的支持：1918年流感的幸存者中有些人再也没有康复，而是出现了很多难以治愈的精神障碍，最显著的就是脑炎后帕金森综合征(post-encephalitic Parkinson's syndrome)。[39] 1915和1926年间[40]，一种名叫"冯尹克努姆症"(von Economo's disease)的流行性乙型脑炎袭击了他们的大脑，导致他们震颤、生理和心理反应速度减慢，产生严重的性格变化，甚至精神错乱。他们得了包括情绪障碍在内的精神疾病，如抑郁症、焦虑症、强迫症和情感冷漠等。

1918年流感大流行的幸存者患上了精神病和紧张症，他们有的住院接受治疗，有的不治身亡，但都逐渐被遗忘。[41] "20世纪30年代，随着弗洛伊德的理论的崛起，美国和欧洲对精神疾病感染理论的兴趣也逐渐减弱，"[42] 约肯和托瑞如是写道。因此，在那次流感大流行暴发50年后，当托瑞在20世纪70年代建议把脑感染作为精神分裂症的病因时，先前出现的病例早已被忘却，托瑞的精神病学同事们认为他的建议十分荒唐。

不屈不挠的托瑞和约肯对正常人和精神分裂症患者的大脑进行了比较，发现了后者大脑发炎、结构异常（如脑室扩大）和步态紊乱的证据，并且寻找应该为这些症状负责的病原体。他俩还聚焦于精神分裂症的另一个感染特征——季节性。

一种冬季瘟疫？

在冬末春初流感高峰期出生的婴儿，远比其他人容易罹患精神分裂症，在北半球那寒冷的几个月里，无论是在母亲的子宫内还是出生后不久，胎儿或新生儿都更容易接触这几个月常见的微生物。这种季节性感染风险呈现比较温和的上升趋势（只有5％～8％）。但250多项研究已证明，这种趋势出乎意料地持续发展。"有多少社会心理因素能够造就这样一种出生感染的季节性?"托瑞设问道。"我所知道的唯一季节性出生感染模式是由德国的麻疹病毒、流感病毒和其他感染源引出的(它的高峰期在冬末春初),其原因只能是:'感染'!这种出生月引发精神分裂症的现象是一个显而易见的事实,"托瑞继续说道,"这很难用基因来解释,当然也很难用母亲的无良行为来解释。"[43]

说到寒冬季节的病毒,我们自然就想到了流感。事实上,在流感流行相隔一代人后,英格兰、威尔士、丹麦、芬兰和其他国家出现了多波精神分裂症高发期。科学家们在研究双相情感障碍病人(他们的症状是情绪从欣快到极度悲伤的极端波动以及季节性多发性硬化症)时又发现了这种季节性模式。托瑞写道,如果这些疾病也与冬季和春初暴发的某种传染病有关的话,那么,这种感染也许能够解释患病的季节性。

托瑞高度专注哪种病原体能引发像精神分裂症或双相情感障碍这样的精神疾病,并且明白:如果科学家想用疫苗或者特效抗生素来预防甚至治愈精神分裂症,那么就必须研究微生物这个罪魁祸首。预防策略,如强化产前护理以免产前被病原体感染,可能有助于保护后代免受精神分裂症侵害。托瑞知道,精神分裂症是一种进行性疾病;有证据表明,治疗能减轻这种病的严重程度。他决心揭开这些令人讨厌的病毒和细菌的面纱,于是便开始了长达数十年的微生物世界探索之旅。

实验室的倡导者

不管怎样,托瑞也关心实验室外的精神分裂症病人的命运,他对精神分裂症感染起因的研究只代表他对这种精神病病人表达热情的一个方面。他成为把全美精神病患者联盟(National Alliance for the Mentally Ill)建设成一个具有政治影响力的组织的主要推动者,他悉数捐献了自己在1983年成功出版《精神分裂症幸存者家庭手册》(*Surviving Schizophrenia: A Family Manual*)[44]获得的数十万美元的稿酬。几十年来,他一直在阿拉斯加偏远的岛屿南布朗科斯(South Bronx)和华盛顿的无家可归者诊所做志愿者服务。

我们在他1974年出版的《精神病学的死亡》(*The Death of Psychi-*

atry)中看到，他带领精神病学界的同仁去完成一项任务，那就是相对较少地关注那些受特别优待的"疑病症患者"，而更多地关注贫穷的精神病患者受到的伤害。

在他看来，在"不住院治疗"（deinstitutionalization）或者"社区精神病学"（community psychiatry）等观点的误导下制定的政策，在 20 世纪 70 年代导致精神病医院住院部门门可罗雀，精神病患者"无家可归"，从而使得重症患者的处境变得愈加艰难，导致那些因病重不能自理的患者流落街头。据估计，"在 744 000 名无家可归者中，未经治疗的精神病患者占到 1/3，即有 15 万～20 万人"[45]。托瑞还谴责了精神病医疗界接受那些把孩子得精神病归咎于已经极为忧伤的父母（如他自己的母亲）的理论。患病孩子的父母倒是很感激托瑞，但他的这种观点引起了他的很多同行的强烈不满。

托瑞小心翼翼地缓和了自己的批评语气，表达了对同行的尊重，并且指出，虽然弗洛伊德模式没有很好地起到作用，但并没有否定给病人治病的医生的仁慈，而且也没有否定他们的善意。

托瑞的做法与他同时代的著名大夫、《精神病神话》（*The Myth of Mental Illness*）的作者托马斯·斯扎兹（Thomas Szasz）的做法形成了鲜明的对照。斯扎兹于 2012 年去世，他生前曾认为，精神疾病是被作为控制媒介的精神病学的一种恶意发明。斯扎兹是人类自由和个人自由的有力倡导者，他辩称"精神病"绝不是一种类似于由细菌或病毒引起的躯体疾病的真正疾病，并且因此而震惊了整个精神病学界。斯扎兹承认，现实中只有像阿尔茨海默症这样具有明确生物学病理的少数精神疾病存在。他断言，其他精神疾病都是一些随意编造的故事。

斯扎兹在向美国参议院下属的一个委员会作证时，不但谴责精神病学是一种纯粹的控制媒介，而且还拿关押精神病患者的医生与狱警进行了比较。"由于神权统治是上帝或上帝的祭司的统治，而民主统治则是人民或者大多数人的统治，因此药物统治就是医学或者医生的统治。"[46]

有些人混淆了托瑞和斯扎兹，他们认为斯扎兹是全盘否定精神病学，而托瑞则是采用归谬法来否定。其实，他们俩的观点在各个重要方面都是截然不同的。

托瑞一贯尊重精神疾病的现实和精神病医疗职业的目标（但却没有尊重精神病治疗所采用的方法）。在他看来，精神疾病是再真实不过的疾病；斯扎兹则否认精神分裂症和其他严重的精神疾病的生物学事实，而托瑞则要证明这一点。斯扎兹的坚定捍卫者、肯塔基州心理学家罗伯特·A. 贝克（Robert A. Baker）在一篇驳斥寻找精神分裂症致病微生物的文章中称斯扎兹为"精神病学的绅士废奴主义者"（Psychiatry's Gentleman Abolitionist），而称托瑞的目标犯了范畴性的错误，"类似于试图拍摄一个不存在的梦境。"

对于斯扎兹来说，个人自由的第一重要性导致他片面地反对强制性治疗，而托瑞则认为这种治疗对于精神分裂症患者的健康和康复至关重要，因为这些患者的疾病感缺失导致他们拒绝接受为恢复健康所必需的药物治疗。托瑞在《纽约时报》（New York Times）上撰文，明确表示自己与斯扎兹保持着距离，并且称他是"一个在严重的精神疾病的问题上说了比任何一个活着的人更博学的废话的人"。

虽然托瑞使用比较委婉的措辞批评精神病学的理论和方法，但他的著作仍给他造成了痛苦的政治后果，迫使他不得不依靠自己的智慧来摆脱困境。在（美国）国家精神卫生研究所因为他的著述引发政治争执而解雇他以后，一对儿子患有精神分裂症的有钱夫妇向托瑞提供了资助。托瑞用他们的资金建立了斯坦利医疗研究所，自己任研究所所长，而他的赞助人的儿子做他的律师。他现在管理着非常大的预算，可与政府在该领域的预算媲美；他还掌管着世界最大的人类大脑标本库，从而使他能够通过使用自己掌握的资金和神经组织支持、选定研究人员的方式来影响精神分裂症研究的方向。

"内奸"

正当托瑞和约肯继续探寻可以解释精神分裂症季节性发病问题的理论时，法国科学家埃尔韦·佩龙（Hervé Perron）也走上了探寻精神分裂症发病机制的科研之路。尽管佩龙当时还是法国格勒诺布尔大学（Grenoble University）的博士研究生，但当他发现自己被所谓的反转录病毒（retroviruses)这种不寻常的感染源在感染精神疾病方面可能扮演的角色所吸引后，决然放弃了自己的博士研究课题。与那些通过将细胞的 DNA 转化为 RNA 来侵入细胞的常见病毒不同，反转录病毒恰恰相反，是采用把细胞的 RNA 转化为 DNA 的方式来侵入细胞。今天，"反转录病毒"之所以为很多人所熟悉，是因为人类免疫缺陷病毒（HIV，也就是艾滋病病毒）就是一种反转录病毒。但在 1987 年，反转录病毒是真正的新发现。佩龙提出的理论认为，它们（即反转录病毒）与多发性硬化症有关[47]，多发性硬化症表现出与精神分裂症相似的发病季节性。因此，托瑞和约肯对此也感兴趣。

佩龙抽取了许多多发性硬化症患者的脊椎液，并对他们的脊椎液进行了反转录酶（一种反转录病毒都需要的酶）测试。他在多发性硬化症患者脊椎液中发现了反转录酶，然后借助电子显微镜拍摄了反转录酶的照片。佩龙想对这种反转录酶进行类别鉴定。[48]

那是 1987 年，科学界正在"追赶"托瑞。新的研究技术，包括神经成像技术提升了科学家的有形和无形视觉，并且有助于以着重测定精神错乱的大脑的结构和功能来取代精神分裂症的社会心理观。就像显微镜使 16 世纪的荷兰科学家能够看到不同的致病生物一样，磁共振成像可以像水晶般清晰地显示大脑，而正电子发射断层扫描（Positron Emission Tomography Scan，PET）则能显示活脑的动态视图。科学家们现在一致认为，他们正在研究脑部疾病。

托瑞和约肯已经进入努力寻找精神分裂症致病微生物的第二个十年，而佩龙仍在平行轨道上从多发性硬化症中寻找有关的反转录病毒。1996年，佩龙最终找到了致病的反转录病毒，他连续 8 年每天工作 16 小时的努力也终于得到了回报。了不起的是，佩龙发现的不但是一种引发各种多发性硬化症的先前不明的病毒因子，而且也是一种以前不明的病毒类型。这种病毒不同于通常通过呼气、喷嚏、血液、汗液、唾液或他人的精液传播的病毒，而是一种内源性病毒——就存在于我们的体内。

由于佩龙发现的是一种潜伏在我们每个人 DNA 中的内源性病毒，因此，他把它称为"人类内源性反转录病毒 W 家族"（human endogenous retrovirus W，W 型人类内源性反转录病毒）。自 20 世纪 70 年代以来，科学家们一直为在电子显微镜图像下看到从健康狒狒胎盘中分离出来的病毒感到困惑不解。[49]

反转录病毒不同于流感等的典型病毒，后者会杀死被自己感染的细胞，而前者则允许细胞存活，它们慢慢溜进细胞内，把自己的基因注入细胞的 DNA，这样，细胞被感染后分裂的细胞就会包含反转录病毒的基因组。据佩龙估计，大约在 6 000 万年前，也就是在恐龙灭绝后几百万年，W 型人类内源性反转录病毒溜进了我们前猿人祖先的基因组，而且在那里撞到了异乎寻常的好运：潜入了一个产生生殖物质——无论是精子还是卵子——的生殖细胞系中，从而确保它自己潜入我们的所有后代——"一种罕见的随机事件"，牛津大学（University of Oxford）进化生物学家罗伯特·贝尔肖（Robert Belshaw）在《发现》（*Discover*）杂志上撰文如是说。[50] 今天，我们人类的基因组中有 10 万个这样的病毒霸占者，占我们每个人的人类 DNA 的 40％以上。[51]

"内源性反转录病毒是一组很有意思的介体，"约肯说，"在某种程度上，它们是基因、基因组的一部分；从某种意义上讲，它们是病毒，因为它们实际上衍生于感染我们祖先的病毒。"托瑞补充说："这使得它们促成的疾病看起来像一种遗传病。"

如果 W 型人类内源性反转录病毒潜伏在我们每个人的体内，那么，为什么不是人人都罹患多发性硬化症或者由我们体内内源性反转录病毒编码的其他疾病呢？因为我们人体的警惕性很高，它会抑止内源性反转录病毒，阻止它们转化为蛋白质，并通过"直接约束"把它们捆绑在大分子束上。但是，偶尔也会有 W 型人类内源性反转录病毒逃逸出来产生危险的蛋白质并且引发疾病。有十几项相关研究表明，当 W 型人类内源性反转录病毒这样做时，这种病毒的宿主就会患多发性硬化症。据托瑞和约肯推测，虽然我们的人体通常会抑制 W 型人类内源性反转录病毒，但在新生儿期发作的感染性疾病会削弱、抑制这种病毒。

在佩龙成功地揭开多发性硬化症和内源性反转录病毒的神秘面纱以来，托瑞和约肯开始考虑内源性反转录病毒是否也可能引发某些精神疾病。他俩当时已经知道艾滋病是由一种叫"HIV"的反转录病毒引起的，因此，他俩研究了这种反转录病毒是否会引发很多折磨艾滋病病人的精神错乱。实际上，艾滋病病人出现的症状也能在精神分裂症病人身上找到。

他俩发现，他们要找的反转录病毒就是 W 型人类内源性反转录病毒。[52] 有几项研究证实 W 型人类内源性反转录病毒存在于艾滋病病人的大脑和体液中；而佩龙自己在 2008 年进行的后续研究中发现，有49%——接近一半——的精神分裂症病人体内有 W 型人类内源性反转录病毒，但没有患精神分裂症的人只有 4% 体内有 W 型人类内源性反转录病毒。

最后，经过几十年的探索，托瑞和约肯掌握了确凿的证据能够证明 W 型人类内源性反转录病毒这个感染源在导致精神分裂症的过程中扮演了重要角色。佩龙表示，这个发现又因为发现了反转录病毒浓度与大脑受损程度相符而变得更加重要："病人体内 W 型人类内源性反转录病毒越多，炎症就越严重"。[53]

还有一个问题：引发多发性硬化症的反转录病毒怎么会引发精神错乱，并且增加患精神分裂症、双相情感障碍和严重的抑郁症的风险呢？托瑞和约肯认为，免疫反应机制，而不是特定的感染源起关键作用，很多病原体会引发精神分裂症。因此，他们决定去探究流感病毒、弓形体和其他感染源的作用。

子宫中毒了？

那么，母亲到底"有没有责任"呢？病原体会在母亲的子宫里播下精神分裂症的"种子"？如果真是这样，又是怎么播下的呢？在前面概述的一种情况下，胎儿或者新生儿会成为其自身免疫系统或者其母亲免疫系统"友军火力"的牺牲品。W 型人类内源性反转录病毒可能不但会引发精神分裂症，而且还会导致双相情感障碍和其他精神疾病。

疱疹病毒、弓形体（由猫传播的寄生虫）、巨细胞病毒（cytomegalovirus）、流感病毒和其他十来种常见的病毒感染都会导致母体释放出 W 型人类内源性反转录病毒，这种病毒会大量涌入新生儿的大脑及其体液中，并且输送会导致婴儿刚形成的免疫系统发炎的蛋白质。白细胞的作用是吞噬或者抵抗威胁免疫系统的微生物，它会释放细胞因子，而这些细胞因子是用来召唤其他免疫系统细胞去消灭危险入侵者的分子。但这些免疫细胞也可能攻击健康的脑组织，特别是攻击免疫系统还"幼稚"而还不太能够识别和有选择性地保护有入侵威胁的婴、幼儿的脑组织。[54]

为了验证这一理论，佩龙把多发性硬化症病人体内的 W 型人类内源性反转录病毒注射到小白鼠体内。这些白鼠就像那些患有这种疾病的人类那样，很快就会失去了运动协调功能，在跌跌撞撞地走一段路以后就会出现麻痹症状，最后死于脑出血。

但是，如果先消除实验白鼠身上被称为 T 细胞的免疫细胞，那么，这些白鼠在接种 W 型人类内源性反转录病毒后仍能存活。这个小鼠实验模型说明有一个变量很重要，那就是免疫活力。免疫系统的用途就是通过破坏病源体来保护人体免受感染威胁。但在这种"友军火力"的情况下，免疫细胞通过攻击人体自身的脑细胞而不是致病的入侵者引发一些包括精神分裂症在内的疾病。

佩龙在去除了实验白鼠身上的 T 细胞以后就阻止了这种损伤，因此也阻止了实验白鼠罹患多发性硬化症。这就意味着，人体在接触 W 型人类内源性反转录病毒后是否会发展为多发性硬化症或者精神分裂症就取决于免疫系统的反应。

与多发性硬化症患者一样，精神分裂症患者似乎也会因自身免疫系统发炎而遭受严重但间接的损伤。然而，在精神分裂症的病例中，神经元受到过度刺激，而不是被杀死，这就是精神分裂症症状更加微妙的原因所在。"神经元正在释放神经递质，受到这些炎症信号的刺激，"佩龙解释说，"这是病人会出现幻觉、妄想、偏执和严重的自杀倾向的原因。"

被诊断为精神分裂症的患者大脑皮质、丘脑、边缘系统和基底节区会出现收缩的症状，而被称为"小脑沟"的裂缝和正常情况下充满体液的空间或者脑室则会增大多达 50％。这种变化可能是产前病毒感染留下的可怕后遗症——尽管哥伦比亚大学感染与免疫中心（Center for Infection and Immunity at Columbia University）主任伊恩·利普金（Ian Lipkin）指出，包括胎儿在内的个体对这种感染的反应可能非常不同。"对任何人来说，腹部中枪都不是好消息，但微生物的攻击会产生更多不同的反应，部分取决于被感染个体的表现型。"[55] 遗传表型、年龄、身体状况、所受的精神压力、炎症和环境等因素都会影响个体的易感染性。

疯　猫

"精神分裂症最早出现在 18 世纪末。在 1808—1810 年间，伦敦和巴黎分别有人描述这种疾病，大多数描绘这种疾病的人说'我们以前从未见过这样的事情'，"托瑞如是说。"我完全相信精神分裂症是一种相对较新的疾病，现在依然这么认为。"

托瑞在他的著作《无形的瘟疫：精神疾病从 1750 年到现在的发展》(*The Invisible Plague: The Rise of Mental Illness from 1750 to the Present*)中指出，1871 年前后，精神分裂症迅速从一种罕见的疾病发展成一种比较常见的疾病。就如本书第一章已经指出的那样，同年，在美国精神分裂症的发病率急剧上升的同时[56]，养猫在英国和美国也变得流行起来。

这并非是巧合。托瑞解释说：猫把被科学家称为"弓浆虫"或者"弓形体"的单细胞寄生虫传播给人类。弓形体会引发弓形体病。弓形体感染胎儿后会导致先天性疾病。托瑞以及欧洲和北美洲的科学家都认为，弓形体还能造成更多的危害；他们认为被弓形体感染会患上精神分裂症。

1938 年，一个在纽约市婴儿医院(New York City's Babies' Hospital)出生的新生女婴成为第一个被弓形体感染的确诊病例。这个女婴是在母亲的子宫里感染弓形体的，并且在出生几天后就被这种寄生虫杀死。医生很快意识到弓形体对未出生的胎儿有多么危险，它不但能直接导致胎儿死亡，而且还会使在母亲子宫内被感染的胎儿受到包括耳聋、视网膜损伤、癫痫和精神发育迟滞、小头畸形等先天性综合征的折磨。[58] 被感染的婴儿还可能成为弓形体病患者，出现流感样症状，并伴有大脑炎症（也就是脑炎）和各种神经系统缺陷。弓形体病也会损伤心脏、肝脏、耳朵和眼睛。由于弓形体是通过猫传播的，因此，产科医生告诫家里养猫的孕妇不要接触猫的砂箱，而且还告诫大家一定要把食物煮熟才能杀死食物中可能存在的弓形体。

　　家里养的猫会抖落弓形体，因此，猫走过的地方放有食物，食物也会被污染。和猫玩的同时，如果你吃东西或者把手指放在嘴里之前不认真洗手，那么就会增加被弓形体感染的风险。野猫把粪便拉在地上，有时也会污染家畜的饲料，家畜吃了这种饲料就会受到感染，然后在肌肉中长出弓形体的组织囊肿。人如果吃了没有完全煮熟的被感染的家畜肉，那么也会被感染。[59]

　　因此，一度每4个美国居民中就有一人感染弓形体就不足为奇了。在法国，弓形体的感染率曾高达50%，这在很大程度上归咎于法国人的饮食习惯，如喜欢吃鞑靼牛排（一种生牛肉酱。——译者注）和其他未煮熟的肉。在其他地区，如西非，弓形体感染率更是高达80%。

　　长期以来，传统观念一直认为，健康成年人感染了弓形体后不会受到损伤，除非他们的免疫力在某种程度上受到了损害，如已经感染上HIV。但是，托瑞和约肯发现，即使免疫系统健康的成年人在感染了弓形体以后也常会出现从头痛到发热再到厌食的症状。

　　此外，几十年来在捷克、土耳其和墨西哥等国进行的人类弓形体感染研究表明，弓形体感染会极大地改变成年人的心理状态。被感染的成年人会发生行为变化，包括鲁莽、性诱惑力、性攻击和接受能力的变化。他们会从事造成危险的冒险行为。例如，弓形体感染者驾车就很危险。捷克的一项研究表明，男性弓形体感染者驾车发生交通事故的可能性是其他人的两倍，而女性弓形体感染者似乎更容易接受异性，这种倾向肯定会通过增加对性伴侣的感染，使寄生虫的传播有机可乘。一项对"新晋"母亲的研究甚至表明，女性感染者更可能有自杀倾向。

　　约肯表示，幸运的是，我们有对人类的研究，因为试图评估猫在感染弓形体以后发生的微妙行为变化显示了动物模型的局限性。

　　"你怎么知道一只猫是不是疯了？"我的女儿认为，如果一只猫很听话，你叫它过来，它就过来，而且还不剐蹭家具，那就是一只患了精神分裂症的猫。

　　"此外，我们可以通过观察大鼠和小鼠的行为来了解弓形体是否会改变被感染者的行为：这可以通过动物模型做到。灵长类动物与人类更加相似，所以，我们可以用黑猩猩或者猴子做实验。但是，它们感染弓形体后的行为变化跟我们人类感染后发生的行为变化不一样，所以，我们能做的比较有限。"

几十年来，托瑞、约肯和他们的国外同行，包括捷克寄生虫学家、《达尔文先生：冷冻进化，或者并不是这样》（*Frozen Evolution, Or that's not the Way it Is, Mr. Darwin*）一书的作者雅罗斯列夫·弗莱格（Jaroslev Flegr）都怀疑弓形体会对被感染的胎儿造成微妙的变化，并且在 20 年后可能导致他们患上精神分裂症。2008 年，托瑞和约肯发表了一项研究成果。这项研究成果表明，人类弓形体感染的高峰年龄与出现精神分裂症第一症状的高峰年龄相一致，也就是在 18～35 岁之间。他俩还注意到，在猫科动物稀少的地区，弓形体病和精神分裂症的发病率都很低。[61] 2005 年《美国精神病学杂志》（*American Journal of Psychiatry*）[62]等期刊发表的研究成果表明，怀孕期间感染弓形体的母亲其子女患精神分裂症的比例比其他儿童高。这是一种具有高度提示意义的关系，特别是因为这种寄生虫以它的"嗜神经性"（neurotropic）——攻击脑细胞——而闻名。总的来说，这些研究有力地表明，弓形体感染是导致精神分裂症发展的一个重要风险因素。

因此，胎儿感染弓形体确实会增加精神分裂症的发病率。然而，对从世界各地迁移到另一地区居住的人群的跟踪研究表明，他们的弓形体感染率和精神分裂症发病率都反映了他们童年时期所在地区的这两个比例。我们回顾其他 30 项研究发现，那些罹患精神分裂症或者双相情感障碍的个体在其出生到 13 岁期间，以及母亲怀孕期间更有可能家里养过猫，而不是养过狗。[63]

托瑞研究发现，与精神分裂症相关性最强的不是患者在母亲子宫内感染弓形体，而是在儿童和青少年时期感染弓形体。[64]

为什么？怎么解释为什么是童年时期，而不是母亲妊娠期或患者婴儿期，感染弓形体更有可能增加日后患精神分裂症的风险呢？

托瑞和约肯把这归咎于猫的砂箱。

他俩写道："儿童时期接触弓形体的一个可能机制就是在被弓形体卵囊污染的砂箱污垢中玩耍。"他俩解释说，他们观察的每个未加盖的公共砂箱都被 4～24 只猫作为砂盆使用。[65] 猫通过砂砾把弓形体卵囊粘在孩子的手上，孩子们把未洗的手指塞进嘴里，这样弓形体就进入了孩子们的体内。

当然，这种风险并不局限于砂箱，因为弓形体的卵囊同样存在于泥土和儿童玩耍的户外任何物体的表面。但砂箱提供了便利的研究场所。这些研究表明，市区的猫的弓形体感染率很高，而市区的儿童后期精神分裂症的发病率也同样很高。[66]

根据弗莱格（Flegr）的研究，弓形体通过影响被感染者大脑的神经递质，尤其是多巴胺（dopamine）、谷氨酸盐（glutamate）和 γ-氨基丁酸（GABA）引发精神分裂症。例如，弓形体可能通过作用于细胞因子，导致大脑的多巴胺水平提高 34%，因此，弗莱格把多巴胺说成是"精神分裂症和弓形体病之间缺失的环节"。[67]弗莱格和其他学者的研究表明，弓形体与注意力缺陷障碍、多动症、强迫症和精神分裂症有关。

弓形体与精神分裂症之间的联系对于治疗具有积极的意义，因为用于治疗精神分裂症的抗精神病药也能有效杀死弓形体。因感染弓形体而患有精神分裂症的病人可通过其他抗弓形体药物得到有效的治疗，如抗感染药物阿奇霉素（azithromycin）、甲氧苄氨嘧啶—磺胺甲噁唑（trimethoprim-sulfamethoxazole）和乙嘧啶—磺胺嘧啶（pyrimethamine-sulfadiazine）。[68]

托瑞和约肯认为，流感病毒和弓形体都可能是精神分裂症和双相情感障碍的感染源，也许是通过 W 型人类内源性反转录病毒起作用，因为随后的感染会触发 W 型人类内源性反转录病毒的释放，导致大脑炎症，并且导致精神分裂症病人随着时间的推移而丧失脑物质，因为病人的脑室扩大——导致大脑出现"空洞"或者"空穴"——证实了这一点。"脑室扩大意味着大脑正在萎缩，"[69]多伦多大学（University of Toronto）的一个"神经维基"（neurowiki）网站如是说。精神分裂症病人大脑的其他部位也在萎缩，包括丘脑和岛状皮层。[70]如果流感病毒和弓形体感染触发 W 型人类内源性反转录病毒的释放，这就解释了为什么有些精神分裂症病人是在得了传染病之后才被首次诊断出来[71]，也解释了为什么像多发性硬化症的病情经常因感染而起伏不定，并且导致症状恶化。

"从历史来看，风疹病毒（导致风疹或者德国麻疹）也应该出现在导致精神分裂症的感染源清单上，"约肯如是说。但在西方，疫苗几乎已经消灭了风疹。在世界不同的地方，不同的感染源会导致包括精神分裂症在内的精神疾病。疟原虫和风疹病毒很可能是导致发展中国家包括精神分裂症在内的精神疾病的罪魁祸首，但约肯也指出，"我们并不了解第三世界的许多感染源，因为没有做过相关研究"。

"通常，如果能根据动物模型治愈弓形体病，那么，精神病症状就会有所好转，"约肯说，"此外，用疫苗来预防或者治疗弓形体病是个好主意，但这是一个更进一步的问题。"

胎儿感染

大到能在病原体丰富的泥土中玩耍的儿童最容易患上精神疾病，但更早接触病原体——甚至在出生前——也可能使儿童或者胎儿患上精神疾病。母亲的子宫环境对胎儿可能产生终生影响肯定不是什么新鲜事。1992 年，英国流行病学家 D. J. 巴克（D. J. Barker）首次提出，营养不良的胎儿在成年后患心脏病的风险会增加。他还推测，同样的营养不良在某种程度上会导致日后患糖尿病的倾向。巴克没有提供多少数据支持，但随后的研究，特别是一项针对那些在 1944—1945 年纳粹一手策划[72] 的"荷兰饥饿冬季"[73] 导致的饥荒中幸存下来的孕妇所生出的胎儿进行的研究，证实了巴克的观察结果。

母亲患有高血压、糖尿病以及有吸烟和饮酒等行为都会伤害胎儿，每一种疾病和行为都有可能给胎儿造成后果，如智力迟钝、糖尿病、出生时体重过轻或过重、患心脏病的风险增加，或者患精神分裂症。[74] 当然，父亲的健康状况和行为也可能对胎儿产生很大的影响，但很少有人做这样的研究。

托马斯·F. 麦克尼尔（Thomas F. McNeil）通过瑞典马尔默大学（Malmo University）附属医院和国家心理卫生研究所（National Institute of Mental Health）的一项联合研究了解到，分娩尤其是拖延很长时间的分娩时造成的创伤，可能会影响胎儿的大脑结构，导致胎儿出现与精神分裂症相关的异常。[75]

感染触发因素并不排除遗传这种风险因素，因为遗传可能与免疫反应密切相关。例如，《自然》(*Nature*)杂志曾发表过几项研究成果。这些研究成果表明人类白细胞抗原(HLA)的免疫基因会对人类罹患精神分裂症产生作用，并且认为是 HLA 而不是基因控制神经递质的形成。基因也可能需要一个辅助因子才能表达，而基因反应可能决定哪些人在受到 W 型人类内源性反转录病毒攻击时会患精神分裂症、哪些人在受到 W 型人类内源性反转录病毒攻击时不会患精神分裂症。

流感季节

20 世纪 80 年代，约肯和托瑞把注意力转向了常见的流感病毒：如果神经衰弱曾被认为是流感的一种症状，如果 1918 年罕见的流感大流行导致了精神错乱，包括精神分裂症的症状，那么，常见的流感会不会导致婴儿和儿童罹患精神分裂症呢？

托瑞自己进行了两项精心设计的研究，以寻找流感、精神分裂症和双相情感障碍之间的相关性。他还与约肯合作，对数十年来在流感大流行期间感染过流感的女性后代的数据的描述[76]进行详尽的综述。哥伦比亚大学(Columbia University)精神病学和流行病学教授艾伦·S. 布朗(Alan S. Brown)对实际感染流感的孕妇(不只是孕妇)在流感流行期间的血液化验结果进行了大量的复杂分析。[77]这样，布朗能够更加精确地把母亲感染流感与日后孩子罹患精神分裂症联系在一起。孕妇在怀孕头 3 个月这一免疫系统相对不活跃时期感染流感，会导致孩子罹患精神分裂症的风险增加 700％；如果孕妇在怀孕后期感染流感，那么，孩子罹患精神分裂症的风险"仅仅"是普通人群的 3 倍。布朗的结论是，14％的精神分裂症病例是准母亲在怀孕期间感染流感造成的后果。托瑞表示，所有这些研究以及更多的研究都把精神分裂症与普通流感联系在了一起。[78]

托瑞紧接着又指出并非所有的研究人员都同意他的观点，但他认为，很可能只有在母亲受到病毒攻击以后，胎儿才会成为母亲为对付感染产生的抗体的牺牲品。这些抗体会分泌神经毒性分子，从而损害胎儿的大脑。从理论上讲，这种损害的严重程度只有在胎儿大脑发育多年以后才能全部显现出来，而精神分裂症也只有在这个时候才会得到诊断。2007年，帕特森(Patterson)和他的同事们证明了这一理论的效度。他们给受试的怀孕家鼠注射一种能刺激其免疫系统做出像感染流感后那样强烈的免疫反应的化学物质，结果，这些受试家鼠生出了有自闭症和精神分裂症行为特征的幼鼠。[79]

不过，约肯警告称："我年纪大了，就像我常说的那样：'这是个64 000美元的问题，一个大问题。'我们知道他们被感染了，但我们不知道他们是在什么时候被感染的。所以，我们无法知道是否只有在胎儿期或者婴儿期才有这种被感染的风险。"

此外，托瑞提醒我们，是这种感染机制，而不是特定的感染源，决定孩子的医学命运。那些把母亲怀孕时感染流感与孩子患精神分裂症联系在一起的研究表明，这种感染机制在孩子患双相情感障碍和自闭症方面扮演了类似的角色。这些研究成果也得到了广泛的应用。有证据有力地证明，各种各样的生物"恶棍"，包括2型单纯疱疹病毒(herpes simplex virus type 2，HSV-2)，以及由欧洲马匹携带的博纳病毒，都可能给孩子造成慢性损伤。关于2型单纯疱疹的研究得出了不确定的结论，但是，托瑞和其他研究人员加强了对这一疾病的观察，这种病被认为会导致智力发育迟缓和儿童患精神疾病。

即使在那些被认为感染会导致孩子患精神疾病的病例中，遗传、压力、炎症和创伤以及其他可能使孩子大脑更容易受到感染损伤的危险因素仍然发挥了作用，所有这些影响因素都有可能合在一起构成损伤被感染大脑的危险综合体。

精神疾病的微生物理论与精神分裂症的遗传学作用是共存的，因为基因可以决定什么样的大脑最易受到损伤。一些感染性疾病的病原体可以引发相同的疾病，就如脑膜炎可以是细菌性或者病毒性的；进化生物学家保罗·埃瓦尔德(Paul Ewald)认为，将来有一天我们可能会说流感性精神分裂症或者弓形体性精神分裂症，并对它们进行针对性治疗。

今天，各种各样的病原体会传播精神疾病的证据既丰富又确凿。这些证据是用巴斯德和科赫梦寐以求的先进设备和技术筛选出来的：功能性核磁共振成像(FMRI)可以对大脑进行动态成像；抗体浓度测定通过测定免疫系统对病原体的反应来间接量化感染情况；高通量测序法，一种对大型基因组进行快速、廉价测序和分析的方法，可以在短短的 10 小时内完成以 4 亿个碱基对 DNA 的分析。[80] 某些一流机构受尊敬的学者在同行评审的科学期刊上发表的论文证明，不同微生物感染与自闭症、精神分裂症、强迫症（OCD）、抑郁症等疾病之间存在联系。因此，相关的证据正在迅速增加。

虽然这听起来并不乐观，但实际上是利好消息，因为找出哪种病原体会导致特定种类的精神疾病，患者就有机会得到精准治疗。确定致病微生物的特异性质使我们能够用最有效的药物来杀死致病微生物，就像有关 HPV 导致子宫颈癌的发现允许我们发明一种疫苗来对抗这一全球杀手那样。例如，抗病毒药物和疫苗可以消除流感引起的精神分裂症，而抗生素则可以消除由细菌引起的精神分裂症。

不幸的是，儿童的易损性并没有在幼儿期结束。就如下一章要讲述的那样，青春期有可能遭遇由感染引起的从厌食症到强迫症的很多精神灾难。

第三章

成长的烦恼：如何"拦住"厌食症、强迫症和图雷特氏症

情绪和思想就像消化和呼吸那样具有生物学意义。

——医学博士斯蒂芬·J. 吉恩斯（Stephen J. Genuis）

2013 年 3 月，我参观了苏珊·斯威多（Susan Swedo）医学博士的诊室。她的诊室位于马里兰州贝塞斯达（Bethesda）的国家卫生研究院（National Institutes of Health）综合体 10 号大楼内。这个科学城容纳了从各种公共卫生监管机构领导的调查人员大军到辅助人员（当然是为病人和受试者的）。我一直以为这个与世隔绝的研究王国坐落在偏远地区，但实际上华盛顿特区的地铁把我直接送到了它的大门口。

在经过行政大楼安检、接受缺乏幽默感的安保人员盘问并按要求出示证件以后，我还被拍了照，然后才被允许坐上一辆穿梭于国家卫生研究院街道和停车场的巴士，这一切让我想到了边境关卡。

斯威多客气地把我领进她在马里兰州的诊所办公室的套间。虽然我们从未谋面，但 1998 年我们在电话里就她发表在《今日心理学》（Psychology Today）上的研究成果进行过讨论。

她说话简洁、精确，那时就给我留下了深刻的印象。她那略带中西部口音的英语弥补了她说话严肃的"不足"，而她超快的语速有时会被温和的嘲讽打断，并且还夹杂着轻松的笑声。后来，出于好奇，但我借口说是研究需要，要求与她视频，并且因她满口应允而感到激动："真像茜茜·史派克（Sissy Spacek，美国电影女演员。——译者注），"我心里说，"典型的美国女孩。"

她留着长长的金红色波波头，透过镜头玻璃，看上去就是一个漂亮的模特，但面带宽厚、朴实的微笑，而不是那种时尚流行的忧郁容颜。如果说几十年来，形象有所变化的话，斯威多给人的感觉依旧是个冻龄的邻家女孩——尽管这个"女孩"是个医学天才，后来成为美国国家卫生研究院儿科与发育神经科的负责人。

斯威多穿着一条齐膝裙子和合身的白色外套，满脸微笑，看上去十分传统，可以在荧屏上扮演医生。在她的办公室里，我们交谈了一刻钟后，她靠在椅背上直视着我，发音清晰地对我说："我和大多数研究人员不一样。"

正如我确信我的强笑能传递的信息那样，我不太明白她的意思。

但经过下午的交谈，我对她的主张有了清晰的认识。首先，我很快就发现，如果你问她一个关于她自己的问题，她最终会给你讲述她的病人。

"过去，你整天在芝加哥心理健康诊所忙于治疗贫困家庭的青少年患者，怎么会到国家卫生研究院做研究工作呢?"我问她。作为回答，她开始讲述她自己的"奥德赛"（Odyssey，荷马史诗下半部，又名《奥德修记》，这里有履历的意思。——译者注），从一个 21 岁满怀理想的医学院学生到同时在伊利诺伊州几个青少年心理健康诊所兼职的新科医学博士。不过，她很快就回忆起了她治疗的第一批病人所面临的挑战，其中包括一个 16 岁的富家女孩。在这个女孩自杀未遂后，她那穿着时髦的母亲当然不会因带她来医院治病而感到麻烦。[1]

斯威多回想起 30 年前这个被耽误了的女孩时，眼里充满了同情，但从她的言辞中也听得出愤怒和急躁。"我们愧对这些孩子。你怎么能无动于衷，不为他们做点什么呢?"

她的办公室的墙上挂着三张由她丈夫拍摄的 30 英寸×45 英寸的迷人照片，这些照片都是美化自然奇观的。她没有像我预期的那样，用一般诊所办公室必有的装在镜框里的毕业文凭、感谢信和会议海报来装饰自己的办公室。墙上挂着的一幅照片上，斑驳的阳光透过葱郁的树林；而占据第二面墙主要位置的是一张近乎超现实的照片，看起来像科罗拉多州的松树拱门，拱门下有铜红色的光束闪烁；在这面墙的对面墙上垂挂着一幅巨大的无框三联照片，是天使般美丽、留着一头深红色长发的——"我的女儿们"。在靠墙的文件柜顶上放有一张照片，一个穿着整洁的网球衫和短裤、长着棕色头发的幼儿，含笑看着镜头，如此的美丽、泰然自若，以至于我的第一反应是认为这张照片是放在镜框里的。这是她的外孙。当我赞美那些满头红发的美人时，她满面笑容，然后若有所思。"没人相信我曾经也是满头红发，"她喃喃地说。

然而，斯威多诊室真正与众不同的地方是熊猫。她的大书架顶上放着两只插满皮下注射针头的熊猫玩具；诊桌边缘放着笑容可掬的熊猫塑像，用来劝解带着孩子前来就诊的家长关心孩子的健康；卡通熊猫在讽刺管理式医疗；几张熊猫明信片散乱地插在一块软木板上；而一张印有熊猫的海报则在为一个在欧洲召开的青春期感染后获得性精神病会议做宣传。

熊猫在这个原本装潢朴素的空间占据了主导地位，这倒也是十分合适，因为斯威多在不谈她的病人时讲述的就是"PANDAS"。从某种意义上讲，PANDAS 就是另一个需要她呵护的"孩子"，也是帮助她的病人的关键所在。要想知道 PANDAS 对她和她的病人意味着什么，先听一些受 PANDAS 影响的孩子的故事吧，赛斯(Seth)就是其中的一个孩子。

一个孩子的巨大变化

简(Jane)从赛斯(Seth)的卧室出来，由于生气而满脸通红。在这之前，她 10 岁的儿子一直比较听话，他的小叛逆行为很少表现在超过睡觉的时间不肯睡觉或者反对限制他上网。但在过去的一周里，他开始不断地抱怨，而且还爱顶嘴。那天晚上，他拒绝把自己盘子里的食物吃完，抱怨这些食物"看起来很滑稽"，吃了中毒怎么办？他可能会死。简先是耐心地安慰他，后来变得很生气。在经过 2 小时的对峙以后，她终于决定放弃。在这对峙的 2 小时里，他愤愤地将食物在盘子里推来倒去，甚至不屑装出在吃东西的样子。

现在，他不肯睡觉。她在规定的睡觉时间过了 1 小时后关掉了卧室里的灯，结果两人发生了激烈的争执。赛斯此前曾看过一部纪录片，影片中有老鼠在纽约地铁站到处乱串的镜头，他呜咽着说，他害怕老鼠夜里来袭击他。

她想知道，他为什么会变得这么孩子气。她觉得他好像越变越小了，但又不愿承认；而他不停地抱怨和争执使她感到筋疲力尽。"我们家没有老鼠。安心睡吧！"她啪的一声关了赛斯卧室的灯，砰的一声关上了房门。当她沿着走廊离开时，又听到了赛斯开灯的声音。她怒气冲冲地转身走了回去，愤怒地推开房门。

"老鼠怕光！如果真是这样，它们可能不会攻击我。请不要关灯，"赛斯恳求道。

"再也不能让你看'探索频道'了，"她疲惫地想。然后，定睛看到赛斯卧室里的情景，她的心沉了下来。赛斯蜷缩在床的一角，两眼不停地扫视地板。她突然明白在他古怪的抗拒、不间断的抱怨背后隐藏的原因：他吓坏了。

她跪在他的床边。"亲爱的，没什么可害怕的。你想到我的房间里睡吗？你会觉得比较安全吗？"赛斯感激地连连点头，紧抱着她的腰。很快，他就在她的身旁躺下睡着了，她也陷入了沉睡之中，但后来，她醒来时发现赛斯睡的地方空着，还听到一种奇怪而又持久的声音。这时是清晨5点15分。她走出房间，意识到自己听到的是流水声，而且已经在梦中听到了很长一段时间，也许是一整夜。当"溺水"这个词在她的脑海里闪过时，她突然跑了起来。

赛斯站在水槽前，用一个肥皂头——这块肥皂是昨天刚拿出来用的——、一块洗涤布和一只粗糙的指甲刷，在水龙头下拼命地洗着他那双稚嫩、发红的小手。"赛斯，亲爱的，你在干什么？"她柔声问道，"别洗了，请……"他好像没有听到她的话，但她知道自己必须做些什么。"来吧，亲爱的，你得穿好衣服：我们要去医院。"

当他们到达医院急诊室时，简注意到塞斯的下唇在抽搐。然后，他从座位上跳下来，用稚嫩、发红的小手从很脏的地板上捡起每一片纸屑，他的脑袋像一只很大的怪鸟的脑袋一样不停地上下摆动。

突然，他停了下来，一副目瞪口呆的样子，跑来使尽全身力气拉着她的胳膊。

"妈妈，妈妈，他们是来杀我们的！我们走。我们必须赶快离开，马上！"简试图让他安静下来，但她自己也开始惊慌起来。然后，护士叫了塞斯的名字。

儿科医生沃格尔（Vogel）大夫告诉简，塞斯患了强迫症（OCD）。他解释说，患有强迫症的儿童会觉得非常焦虑，无法停止忧虑。重复一些行为，如按一定顺序把灯关掉、敲击一定次数或者强迫自己洗手，以减轻自己的恐惧，对他们来说也很难停止这些有纾解作用的"仪式"和动作。

简听说过强迫症，这次又因赛斯令人不解的行为而听到了这个病名，并且得知这种病是可以治疗的，于是就松了口气。但她十分奇怪，他的症状怎么来得这么快，几乎就在一夜之间。"这正常吗？"她问大夫。大夫告诉她，强迫症是儿童时期十分常见的一种心理障碍，很多不同的因素都可能诱发这种病。但是，赛斯可能一直有这种倾向，或者至少已经有很长一段时间了：她只是一直在他身边而没有注意到病情的发展。

简不相信这一点。赛斯一直是一个性情温和的孩子，很喜欢笑，总能从容应对膝盖擦伤、受到指责和操场上的摩擦这样的事情。但是，最近情况发生了变化，她能想到的赛斯遇到的唯一不寻常的事情就是有过几次嗓子疼。当时，赛斯真的很难受，整天躺在沙发上，痛苦地抱怨自己生病，无法玩耍、吃饭和吞咽，他已经不像过去的赛斯。一次嗓子疼刚好，另一次好像又接踵而至。在赛斯和 3 个同学病倒后，简得知赛斯的 2 个同学已经从链球菌性喉炎中恢复过来。她后来才意识到赛斯也可能得了这种严重的"链球菌病"。于是，她决定如果赛斯再犯这种病，就带他去看医生。不过，赛斯没有再犯喉炎，只是变得焦虑、爱抱怨。

简觉得赛斯的嗓子疼和性格变化两者可能存在联系，因此感到十分内疚。如果她能及时带赛斯看医生，用抗生素治疗，他现在也许就不会患上强迫症？但是，沃格尔大夫对她的担忧宽宏地笑了笑，并且宽慰她说，赛斯的问题是心理上的，与咽喉痛、"链球菌病"或其他疾病没有关系。

1994 年，几乎所有的医生都会同意这名医生对赛斯的诊断。精神病学界已经认识到，儿童可能成为"成人"综合征的牺牲品，从精神分裂症型精神疾病到像强迫症这样的焦虑障碍。一些疾病，如厌食症，甚至对儿童和青少年造成了不成比例的影响。

在许多方面，赛斯的症状符合对典型儿童强迫症的描述。这种疾病通常发生在 10 岁左右的儿童身上，有些患儿得病后停止进食或者陷入难以控制的抽搐，不停地弯曲自己的手指、挥舞自己的双手或者脑袋不规则地晃动。而另一些患儿，如赛斯，犯病时就一遍又一遍地洗手，甚至在双手皮肤破裂出血以后还是不停地洗。

儿科医生把强迫症归因于社会心理因素，但有证据表明强迫症有遗传倾向：在家族中遗传。就连患儿出现无意识动作和语言症状的图雷特综合征也被认为是一种遗传病而不是心理障碍疾病，因此也要用谈话疗法和抗焦虑药物来治疗，因为这种病常伴有其他心理障碍。

　　简拿着一张抗焦虑药物的处方，并带着要找赛斯儿科医生随访的建议离开了医院。

　　在马里兰州儿科医生的诊室，简告诉医生，她就是无法摆脱赛斯嗓子疼和行为巨变之间有联系的想法。她了解自己的儿子，而他这突如其来的变化，对她来说，只是生物性的，感觉就是他身上发生了什么事情，而不是他变了个人似的。难道每个强迫症患儿的父母都有这种感觉？她向医生解释说，事情发展得很快：赛斯嗓子疼好了以后就变得焦虑，突然产生莫名的恐惧，使他无法进食或睡觉。简后来发现，她那行为改变的儿子最近也开始热衷于干净、整齐起来，把他的乐高（Legos）积木分类装进盒子，而不是把它们扔在自己房间的地板上不管，把书架上的书按书名的字母顺序排放，把他曾经一堆堆扔在那里的衣服整齐地挂起来。简当时没有把这种行为变化看作问题，但现在，她认为这是一种症状。

　　简本以为赛斯的儿科医生会像急诊科的大夫那样对她的担忧不以为然。但幸运的是，赛斯的儿科医生是苏珊·斯威多，她认真地听她讲述她儿子的病情，很感兴趣，因为她好像很熟悉赛斯这种不寻常的病情。

　　斯威多一直在研究西登哈姆氏舞蹈病（Sydenham's chorea），这是一种被链球菌感染（就像赛斯的嗓子疼）以后得的精神疾病。西登哈姆氏舞蹈病主要影响5～15岁的儿童，它的特点就是发病快，病人会出现无意识的痉挛动作，大多是脸部、脚和手。"chorea"这个希腊词的意思就是"舞蹈"，指的就是这些动作。病人通常还有肌肉无力以及情感和行为上的问题。这种疾病以17世纪英格兰医生托马斯·西登哈姆（Thomas Sydenham）的姓氏命名，因为他在医学文献中描述了这种疾病的症状。但这种疾病之前就有悠久的历史，并以基督徒维特斯（死于公元300年前后。——译者注）的姓氏命名，被叫作"圣维特斯舞蹈病"（St. Vitus' Dance）。我们的祖先知道这种疾病是一种强迫性"死之舞"（danse macabre），并且认为是由撒旦的邪力造成的——被描述成萨勒姆女巫审判中魔鬼仪式的组成部分。

　　现在认为，西登哈姆氏舞蹈病与撒旦并没有关系，而是与风湿热有关。风湿热会导致肌肉疼痛、关节肿胀疼痛、皮疹以及注意力不集中和书写困难，多达 30％的风湿热患儿会发展成西登哈姆氏舞蹈病。就如斯威多所知道的那样，西登哈姆氏舞蹈病是未经治疗的链球菌感染的后遗症。虽然抗生素的使用使得风湿热在像美国这样的发达国家十分少见，因为它只影响 1/20 万的儿童，但最近风湿热又在缺医少药的人群中卷土重来，如在市中心社区的贫困儿童中。[4]

西登哈姆氏舞蹈病不但是链球菌感染的后遗症，而且也有季节性，就像精神分裂症，通常是在冬季和春初发病。在美国，这种病在北方各州最为常见。[5]

斯威多也明白，西登哈姆氏舞蹈病很难诊断。诊断这种病要从确定孩子无意识动作的具体性质开始，这种无意识动作并不是简单的抽搐，也不像多动症儿童那样不断重复。相反，西登哈姆氏舞蹈病患儿的无意识动作真正是随机、幅度小、像从容的"弹钢琴"那样的动作，而不是像其他疾病患儿那样比较"野蛮"的动作。此外，西登哈姆氏舞蹈病有时容易与脑瘫相混淆。根据定义，脑瘫是在母亲怀孕期间或者婴儿出生第一年发生的各种创伤性事件引起的脑性瘫痪。相比之下，西登哈姆氏舞蹈病的症状往往在感染后新出现。两种临床检查能帮助儿科医生确诊西登哈姆氏舞蹈病：一是要求孩子伸出舌头并保持不动，很多西登哈姆氏舞蹈病患儿不能张嘴，舌头不能伸在嘴外超过一两秒钟。二是让孩子紧握医生的手，西登哈姆氏舞蹈病会造成患儿无法在稳定压力下保持握力。所以，患儿在握医生的手时或紧或松，不会稳定，发出医生们所说的"挤奶信号"（milking sign）。西登哈姆氏舞蹈病的病人中，女孩是男孩的 2 倍。

由于导致西登哈姆氏舞蹈病的风湿热是链球菌感染的罕见并发症，就像赛斯经历的那样，因此，斯威多想知道这种感染是否与其他精神疾病症状密切相关，如赛斯患的强迫症。她怀疑这可能是与 A 组链球菌（*group A streptococci*，GAS）相关的一种综合症状，炎症会引起脓毒性咽喉炎，甚至引发儿童各种精神障碍。

斯威多知道，对一些孩子来说，精神症状是西登哈姆氏舞蹈病的第一先兆，因为他们在舞蹈病生理症状或"跳舞"抽搐动作出现之前就变得异常不安、好斗或情绪亢奋。情绪频繁变化、无法控制地哭泣、行为倒退，也就是表现得像比实际年龄小很多的孩子，精神错乱、易怒、注意力难以集中、行为冲动也都是西登哈姆氏舞蹈病的征兆。同样，在最常见的儿童精神病综合征中，强迫症、幻觉受侵扰或反复冲动，患儿似乎无力放弃他们的强迫性行为。患儿往往会被家庭成员或入侵者损伤的恐惧所控制。有时，他们被迫默默地数数，一遍又一遍地洗手，整理物品，或者反复检查门是否已经锁上。

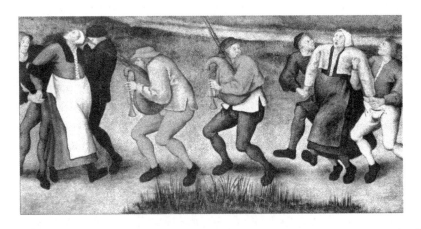

佛兰德画家小彼得·布鲁格尔（Pieter Brueghel the Younger，1564—1636 年）描绘了这种舞蹈病，也称"舞蹈狂"（choreomania）或者"圣维特斯舞蹈病"。图为病人在前往莫贝克（Molenbeek）教堂途中的情景。这种舞蹈强迫症最初被归因于"受了魔鬼的影响"，后来又被归结为集体歇斯底里症，但现在看来是由于误食了被真菌污染的黑麦或其他谷物造成的。这种病的症状包括强迫性舞蹈动作，链球菌感染也有可能造成这种病例。

风湿热本身是链球菌感染的一种罕见并发症，但斯威多开始意识到，这种感染与强迫症、图雷特氏综合征、厌食症和其他精神疾病的许多精神症状密切相关。那么，感染 A 组链球菌真的会引发精神疾病吗？"这就像一部悬疑或者侦探小说，"斯威多回忆道，"我得找出答案。"

斯威多着手找出其他遭遇这种情况的儿童，并发现了一批同样突然出现精神症状的儿童，他们在患上链球菌性咽喉炎或受到其他 A 组链球菌感染后不久就出现了强迫症的症状或抽动障碍。当有传言她正在研究儿童患上链球菌性咽喉炎或受到其他 A 组链球菌感染与患精神疾病之间的关系时，来自哥伦比亚特区、弗吉尼亚、马里兰州，甚至远至伊利诺伊州和密歇根州的几十位家长都来国家精神卫生研究院"朝圣"，把他们患有焦虑症、强迫症、厌食症和受抽搐症困扰的孩子送去治病。

1995 年，斯威多的国家精神卫生研究院的研究团队对一组 50 名患有强迫症——不管是否有抽搐症状——的儿童进行了研究。他们在出现所有症状之前都曾患过链球菌性咽喉炎或者受到过类似的感染。他们在对这些儿童进行检查时发现一种抗原[6]（一种刺激免疫系统对病原体做出反应的物质）处于很高的水平，表明他们对风湿热和西登哈姆氏舞蹈症有遗传易感性。[7] 斯威多还发现自闭症儿童的这种抗原也处于很高的水平。[8]

1998 年，斯威多发表了一篇具有里程碑意义的论文，阐述了她的"与链球菌感染相关的儿童自身免疫神经精神障碍"（Pediatric Autoimmune Neuropsychiatric Disorders Associated with Streptococcal infections，PANDAS。这种病名的英语缩写与英语"熊猫"一词的复数相同，所以，斯威多在她的诊室里放了很多熊猫玩具、宣传画等。——译者注）[9] 理论。这种疾病正在折磨行为正常的儿童，他们的行为在几天内就会变得疯狂，有时甚至会在一夜之间爆发。首先，他们因患上一种原因不明的焦虑症而失去正常行为的能力。在没有明显原因的情况下，这种令人焦虑、漫无目标的恐惧，正是困扰赛斯的那种恐惧，随着症状的全面爆发，就会变成发疯的先兆。

PANDAS 是一种综合征，因此就意味着它包含许多病因相同的疾病——强迫症、图雷特氏症、厌食症和其他疾病。据斯威多和其他科学家估计，PANDAS 大约占此类疾病 3/20 的病例：她提醒研究人员，PANDAS 不是预设的诊断，应该只在常规疾病模型不能解释患儿症状的情况下才能考虑。

这些体征和症状包括发病快。在 PANDAS 的病例中，症状出现在感染后的几天里，而西登哈姆氏舞蹈病症状的出现要滞后 6～9 个月；PANDAS 的症状存在性别差异，男性患儿更可能出现抽搐，而女性患儿则更可能出现强迫症状。此外，PANDAS 患儿也会像其他西登哈姆氏舞蹈病、强迫症和图雷特氏症的患儿那样出现行为倒退。PANDAS 患儿的精细运动控制能力退化迅速，主要表现在书写和绘画技能的丧失上，而普通的，非 PANDAS 引起的西登哈姆氏舞蹈病患儿的精细运动控制能力的退化是一个比较渐进的过程。一位 16 岁的 PANDAS 患儿画的画看起来像是 6 岁孩子的作品。这种瞬间幼稚症会扩展到其他行为：十二三岁的患儿突然重新尿床。有研究人员发现即使在白天，他们也无法阻止自己尿裤子。十几岁的孩子开始发脾气，拒绝说话，拒绝吃东西，尽管他们往往是因为坚持认为食物被污染或有毒。

1998 年，我在《美国精神病学杂志》（*American Journal of Psychiatry*）上读到斯威多那篇论述 PANDAS 理论的论文时感到非常兴奋。她提供的同龄人证据证明了感染在引发精神疾病中的作用比我想象的还要大。

当时，我已经知道，一些精神障碍可能是由感染微生物引起的；关于麻痹性痴呆是梅毒对病人造成的最后损伤的发现——或者重新发现——现在已经是常识。已经无数次地发现感染流感病毒与患精神分裂症之间的联系以及在欧洲感染博纳病毒（bornavirus）与患上精神分裂症之间的关系，只是一直被遗忘。我还知道，当代精神神经科免疫学家都想弄明白，在他们的 HIV 感染者中有多少痴呆症和自杀行为可以归因于病毒对感染者神经系统的直接作用，而不是社会压力、绝望和通常受到指责的药物副作用。但在 20 世纪 90 年代后期，我们对精神疾病的微生物根源的研究似乎少得可怜。

我想知道更多的情况，斯威多是对儿童进行研究，而不是在实验室培养细菌。她详细描述了人体对感染的反应如何在一个免疫系统缺乏经验的儿童身上失控，产生了一种猛烈但目标错误的"友军火力"，这种"火力"的目标就是破坏人体自身的组织，而不是消灭入侵者。在斯威多提出的模型中，抗体持续时间足够长，就会干扰大脑基底神经节的功能。

我问斯威多，她是如何深入了解这些儿童精神疾病的感染性质的？"是母亲而不是孩子，先有这种感染关系！"她高兴地说："我始终给予她信任，因为她和其他父母一样对他们孩子的了解比我们能了解的要多得多，如果医生们能听他们说，他们能给我们答案。"

"病人"与"受试者"之间的区别是伦理上的重要问题，但很明显，斯威多研究的受试者们在她眼中从来都是她的病人。大多数研究人员在谈论自己的理论时常常喜形于表，而斯威多只有在谈论她治疗和研究的孩子及其父母时才会热情洋溢。

她总是把自己儿科医生的工作放在首位，这非常有利于她的研究。斯威多一直非常注意自己的职责，她的假设都来自履行职责的经历。由于一些 PANDAS 患儿在感染后出现抽搐——包括咕哝、大声说话，有时甚至开口骂人——，于是斯威多开始考虑，他们可能患有图雷特氏症。

美国大约有 20 万人患有重型图雷特氏综合征（Tourette's syndrome，TS）或图雷特氏症。"图雷特"（Tourette）是 1885 年第一次描述这种疾病的法国精神学家乔治·吉尔斯·图雷特（Georges Gilles de la Tourette）的姓氏。这种疾病通常在 3～9 岁的儿童中被诊断出来，是一种神经系统疾病。它的特征就是病人会做一些重复、刻板、不自觉的动作和大声喊叫，不停地眨眼，咕咕哝哝、开口骂人或者发出其他古怪的声音，甚至是犬吠，所有这一切都被统称为"单纯性抽搐"。有些病人会出现一些比较复杂的抽搐，包括"做"鬼脸、扭头和耸肩。这些抽搐在兴奋或者焦虑期会变得更加严重，而在平静、做注意力集中的活动时会有所好转。图雷特综合征是一种罕见的疾病，从 20 世纪 70 年代开始受到了媒体的关注。现在，每 100 个美国人中就有一人出现图雷特氏症的轻微症状，如抽搐或者无意识、突然、短暂的重复动作。不过，这些动作只涉及病人局部肌肉群。

目前还没有血液、实验室或者成像检查可用于诊断图雷特综合征。儿童在至少一年的时间里持续出现运动和发声性抽搐才被诊断这种疾病。10％～15％的病人患的是慢性图雷特氏症，但大多数确诊为图雷特氏症的患儿在十几岁时就会出现最严重的症状；随着他们进入成年期，这种抽搐症状会逐渐消退。在斯威多看来，这种变化为证明图雷特氏症与PANDAS 病之间的联系提供了确凿的证据，但仍有必要进行更多的研究来证实这种因果关系，并且描述 A 组链球菌引发精神疾病的机制。重要的是，斯威多试图通过研究来确定，对 A 组链球菌的感染进行像从血液中过滤掉抗体这样的治疗，是否能够可靠地缓解患儿的症状。

关于斯威多招募更多有过赛斯那样经历的儿童的消息传遍了美国国家精神卫生研究院儿科的各个诊室。支援团和患儿母亲们的博客引起了很多家长的共鸣，他们认为：隐伏感染，而不是遗传或者家庭关系紧张，才是导致他们孩子罹患强迫症、厌食症和图雷特氏症的原因。

在一个博客上，密歇根州弗林特（Flint）市的一位母亲分享了她女儿在强迫症的地狱里逗留的故事。

这位母亲有一个"开朗、友善、活泼"的女儿，名叫贝莎（Bertha），发病那年才 9 岁。那年 7 月的一天，贝莎"醒来就变成了"一个蹒跚学步的婴儿，遇到再小的挫折也会尖叫、发脾气抱怨。贝莎又重新尿床、说儿语，似乎被一种反复触摸物体表面和门把手的强迫症所折磨，哭着说："妈妈，妈妈，帮帮我，我停不下来了！"就连贝莎的写字和画画能力也退化到 3 岁孩子的水平。

"她就好像被魔鬼附身了似的，"贝莎的母亲写道。为了保护个人隐私，我们不在这里公开她的姓名。她的女儿在 10 岁时被诊断患有强迫症，这是强迫症典型的发病年龄。

但是，贝莎在一夜之间突然发病似乎并不正常，她的母亲确信，她的女儿遇到了某些生理上的问题。在贝莎接受药物和行为治疗期间，她的母亲尽可能收集有关贝莎所患疾病的信息。有一天，她偶然看到关于 PANDAS 理论的介绍和斯威多在国家精神卫生研究院所做的研究。于是，她驱车赶到马里兰州。在那里，贝莎参加了一项由 27 个强迫症患儿参加的研究。这项研究采用的治疗方法包括过滤患儿血液中的有害抗体。斯威多采用了服用类固醇药物、静脉注射免疫球蛋白和血浆置换在内的免疫调节干预手段，旨在通过谨慎控制的临床试验治疗潜在感染。

与大部分研究对象一样，贝莎的症状明显减轻。她几乎立刻就能抵抗强迫力。在抗体水平下降以后，她的语言表达和绘画能力几乎达到了与年龄相符的水平。不到 1 个月，她已经能够正常讲话，恢复了往日的活泼，并且回归家庭。在 16 个被诊断为患有 PANDAS 病的患儿中，只有 2 个患儿在接受了相同治疗以后症状有所减轻，赛斯就是其中的一个，而她的母亲则第一次听说了赛斯的咽喉炎与精神障碍之间的关系。

这种症状得到减轻十分重要，因为这有助于缩小相关性与因果关系之间的差异，不但感染产生的高水平抗体与精神疾病的症状有关，而且随着抗体的消失，症状趋于减轻，这就证明精神疾病与抗体，以及与感染的因果关系。

减肥狂躁症

另一种主要袭击女孩的 PANDA 病是儿童精神疾病中的女王。

10 岁的葛丽塔(Greta)从床上跳了起来，从窗户看到清晨的阳光很是激动。纽约州罗切斯特(Rochester)市寒冷的气候和灰蒙蒙的天空，即使在 5 月中旬也并不能保证有这么好的天气。她试探性吞咽了一下，然后露出了微笑：她的感觉嗓子好了很多。4 月的天气寒冷多雨，她的嗓子好像一直在疼，从未消停过。前几天，她又感到剧烈的胃痛，而且之前没有任何预兆。幸运的是，当葛丽塔的妈妈说要带她去看医生时，这些症状都消失了。不过，她的胃口还没有恢复，这是件好事，因为葛丽塔正在认真地节食。她决心到 9 月瘦身到穿 6 号尺码的衣服。到时候，她就满 11 岁了。最近，她根本不想其他的事情。

她穿上那条格子短裤——这可是她每天都穿的"幸运裤"，很高兴地看到这条裤子穿在她身上显得多么宽松。她每天喝一杯去脂牛奶，或者更确切地说是喝半杯去脂牛奶，然后迅速骑上自行车飞驰，把喝下去的牛奶"燃烧掉"。一会儿工夫，她就在她生活的小城的街道上"奔驰"，经过大学，到达 9 英里外的郊区绿色村庄。她慢慢地把自行车推到格兰德街停好，双眼凝视着高档商品的展示橱窗，梦想着有一天能穿上这样的衣服，但首先必须减肥。这一想法又使她的胃痉挛了一下。但随后，她又想到自己的短裤已经变得有多宽松：一切都在计划之中。

突然，她想称自己的体重。于是，她尽可能快地骑车回家。到了家里，她喝完了出门前喝剩下、已经冰冷的牛奶，这就是她的午餐。这时，她才允许自己站到秤上，并且看到自己比昨天又轻了 1 磅。她皱了皱眉头：这可不够。她决定省掉那杯每天都喝的菠菜汁，过 1 小时左右再去骑车兜风。然后，葛丽塔又开始做每天必做的仰卧起坐。

到了 9 月，葛丽塔已经能穿 4 号尺码的衣服了！她 5.6 英尺的身高穿上 4 号尺码的衣服看起来很瘦，但她并不这么认为：与时装杂志上的模特们相比还是太胖。不过，她确实觉得自己看上去像一个不同的人，而且她感觉到所有人的眼睛都在盯着她看。当有些人，包括她最喜欢的老师，把她拉到一边警告她不能再减肥时，她想要笑：她还有很长的路要走。她的目标是在圣诞节前能穿上 2 号尺码的衣服。她在桌上轻轻敲了两下，就像每次想到自己的新目标时一样：不知怎么，这个动作能帮助她确信自己会实现这个目标的。

葛丽塔不知道，她已患有神经性厌食症(anorexia nervosa，AN)，简称"厌食症"。她如此痴迷于控制体重，以至于她只吃很少的特定食物，从而导致体重异常的轻。与其他进食障碍一样，厌食症是一种青春期疾病：95％的进食障碍病人的年龄在 12～26 岁之间[12]，而厌食症是青少年中第三常见的慢性疾病。

这位厌食者扭曲的体形观使她不管多瘦都觉得自己超重。再加上对体重增加的强烈恐惧，她对瘦身的不懈追求是由对食物、卡路里和体重的强迫性思考所驱动的。为了缓解这种困扰，她经常称体重，进行强迫性锻炼，甚至暴饮暴食，然后用极端的方法排泄已经吃下去的食物，如呕吐、灌肠或者滥用泻药。不寻常的饮食行为也很常见，如只吃生的绿色蔬菜或只吃几颗葡萄。

虽然有些神经性厌食症病人在经过一个疗程的治疗后就能恢复正常，但另一些病人则会继续患上其他慢性疾病，她们的健康状况会恶化，她们的月经会停止，她们的头发和指甲会变干、变脆，她们的体温下降，总觉得冷。在这些症状以后，接踵而来的是虚弱、贫血、肌肉消瘦和低血压。最后，心脏、大脑和其他器官都会受到损伤。这种损伤可能会变得不可逆转，导致病人死亡。

强迫症和厌食症不仅与他们的强迫症状相关，而且还与神经递质的功能障碍有关。[13] 此外，就像强迫症和图雷特氏症一样，一些儿童厌食症的病例是由 A 组链球菌感染引起或者因感染而急剧恶化，这种自身免疫性厌食症都可归在引起精神障碍的 PANDAS 病名下。[14]

厌食症通常采用医学检测和营养咨询治疗，并辅之以个性化的心理治疗，包括针对这种疾病的认知和行为疗法。美国食品药品监督管理局(FDA)还批准用抗抑郁药物作为治疗厌食症的重要组成部分。

厌食症可以完全治愈[15]，但 2009 年《美国精神病学杂志》报道称，每 25 个神经性厌食症病人中就有 1 人死于这种疾病[16]，但实际死于这种疾病的人数可能更多，因为正式被诊断为厌食症的病人相对较少。[17]

美国有多达 90％的厌食症病人是女孩，而很少有男性厌食症病人会寻求治疗，因为这被看作是一种"女性疾病"。由于进食障碍是精神疾病中死亡率最高的疾病，因此，我们需要更多更好的治疗方法来医治厌食症。[18] 研究人员发现，厌食症的病因是一种复杂的混合体，其中遗传、心理、社会因素相互作用。但是，A 组链球菌感染可能是一个被忽视的生物性风险因素，解决这个问题应该能够拯救那些没有得到其他心理治疗的病人。

大脑成像和遗传研究也许能为每个厌食症病人的疾病如何发展提供线索。这方面的知识可能会让研究人员开发出预防和治疗由感染引起的药物性厌食症的具体治疗方法。[19] 为了使具体的治疗方法发挥作用，医生需要研究 PANDAS 性厌食症。

2000 年，斯威多在《儿童与青少年精神药理学杂志》（*Journal of Child and Adolescent Psychopharmacology*）上报告，她检测到 4 名出现 PANDAS 性厌食症临床症状的儿童，当时他们的 A 组链球菌抗原水平与其他 PANDAS 性精神疾病病人的抗原水平相同，这表明他们明显受到了 A 组链球菌的感染。[20]

张冠李戴？

并不是每一个强迫症病例都是由 PANDAS 引起的，甚至大部分都不是。事实上，目前的研究只把 1/10 的强迫症和图雷特氏症归因于 PANDAS。[21]

或者，有批评者嘲笑称，PANDAS 根本不会引发强迫症。斯威多介绍 PANDAS 的那篇论文获得了最初的认可和大量的佐证研究。我在医学文献在线分析检索系统（PubMed）上搜索到 173 篇与链球菌感染相关的人类自身免疫性神经精神障碍（HPANDAS）症的研究论文，研究者们相信，PANDAS 是一种实体病，因此，他们会继续精化、量化和论证这种疾病的诊断和发病机制。

但有些科学家从一开始就对 PANDAS 持怀疑的态度，并且很快对 PANDAS 理论进行了全面的抨击。有人质疑这种联系并不是因果关系，并且指出，PANDAS 病人经常咽喉疼痛的症状太普通，无法构成明显的特征，特别是一些儿童的链球菌性喉炎从未得到确诊。

反对者认为，斯威多可能把常见的运动障碍——如西登哈姆氏舞蹈病的"跳舞"动作或者图雷特氏症的无意识抽搐和痉挛动作——和 PAN-DAS 的运动障碍相混淆了。难道它们不是同一种疾病吗？

这个问题似乎不合逻辑，因为它忽略了斯威多即使在她最早的 PAN-DAS 著述中也曾告诫医生必须先排除这些疾病的常见种类，然后才能决定患儿是否可能患上了 PANDAS。

她嘲笑关于她混淆了典型和 PANDAS 障碍的说法，而事实上，她在尽力跟踪研究两者之间的差别。

首先，典型的强迫症渐进发作甚至是隐伏，需要几个月乃至几年的时间才能显现出来，而 PANDAS 显著的强迫症症状则是一夜之间突然出现。PANDAS 强迫症在发病之前经常伴有一种在患病期间持续存在的能力丧失恐惧和焦虑。患儿的家长经常报告称，孩子在学校可以保持相对无症状的状态，但回到家里以后就会爆发一种焦虑和攻击性情绪，立刻被可怕的固定症状和抽搐所吞噬。典型的强迫症发生在 10 岁左右的儿童身上，但 PANDAS 患者的年龄可能只有这个年龄的一半。斯威多表示，"动作截然不同：西登哈姆氏舞蹈病患儿的动作是随机、无目的、像蛇行一样的扭动动作、快速的肌肉抽搐，即有所谓的'宁幅动作'[22]，而图雷特氏症患者都是一些小幅度的多余动作，犹如以某种姿势在弹钢琴"。[23]

A 组链球菌导致许多顽固的青春期精神疾病——强迫症、图雷特氏症、厌食症、自闭症和其他精神疾病——的理论遭遇了强烈的抵制，从而迫使斯威多和其他治疗和研究 PANDAS 的专业人士去解决有关研究设计、动物模型适用性和证据性质等问题。

奥斯卡·怀尔德(Oscar Wilde)调侃地说："一堆借口总不如一个借口那么令人信服。"有批评者问：A 组链球菌怎么会导致这么多不同的精神疾病。把它们看作一些更加传统的疯病触发因素——压力、创伤或者遗传——在"犯罪"时，不把这些非常常见的病菌作为致病因子，这可能更符合逻辑吧？

认为PANDAS多余地导致普通厌食症和图雷特氏症复杂化的观点，让人想起了"奥卡姆剃刀"(Occam's Razor)这个科学定律。"奥卡姆剃刀"定律力劝我们凡是能简单解释的理论不要复杂化。正如这位14世纪哲学家奥卡姆(William of Occam)坚持认为的，如果有不同的理论相互竞争，就应该选择最简单的理论。医学上也有一句名言："如果你在中央公园听到马蹄声，不要以为是斑马。"

然而，PANDAS表现出来的一般性意味着一种不应令人惊讶的病原体生存策略。微生物比人类更加迅速地被进化所驱动，表现出令人印象深刻的影响其宿主的适应范围，而它们的宿主也是进化博弈的局中人，因此并非所有的策略最终都会改善微生物的命运。人类乳头瘤病毒(human papilloma virus，HPV)会促发宫颈、阴茎、肛门疣和癌症，以及颈部癌症。艾普斯登—巴尔(Epstein-Barr)病毒在非洲导致了单核细胞增多症、巴基特(Burkitt)淋巴瘤和霍奇金(Hodgkin)病。幽门螺杆菌在不能预防肥胖时会引起溃疡和心脏病；肉毒梭菌(*Clostridum botulinum*)会导致瘫痪，令感染者迅速死亡，但似乎也能减轻本书第六章中提到的抑郁症；牙龈卟啉单胞菌(*Porphyromonas gingivalis*)会引起心脏病和牙龈炎；肺炎衣原体会引起心脏病和肺炎；变异链球菌(*Streptococcus mutans*)不但会引起蛀牙，而且还会引发心脏病。[24]

此外，PANDAS并不依靠直接感染，而是靠附带损伤来伤害患者：对感染的不良反应可能导致不同的影响，具体取决于它损伤的基底神经节的结构。

这些神经节位于前脑的相互关联区域，它们共同控制随意动作、学习、某些习惯、情绪和思维。基底神经节区控制产生动作的动作神经元，也被认为控制"行动选择"或意向行为。当神经节无法调节身体的运动系统时，患者就会被不协调的无意识动作所折磨。[25]

生物性……与良性？

我在看到由那些与自己的孩子突然出现的神秘症状抗争的家长——

甚至是由那些怀疑自己得了 PANDAS 的孩子——写的或者发的博客、支持群帖和在线个人视频时惊讶地发现，有那么多人表示希望自己能被确诊患了这种综合征，这能很好地说明他们所忍受的痛苦，并且希望能找到治疗方案。事实上，许多家长表示自己在被告知孩子患了群体性歇斯底里或装病之类的另类诊断结果后有被糊弄的感觉；更糟糕的是，有些没有得到任何诊断结果的患儿，就令人困惑地默默接受治疗。许多这样的家庭衷心地希望医生能给出病因明确——患了 PANDAS——的实际诊断。

很容易理解为什么这些家长更加认同 PANDAS。对许多人来说，生物性病因要比"精神疾病"容易得到同情，因为精神疾病是一种耻辱性疾病，不仅会玷污病人的名声，而且还会玷污他或她整个家庭的名声。

在圣经时代，人们自然会认为，精神病病人或他的父母犯了什么罪孽，才会招来得强迫症或精神分裂症的报应。正如我已经指出的那样，西登哈姆氏舞蹈病曾被认为是由撒旦的邪力促成的"死之舞"。现在我们知道许多病例是由 A 组乙型溶血性链球菌（Group A-hemolytic strepto-coccus）感染所致。

然而，顽固的道德败坏观依然大有市场。正如本书第二章解释的那样，直到 20 世纪 80 年代，精神病仍然被归咎于"精神分裂症源性母亲"，而自闭症则仍被归咎于糟糕的养育方式：必须要有人来担责。相比之下，具有生物基础的精神疾病，如流感病毒、博纳病毒和 A 组链球菌感染，似乎在道德上是中性的。孩子们自然会被这些微生物感染，这样就没有人责怪父母，没有人指责病人有智力或道德问题。

"我在芝加哥纪念医院（Memorial Hospital）行医时看到父母因失去患白血病的孩子而痛苦不堪。"斯威多回忆道："来到国家精神卫生研究院工作后，我开始看到一些父母失去了他们患强迫症或精神分裂症的孩子。这些父母是如此痛不欲生，社会不能接受他们孩子所患的疾病这一事实，使得他们的痛苦几乎无法忍受。"[26]

对生物性病因这个道德中性的"庇护所"的渴望或许可以解释为什么自称患有 PANDAS 但不符合标准的病人对医生表示不耐烦或者失望。家长通常坚持认为，医生之所以拒绝诊断病人患有 PANDAS，是因为他们不知道有 PANDAS 这种病，而不是因为病人不符合诊断标准。当患有强迫症、厌食症、图雷特氏症或焦虑症的儿童不符合 PANDAS 的诊断标准时，他们及其家长往往都拒绝听这些话，也许是因为被诊断为患了 PANDAS，对于整个家庭来说，就意味着可以逃避"精神疾病病人"标签的污名。

简而言之，PANDAS 病人已经开始为自己争取"生物医学大脑疾病（biomedical brain disease）受害者"的新身份，因为对疯病的这种解释能从公众那里获得更多的同情。

PANDAS 按照哲学家伊恩·哈金（Ian Hacking）所说的方式提供了另一种身份，他对精神疾病的新标签如何被作为新的定义接受做了解释，这可以让病人摆脱标签的束缚，或者从被污名的束缚中解脱出来。[27]

这是有先例的。例如，1968 年，也就是在《精神疾病诊断与统计手册》把同性恋归入精神疾病前后，"同性恋者作为一类人群"的出现往往可以追溯到玛丽·麦金托什（Mary MacIntosh）发表在《社会问题》（*Social Problems*）上的一篇题为"同性恋者的角色"（*The Homosexual Role*）的论文。[28]哈金认为，这家杂志"非常注重'标签理论'"。哈金撰文称，社会现实是由"我们给个人、行为和群体贴上的标签约束、固化甚或创造的"[29]。同样，"多重人格障碍"（multiple personality disorder）是在 1875 年前后为了描述一类被多种身份困扰的人发明的。后来，很多人纷纷希望被诊断患有这种疾病。他们寻求自己被诊断为患有这种疾病的原因和动机可能因人而异，相关的理论也有很多，但他们往往会觉得，几乎任何一种诊断都要比诊断为令人迷惑的"精神症状"来得令人欣慰，因为他们担心自己的精神状况已恶化。临床医生的作用也很重要，因为精神病学有它的发展和流行趋势，使许多症状缠身的病人会接受流行的诊断。

正如我们从对同性恋者的顽固偏见，甚至以前把他们定性为"精神病病人"的做法中看到的那样，这样的重新定义并非总能消除污名或者歧视。把病名重新冠以"感染性"也可能适得其反，尤其是在特别可怕或性传播感染的情况下。当梅毒被证明是导致麻痹性痴呆的原因时，人们对麻痹性痴呆的评价就会急剧下降，性传播疾病的污名甚至可以用来解释当时的研究人员为什么愿意施行疟疾疗法——让麻痹性痴呆病人感染一种慢性的衰弱性疾病。而在结核病被发现具有传染性后，结核病病人的名声在道德上得到了恢复。按照哈金的说法，在这之前，结核病（TB）被称为"痨病"，它"不但是一种疾病，而且也是一种道德败坏，由性格缺陷引起的疾病"。这是 19 世纪关于结核病的一个重要的社会事实。所幸我们及时发现了"这种疾病是由一种杆菌传播的，这种杆菌分裂得很慢，我们可以杀死它"。哈金表示，认为痨病病人是具有某些性格特征的"特定类型的人"，而不只是疾病患者的想法，是"19 世纪的产物"。[30]

但是，一些研究已确定，即使感染本身不会在社会上玷污病人的名声，"强调精神疾病的生物属性并不能减少病人在公众面前的耻辱感和受到歧视"[31]。虽然将精神障碍直接归咎于诸如大脑化学物质失衡或者感染等生理原因，是不鼓励对疾病本身进行指责，但这也助长了一种认为这种疾病是生物性疾病，因而难治的观点。正如《精神分裂症通报》（*Schizophrenia Bulletin*）载文解释的那样，这种生物性疾病论更加助长了这样一种信念：病人不用治疗，因此可能是危险的。[32]

医疗专业人员也有自己的不光彩名声，他们对精神疾病的歧视是身心二元论的产物，这种二元论阻止医学界从一开始就认识到感染对精神疾病的作用。多伦多心理卫生专员托马斯·昂格（Thomas Unger）和斯蒂芬妮·克纳克（Stephanie Knaack）解释了其中的原因：

> "例如，当出现某种症状或者某些症状时，医生首先会采用'是功能性的还是器质性的'的标准进行基本分类。如果一种症状被归类为器质性（即躯体性），那么就会被认为是真实、合理和物质的。从医生的角度来看，这就意味着它是可以观察、研究、治疗和纠正的，因此可以说减少了耻辱和歧视。但如果被归类为功能性（即精神问题，没有生理相关性），那么，医生就会认为它并不那么真实，病人可能更容易被蒙上污名或受到歧视。"[33]

我们也许希望，那些患有由感染引起的精神疾病的病人立刻就能得到更好的治疗，因为感染及其造成的损伤提出了独立的医学目标，而不是大脑化学物质失衡这种模糊、广为流传但未必能经得起研究人员检验的理论。

有争议的诊断

我们已经知道，西登哈姆氏舞蹈病是由儿童感染 A 组 β－溶血性链球菌后引起的，它差不多影响 30％ 的急性风湿热患儿。但与西登哈姆氏舞蹈病不同，PANDAS 的因果关系证据仍有争议。

这并不是说有人质疑受感染的孩子是否感染了 A 组链球菌：斯威多和其他研究人员已经严谨地记录了受感染的孩子体内存在 A 组链球菌的抗体。虽然并非 PANDAS 专家的医生进行的敏感性较低的测试可能无法检测到抗体，但怀疑论者仍抨击这一理论的其他基本内容。

他们质问"PANDAS 难道真的不同于普通图雷特氏症和强迫症吗"，并且指出，PANDAS 是在符合一般特征的患儿病例中发现的，而不是通过对随机收集的大量患儿病例进行前瞻性研究的方式发现的。因此，有人怀疑这种方法是否制造了因果关系的错觉。

在某些人看来，A 组链球菌的普遍存在也对 PANDAS 理论产生了不利的影响：我们都知道，链球菌性咽喉炎和相关感染无处不在，而图雷特氏症和强迫症则并非如此。这是否意味着 A 组链球菌感染是一种辅助因素，它本身不足以单独致病，但会加剧遗传、压力、创伤甚至糟糕的养育方式造成的损伤？或者，A 组链球菌只是一个几乎无所不在的"无辜旁观者"？对于那些相信 PANDAS 疾病状况的人来说，很明显，并不是每个感染上 A 组链球菌的患儿都会罹患精神疾病，因为很多因素都会影响易感性，如遗传、免疫活力、一般健康状况，也许还有环境污染都可能决定谁会患上 PANDAS 以及谁能躲过抗体对基底节区的损伤。

相关性和原因是两个不同的问题：前者已经得到证明，而后者正被证明更加难以捉摸。相关性是研究疾病因果关系的软肋。例如，心脏病与压力密切相关。但是，人们是因为压力过大而患心脏病，还是因为患有心脏病而倍感压力呢？或者，还有更加复杂的原因可用来解释为什么压力和心脏病经常相伴而行？

这是从相关性中难以强求病因的一个例子，有研究表明，1992 年以前，疑病症病人比他们的同龄人有较小的可能性患上动脉粥样硬化或动脉硬化症。勉强进行狭义的因果解释可能会让你得出这样的结论：过度担心自己的健康有益于心脏。但是，1999 年，《美国医学会会刊》（*Journal of the American Medical Association*）载文表示，四环素的使用与较低的心脏病发作概率相关。[34] 一些对更加广泛的分析持开放态度的人可能会认为，由于疑病症病人比其他人更有可能为预防感染而服用抗生素，又由于导致心脏病的动脉粥样硬化是由各种细菌引起的，因此，这可能是一种保护性预防行为；他们做得对。疑病症病人之所以不太可能患动脉粥样硬化症，是因为他们更有可能服用能灭杀心脏病病原体——如牙龈卟啉单胞菌（*Porphyromonas gingivalis*）和肺炎衣原体——的抗生素。[35]

缺乏共识

对于斯威多来说，她似乎对像约翰·霍普金斯大学儿科神经病学哈勒（Haler）讲席教授、儿童神经学研究中心主任哈维·辛格（Harvey Singer）医学博士这样的批评人士极力抨击 PANDAS 研究深表失望。你如何证明感染会导致疾病？

"我们需要共识，"当我们一起坐在她办公室时，她解释说，"2010 年 7 月，我们在马里兰州国家卫生中心开会，意在针对急性发作病例的临床表现达成共识。"遗憾的是，"她不耐烦地拍打着一张纸，"41 位与会者中有 3 位被推选发表一篇'少年群体报告'，题名'从 PANDAS 到 CANS'（童年的，而不是'小儿急性发作神经精神综合征'），争议导致不太可能通过会议解决问题。"

这是另一篇批评支持 PANDAS 模型证据的论文，并提出了一个删除任何有关感染源内容的截然不同的模型，并用缩写"CANS"来命名。[36] 斯威多已经在这篇论文中圈出了她认为不能准确反映证据的所有地方：粗大的黑色圆圈画满了整篇文章。

但是，令人信服的证据必须有共识相伴，但想获得传统的证据却受到研究的约束。受伦理的约束，我们不能用 A 组链球菌来"感染"研究对象，然后等待症状出现。我们不能让研究对象免受精神错乱的所有其他已知危险因素或诱因——遗传、压力、炎症、脑损伤——的影响来观察只有 A 组链球菌感染是否会引发精神错乱。证明医学理论的常用方法似乎都不适用。[37]

一些人不依不饶，进一步质疑 PANDAS 的症状。有人尖锐地指出，无论是 PANDAS 还是它的最新化身——非常相似的"小儿急性神经精神综合征"（Pediatric Acute-onset Neuropsychiatric Syndrome，PANS）[38]，都被确认为《国际疾病与相关健康问题统计分类》（*International Statistical Classification of Diseases and Related Health Problems*，ICD）和精神病科医生的圣经《精神疾病诊断与统计手册》[39] 的疾病编码条目。第五版《精神疾病诊断与统计手册》（*Diagnostic and Statistical Manual*，*Fifth Edition*，DSM-5）只收录有重要临床意义且发生在个人身上，与目前的痛苦或残疾或者显著增加痛苦风险有关的行为、心理症状、模式，因此没有收录 PANDAS，并且指出，尽管有证据表明对这种疾病诊断仍有争议，但还是同时引用了（斯威多的）"PANS"和（辛格的）"CANS"对临床表现描述的修改。

持观望态度

但是，这种不支持 PANDAS 或 PANS 的行为并没有什么意义，因为精神疾病流行病学的车轮驶向冰点的速度极慢，特别是《精神疾病诊断与统计手册》有很强的可塑性，它倾向于反映社会政治环境的影响不亚于医疗环境。因此，一种疾病被收录或者逐出该手册是紧跟其政治命运的。

我曾亲眼看见把被视为精神疾病的同性恋移除出手册。在旧金山举行的美国精神病学会（American Psychiatric Association）1970 年的年会上发生了同性恋权利活动人士的示威游行。1973 年，"同性恋"这个名称被移出手册，代之以"性取向紊乱"（sexual orientation disturbance）。

今天又有人对是否应该把自闭症、阿斯伯格症（Asperger's disorder）和类似病症收入第五版《精神疾病诊断与统计手册》"自闭症谱系障碍"或者"泛自闭症障碍"（autism spectrum disorder，ASD）这个影响到美国 1/88 儿童的大类的问题表达了一种政治狂热。美国心理学会的有关文献显示，"这么修改就意味着，这些疾病的症状只是一个从轻到重的连续统一体，而不是不同的疾病"[40]。根据哥伦比亚大学学者在《自闭症与发育障碍杂志》(*Journal of Autism and Developmental Disorders*)上发表的一项研究成果，如果对"泛自闭症障碍"采用新的定义，那么将会使被诊断为患有阿斯伯格症等类似自闭症疾病的患儿减少近 1/3。[41] 根据哥伦比亚大学研究人员的预测，有很多人对此持不同观点，他们担心这样"有可能导致每年有成千上万个发育迟缓的儿童因没有被诊断为患有泛自闭症障碍而失去享受社会服务、医疗福利和教育支持的资格"。尽管《精神疾病诊断与统计手册》的编者表示他们在做决定时并没有考虑到这一点，但他们必须意识到这一点。对于那些符合阿斯伯格症诊断的成年人来说，这一修改也会造成问题。他们不仅会失去物质资源和就业保护，而且还会失去对他们进行社会干预的诊断能带来的心理和社会效益。阿斯伯格症病人即使做出不适当或不友好的行为举止，也可能会得到更多的尊重和理解，而没有阿斯伯格症诊断保护的人做出这样的行为举止就可能直接被认为不友好或者被别人做出直接的主观评判。

在批评者看来，《精神疾病诊断与统计手册》也有它的医学缺陷，他们谴责它那无效和不一致的"食谱"症状分类标准("cookbook" symptomatology)、它对正常和病变的任意区分以及它的文化偏见等问题。例如，非裔美国人因为同样的行为更有可能被贴上"精神病病人"的标签，而白种人可能因做出相同的行为而被贴上比较温和的"神经质"标签。[42] 而且，这种情况早在第五版《精神疾病诊断与统计手册》问世前已经存在很久。[43] 该手册还被指控对人类并不一定与疾病有关的经验进行医学化。例如，第四版《精神疾病诊断与统计手册》建议临床医生不要把在过去 2 个月里有亲人死亡的人诊断为患有严重抑郁症，而第五版《精神疾病诊断与统计手册》已经放弃了这条"把丧亲之痛排除在外"(bereavement exclusion)的建议。很多人对把丧亲的悲痛作为一种病变状态来对待提出异议，还有人批评这本手册只反映了一个有影响力的精神病学家封闭圈子的观点，而许多人对这本手册在美国比在国外使用得更加频繁这一事实感到不舒服。

几乎没人关注文化如何深刻地影响精神疾病作为病种被收入《精神

疾病诊断与统计手册》，似乎所有这一切都不足以影响这本手册成为一种工具，它的行文也受制于企业和其他经济利益集团，包括制药公司和美国心理学会——该协会已经搜刮了1亿美元的销售和授权收入。[44]

然而，从这场关于感染引起精神疾病的争论的角度看，《精神疾病诊断与统计手册》的主要缺陷是一个重大的遗漏错误：虽然最近一次修订经过了长达14年的审议，还有大量的文献编制工作要做，但这个修订版本只字未提费里斯·贾布尔（Ferris Jabr）在2013年《科学美国人》（*Scientific American*）上发表的题为"精神障碍的生物基础"（*the biological underpinnings of mental disorders*）的论文。[45]

因此，虽然PANDAS没有被作为一个疾病类别收入第五版《精神疾病诊断与统计手册》[46]，但这并不意味着什么。因此，问题依然是：我们如何确定关于患有PANDAS的证据是否能够上升到证明因果关系？这个问题不仅适用于PANDAS，而且也适用于本书所讨论的感染与精神状态之间的所有假定联系。

探索性证明

19世纪治疗脑梅毒症的医生在病人的大脑中发现了梅毒螺旋体。他们制作了详细的图表来记录这两者之间的高度相关性以及梅毒是否发生在病人发疯之前。这两种疾病的出现说明两者之间有相关性。

然而，大约一个世纪以来，这种相关性与抗生素治疗脑梅毒症的常规疗法之间的关系，证明了脑梅毒症是一种感染性疾病。治疗方法的改变表明医学最终接受了螺旋体和疯病间联系的明确表征，这是一个已被证实的事实，但把这种认识转化为实践的速度之缓慢是一种令人沮丧的熟悉情景。通常，"发现"与接受新的病因和治疗方法之间要间隔很长的时间。

那么，怎么知道我们在什么时候达到了"发现"阶段呢？

尽管感染带来的不适是导致精神疾病的原因之一，但它只是在19世纪得到公认的（认为感染是导致大量躯体疾病的原因的）微生物理论的一个简单延伸。难道我们就不应该用微生物理论创建者制定的标准来进行证明吗？我们能做得到吗？

简而言之，我们根本就没有做。

1883 年，德国细菌学家罗伯特·科赫（Robert Koch）和弗里德里希·洛弗勒（Friedrich Loeffler）提出了证明传染病因果关系的基本标准，他俩提出的标准被称为"科赫法则"或者"科赫假设"。根据科赫假设，只有在某种微生物与某种疾病始终有关联、可以从病人身上分离出这种微生物并且进行培养、将这种微生物接种到生命体应该出现这种疾病的症状的情况下，才能说这种微生物（即疑似病原体）引起了这种疾病。1905年，又追加了一个要求：病原体必须再次从实验感染中分离出来。[47] 但至少有一位杰出的研究者声称，只有前两个假设才是科赫假设，而且只有它们才是重要的。[48]

批评者援引科赫的假设来质疑 PANDAS 和其他由感染引起的精神疾病的致病源。但即使在 19 世纪，科学家们也已经认识到科赫假设的局限性：有些导致疾病的微生物未能满足这些假设条件。有人想到了玛丽·马伦（Mary Mallon），她被称为"伤寒玛丽"（Typhoid Mary），她作为一个无症状的带菌者，是许多携带伤寒菌但没有任何伤寒体征或者症状的人之一，就像有人感染了霍乱也没有症状一样。这种"携带者"的情况在传染性疾病中非常常见，尤其是在小儿麻痹症、单纯疱疹和丙型肝炎等病毒性疾病中，以至于科赫提出的第一个假设无效。脊髓灰质炎只会导致少数感染者瘫痪，但我们知道瘫痪是由病毒引起的，因为接种脊髓灰质炎疫苗能够成功地预防小儿麻痹症。

科赫的第二个假设也是建立在"沙地"上的，因为一些致病微生物，如朊病毒，一种许多人认为是造成克雅（Creutzfeldt-Jakob）氏病的感染性蛋白质，就无法在培养基中生长。

科赫本人也知道，第三个（所谓的）假设存在缺陷：从微生物理论问世起，我们就知道，并非所有接触病原体的生物体都会生病。免疫抵抗力、遗传和一般健康状况变化都有可能导致这种情况的发生。没有感染可能是因为先前接触过病原体或者接种过疫苗获得了免疫力。

此外，遗传免疫力也保护了一些人：例如，拥有泰—萨克斯白痴病（Tay-Sachs）的等位基因对结核病有一定程度的免疫力，而镰状红细胞

(sickle-cell)特性对某些疟疾菌株也有同样的作用。[49] 也许这就是为什么科赫在第三个假设中特地使用了"应该"(should)引起症状，而没有用"必须"(must)。

简而言之，有证据告诉我们，科赫假设对构建因果关系是充分条件，但不是必要条件。

如今，有不少感染源被认为是致病因素，尽管它们并不符合科赫的假设。[50]"我们必须做好准备，想出各种新的、明智的方法来识别病原体，"进化生物学家、《传染病与鼠疫时代的演化》(*The Evolution of Infectious Disease and of Plague Time*)的作者保罗·埃瓦尔德(Paul Ewald)如是说："在某些情况下，我们将不得不放弃科赫假设。"[51]

21世纪的阿罗史密斯

我想知道，流行病学家伊恩·利普金(Ian Lipkin)是怎么想的。就像辛克莱·刘易斯(Sinclair Lewis)在1925年写的小说《阿罗史密斯》(*Arrowsmith*)中勇敢的男主人公马丁·阿罗史密斯(Martin Arrowsmith)博士一样，医学博士伊恩·利普金是一个经验丰富的微生物猎手。他已经确认了数百种病毒，从布朗克斯(Bronx)到北京再到布隆迪，一路追寻病原体，并且认定西尼罗河病毒(West Nile virus)是1999年纽约市神秘脑炎流行的罪魁祸首[52]，并向影片《传染》(*Contagion*)的制作者提供建议。他知道有一两个原因把感染和疾病联系在一起。

伊恩·利普金是哥伦比亚大学免疫与感染中心主任，这个中心的使命宣言是：

"我们致力于建立一个'全球免疫系统'，使科学家和临床医生能够在影响世界各地社区的健康之前先控制住潜在的威胁。"

"实现这一目标的第一步是能够快速识别致病的病原体。"[53]

我来到哥伦比亚大学梅尔曼公共卫生学院(Mailman School of Public Health)找利普金了解他的研究所如何识别病原体。梅尔曼学院距离我以前在哈莱姆(Harlem)区的家只有几个街区。

"回到哈莱姆真好,"我在出示哥伦比亚大学的来访者登记卡时主动向站在玻璃前台和蔼可亲的保安说,但他很快就微笑着纠正我的说话,两眼紧紧地盯着我的登记卡:"这里不是哈莱姆区:是汉密尔顿高地。"我也还他以微笑,但改区名并不能改变我可以从这里扔石头砸到的全是哈莱姆区居民这个事实:哥伦比亚大学的医疗领地就坐落这里。

然而,当我到达利普金的研究所时,我就更加明白警卫为什么要纠正我的话。这个全球免疫系统的中心营造了一种与周围丰富多彩的城市生活完全不同的氛围。

这里的一切都是灰色、米色或者黑色的。当电梯升至17楼时,电梯门平稳地打开,静静地展现出一个宽敞的现代"蜂窝",工作人员坐在一排排相同的工作台前。这里也是中心的接待室。当我走过去时,他们的负责人坐在旋椅上向我这个朝他们走去的陌生人点头示意。立刻,一个穿戴整齐的年轻人走到我面前,礼貌地低声问了我一声,然后领我经过豆荚状灰色工作空间的第一个侧翼。这里没有隔板,每张工作台上都放着一部黑色电话机和一台碳色显示器,工作台前坐着一名工作人员。我应邀在一张符合人体工程学要求的黑色椅子上坐下,我独自坐在玻璃房会议室里,没人管我。在我的眼前,工作人员悄然无声地忙着完成他们的任务:会议室有很好的隔音效果。

会议室里有一台50英寸的黑色显示器,一个骨色球形麦克风从天花板上吊下来;一张可轻松坐下10人的会议桌上只有一个灰色的键盘和几份几页厚的自闭症研究协议书。这张会议桌是用一棵巨杉的光洁的横截面制成——年轮、木结等显而易见,它是会议室里唯一可以看到的明显是有机物的物品,或者看起来像是20世纪设计的。12分钟后,一位身穿深灰色和白色衣服的年轻女子打开会议室门,发出一种轻微的背景活动的嗡嗡声。她说了我的姓名,然后一言不发地领我去伊恩·利普金的办公室。利普金的办公室外面有自己的会议室,她把我送到会议室。我刚坐下,她就离开了我的视线。我听到她跟利普金说:"来见你的,约在10点。"

我被告知有20分钟的谈话时间。几分钟过去后,利普金走出他的办公室。他是一个身材修长、50 岁开外的中等个子男士，看起来要比他的实际年龄年轻 10 岁。他上身穿着一件有点老式的绿色尖领棉质衬衫，下面穿一条整洁、束腰的棕色长裤，脸上架着一副长方形的青铜镶边眼镜，长着一张看上去让人觉得他有点不耐烦的噘嘴。当我们进行眼神交流时，他的脸上露出了一丝愉快的微笑。当他看到我伸手时，马上就收起了微笑，他拒绝与我握手，并对我说：“我从不与人握手，尤其是在冬天。”

“理解，”我说，因为这只是微生物猎手合乎逻辑的行为。他停顿了一下，尴尬地补充道：“这与个人好恶无关。”然后，他坐了下来，呆呆地盯着我看。

时间已经不多了。所以，我直奔主题。“在无法运用科赫假设的情况下，你如何证明因果关系？”

利普金直言不讳地说：“科赫的假设已经过时。”

我指出，期刊文章经常把它们作为标准来引用。

“嗯，科赫的假设听起来没错，不是吗？”他皱起眉头笑了笑，反问道，“但这不是你证明因果关系的方式。证据可分为 3 类——可能性证据、可能成立的证据和确定性证据。”

利普金谈起了确定性。“自从 2002 年我到哥伦比亚大学以来，我们已经发现了 500 多种病毒，”包括西尼罗河病毒——他在 1999 年认定是这种病毒导致了一种北美脑炎。利普金是使用高通量测序发现致病原并且使用标志物聚合酶链反应（MassTag PCR）和新型致病原检测技术(Greenechip)的第一人，这两种多重分析技术已鉴定和描述了他发现的数百种病毒特征。

此外，利普金并不局限于研究病毒，他的致病原帝国还包括原虫和真菌。他在一些疾病患者的身上发现了炎症性神经病变，并且证明可用血浆净化法来治疗这种神经病变。他还指出，婴儿早期接触病毒感染会改变其神经递质的功能，这就意味着感染引发精神分裂症和自闭症的作用。[54]

当他总结他的团队取得的各种各样的成就时，我惊喜地发现，他变成了一个机智、亲切的健谈者，甚至注意使用通俗易懂的语言。例如，为了清晰表达，他故意把“体外实验结果”改成了“实验室结果”。其实，他没有必要这么做，但考虑得很周到。我告诉自己，他最初的急躁可能是因为时间紧迫：即使是 20 分钟，他也很难从自己陶醉的流行病学帝国中抽出身来。

"我认为有许多例子表明，我们无法满足科赫假设，"利普金继续说道。在这种情况下，怎么决定哪些标准足以作为证据呢？利普金说："最初的布拉德福德·希尔（Bradford Hill）标准以及其他多年来我们一直在谈论的标准。"他指的是提出九项证明标准的英国流行病学家奥斯汀·布拉德福德·希尔（Austin Bradford Hill）。希尔提出的九项标准中有相关强度（strength of association，相关性越大，因果关系的概率就越大）、相关的可重复性（consistency of association）和生物梯度（biological gradient，即接触次数越多，结果的发生率就越高）。他还提出了可信合理性（plausibility）标准，要求必须提出能把因和果联系起来的可信机制。

"合理性"和"可信"这两个词语让我的思绪停顿了下来。难道这样的标准不能排除的一个真正的原因仅仅是它不符合我们的思维习惯——也就是说，不符合解释这些疾病的当前模式吗？否定一种"难以置信"的理论——勉强承认麻痹性痴呆是由梅毒螺旋体引起的，就像拒绝接受糙皮病（pellagra）是由营养不良而不是仅限于黑种人的感染性疾病引起的。人人都"知道"，麻痹性痴呆是由心理原因造成的疯病，糙皮病是一种有人种界限的肮脏疾病。所以，即使面对确切的相反证据，有些人在这些理论被证明无效后仍坚持了几十年。换句话说，在某些情况下，合理性标准不就是一种坚持教条的诱惑吗？

另一个布拉德福德·希尔标准——暂时性（temporality）标准——似乎更有问题："暂时性"意味着结果必须与公认的原因合拍。精神疾病的感染性传播往往要持续很长时间，从而有可能模糊其因果关系。麻痹性痴呆要在病人感染梅毒螺旋体 30 年后才会出现，流感可在间隔 20 年后引发精神分裂症，而狂犬病病人则在被感染后几周甚至几天内就会发病，从而便于我们理解狂犬病与动物咬伤之间的关系，也使得我们更容易把狂犬病与感染联系在一起。然而，从感染狂犬病毒到出现症状有时也会有几个月的间隔期，其间也是很难诊断狂犬病的。

科赫的理论也充满了局限性。"科赫假设要求我们对动物模型接种某种病原体来复制疾病，"利普金说，"但有些病原体是不能在实验室培养的。有些感染性疾病的病原体试剂没有动物模型，因为我们必须找到病毒的受体，"他解释说，"或者，我们必须能够培养这种细菌：所有这些事情都是很难做到的。[55]这就是我们要使用所谓的疾病可能性证据、可能成立的证据和确定性证据。"

"可能性证据"意味着已经在因果之间找到了某种联系。"可能成立的证据"包含一些像病原体在目标组织中的位置、病原体或抗体的高水平以及生物学意义上的合理性这样的因素。利普金补充说，创建你正在研究疾病的动物模型的能力是建立因果关系的关键。他反问道："你遇到过类似情况吗？你能想出一种用合适的动物模型来解释疾病的方法吗？"

利普金总结说："我们暂时可能无法得到'确定性'证据，这就意味着：①满足科赫假设；②证明接种疫苗可以降低某种疾病的发病率或者完全消除这种疾病，或者我们有一种特定的药物可以改善病情，减少病原体或抗体在病人体内的存在。"就如脊髓灰质炎疫苗大幅度降低了脊髓灰质炎的发病率，研究人员在证明接种预防某种病毒性疾病的疫苗可以降低这种疾病的发病率的同时也证明了这种疾病的病毒性病因。

"我们可以用3种方法来证明某种病毒性疾病，"利普金继续说道，"我们用疫苗来预防它；用药物来治疗它；或者通过科赫假设来发现病毒、培养病毒，然后用它来复制疾病。但在分子标记时代，科赫假设证明法是一种过时的证明方法。"

科学界习惯性思维的产物

20年前，我在哈佛公共卫生学院做访问学者。作为波士顿朗伍德（Longwood）医疗中心的一名特邀作家，我在那里学到了很多关于免疫学、毒理学、精神疾病流行病学和医学写作的知识。不过，在课堂和阶梯教室之外，当我观察医学研究人员和医生的社会动态详情时，获得了课堂以外的有趣的、重要的教育元素。我了解到，我所看到的杰出科学家和富有奉献精神的医生对于不合逻辑的东西并不总有免疫力，有时也会屈从于一些我们其他人屈服的偏见。

　　我还明白了"当你有一把锤子，在你的眼里一切都像钉子"。无论你选择的工具能够完全控制遗传过程还是与弗洛伊德的理论保持着一种百科全书式的亲密关系，即使在它暴露出局限性以后仍有可能成为你的偏爱，甚至是你看待医疗问题的默认方法。

　　例如，虽然遗传学从未能充分解释精神分裂症的病因，但精神分裂症仍被认为主要是"遗传性疾病"。正如上一章所讨论的那样，在同卵双胞胎中，仅30％～40％的得病相似性就证明了这一点。然而，许多人坚持运用纯粹的遗传学理论，以至于这种理论已经成为解释疾病发病率和差异的主导生理学模式，它的地位直到最近才被本书第二章所介绍的表观遗传学（epigenetics）所削弱。我记得，过去一直把这种疾病归因于家庭动力学认定的"有毒"因素，直到精神分裂症源于母亲和父亲缺位的理论出现后才失去可信度。

　　科学家们养成了一种范式思维（paradigmatic thought）的习惯，专注于遗传因素、心理创伤和大脑损伤。虽然这些因素都与精神分裂症有关，但没有一种能够全面解释这种疾病流行的原因。这种思维定式导致像大脑化学反应甚至感染这样的身体原因成了不那么"可信"的候选因素。

　　在《科学革命结构》（*The Structure of Scientific Revolutions*）中，托马斯·库恩（Thomas Kuhn）阐述了引入会导致主流范式转变的新知识是如何引发人们对新思想的抵制甚至敌视。这些障碍并不总是科学上的，因为科学的外衣常常掩盖着政治影响、社会偏见甚至小小的嫉妒，所有这些都阻碍了我们对躯体和精神疾病的理解。

　　当然，我们担心的是，科学有时由于非科学的原因而遭到压制——通常是因为它在政治上不合时宜，或者违背了教条或者主流信仰体系的信条。

　　当我在斯威多的办公桌上看到一篇关于PANDAS的期刊文章（凡是有"有争议"的地方都被画上了黑圈）时就想起了库恩的告诫。当我问她这件事时，她表示很清楚这个词的语义学意思。她扬起眉头，质疑一些批评者的修辞策略："他们称PANDAS仍'有争议'，但这只是因为某些人在不了解PANDAS的情况下，有时无视证据对它的元素提出质疑。"这种行为不光明正大，"有争议"本身就让人联想到……边缘性或者科学性值得怀疑，但没有提出任何具体的批评意见。这样做毫无道理。

我曾听说，"有争议"这个标签更多地被用于有关 PANDAS 感染性质的非正式讨论和辩论，而不是同行评议的期刊文章中。不过，这个标签也被用于更容易发表文章的出版物或者网站，如维基百科，那里的外行读者和病人很可能是第一次接触到有关 PANDAS 的知识，有关介绍可能因为加载了"有争议"而受到影响。"有争议"的意思就是不值得信任，就像使用动词"Claim"（声称）表示一项陈述有可能不可信一样。

2005 年，罗格斯大学（Rutgers University）乔安娜·肯普纳（Joanna Kempner）的研究团队就"科学受到压制"的问题采访了 41 名研究人员。他们发现，这种知识被边缘化和忽视的方式具有"自我强加效应，反映了研究人员在研究内容、研究方式、数据解释和结果传播等方面受到的社会、政治和文化压力。令我们感到惊讶的是，受访者感受到我们所说的'非正式约束'的影响最大。"换句话说，那些冒险闯入知识领域禁区的科学家经常受到不公开反对他们观点的同行叫他们远离这些话题的警告。这些人不会援引科学标准来反对，但有时甚至会卑鄙到进行人身攻击："他疯了"……"他没有很好地思考这方面的问题"以及"这个问题还有争议"是我在询问学者对有争议的新理论——从精神疾病中的肠道神经系统作用到斯蒂芬·杰伊·古尔德（Stephen Jay Gold）在《人的误判》（*The Mismeasure of Man*）中剖析的有缺陷的智力遗传理论史——的看法时所听到的评论意见。这样的摒弃对理论本身和理论作为一个可接受的研究领域的地位都没有任何意义。

遭禁的知识通过非正式的传播，会把某些科学领域划为"禁区"。肯普纳写道，"有时，研究人员的研究触犯了某条潜规则，直到被立法机构、新闻机构、活动分子、编辑或同行认定为有问题以后才知道自己触及了遭禁的知识。"[56] 科学家们常会选择放弃遭禁的话题或者理论。

当研究人员认为感染是精神疾病的另一成因时，我们就能明白，那些我们长期以来归因于遗传、饮食和行为的疾病，无论是躯体疾病还是精神疾病，实际上都是感染性疾病。接受新观点艰难而又缓慢，有时并不是遭遇了科学障碍，而是社会障碍的阻碍。

难以接受的证据

请读者想一想，直到1994年，医生还在告诉病人，他们之所以患胃溃疡，是因为无法控制压力水平和自己的饮食——特别是爱喝咖啡和吃辛辣食物。除了少数像20世纪五六十年代就用抗生素治疗胃溃疡的希腊医生约翰·利库迪斯(John Lykoudis)这样的独行者以外，医生通常都用控制胃酸的方法治疗胃溃疡——不仅会让病人服用减少胃酸的甲氰咪胍(Tagamet，商品名泰胃美)，而且还会要求病人饮食清淡、多喝牛奶。牛奶和清淡饮食只能起到部分作用，于是就辅之以对降低消化性溃疡(PUD)发病率没有多大作用的生物反馈治疗(biofeedback)甚至心理咨询。

1982年，澳大利亚医生罗宾·沃伦(Robin Warren)和巴里·马歇尔(Barry Marshall)证明，90％的胃和十二指肠溃疡以及包括胃癌在内的其他胃病，是由一种生活在我们的胃和肠道内的常见细菌——幽门螺杆菌——引发的。

请等一下！既然早在1982年就已经发现幽门螺杆菌是导致大多数胃和十二指肠溃疡的罪魁祸首，那么，为什么医生在1994年以前一直持续让病人服泰胃美片和喝牛奶来治疗？据医学文献记载，为什么早在1958年希腊米索隆吉(Missolonghi)的约翰·利库迪斯医生就已经用抗生素来治疗胃和十二指肠溃疡呢？

为了找到这些问题的答案，我浏览了"PubMed"网站，仔细搜寻了胃肠学杂志，追踪调查胃和十二指肠溃疡治疗的历史。我了解到，在马歇尔和沃伦取得突破之前的一个世纪里，不同的临床医生至少在15个不同的场合"发现"了引起胃和十二指肠溃疡的感染性病因。

110多年前，波兰教授瓦莱雷·亚沃尔斯基(Walery Jaworski)描述了他在克拉科夫(Cracow)加格罗林大学(Jagiellonian University)的溃疡病病人的胃内发现的"螺旋状微生物"；19世纪，意大利解剖学家朱利奥·比佐诺(Giulio BizzoZero)第一个描述了这些在胃里制造麻烦的"螺旋状"细菌；19世纪60年代，伊朗外科医生埃马米—阿哈里(Emami-Ahari)在他的德黑兰私人诊所发现了溃疡病人受细菌感染的证据，并且也采用抗生素治愈了这些病人。以上只是其中的几个例子。这些医生虽然没有微生物学的专门工具和知识来确定幽门螺杆菌是肠胃溃疡的罪魁祸首，但都观察到了肠道病原体和肠胃溃疡之间的联系。不知为何，这时我想到了歌德，他曾写道："一切都被认为已经过去，但问题是要重新想想过去的事情。"

不管怎样，利库迪斯（Lykoudis）采取了更进一步的治疗方法，他用两种喹诺酮类（quinolone）、具有抗生素性能的芳香族化合物——其中有一种是用来治疗疟疾的奎宁（quinine）——以及链霉素还有口服维生素 A 一起组合成一种安全、有效的抗生素"鸡尾酒"。1958 年，利库迪斯即便不是按照医生完全明智的传统，也是按照医生的英雄主义传统，在自己身上进行了试验，并且治愈了自己的肠胃溃疡。[58] 他把自己的专利药取名为"Elgaco"（埃尔加科）[59]，也就是用希腊语"elkos"（溃疡）、"gastritis"（胃炎）和"colitis"（结肠炎）3 个词的前两个字母组成药名。据他报告，他共治愈了 30 000 例病人。但随着消息的迅速传开，新病人纷至沓来，雅典医学会（Athens Medical Association）随即做出了反应，谴责利库迪斯是个药贩子，并对他处以 4 000 德拉克马（drachma）的罚款。希腊政府迅速效仿，又是指控又是罚款，理由就是他使用的埃尔加科没有经过适当的测试。[60]

政府指控我是正确的，利库迪斯反驳称，但仅仅是因为制药公司断然拒绝对他那'有争议'的治疗方法进行研究，他才这样做的。利库迪斯既没有接受过专业培训，也缺乏专门知识，因此无法识别引起溃疡的生物体，而由其他受过专门培训的人来测试就能帮助他收集无懈可击的感染病例。然而，他找过的大学或公司没有一家愿意这样做。[61] 他觉得自己受到了医疗自律机构和政府的不公平的排挤和迫害。是这样吗？现在看来，很可能就是这样。波兰生物学家、科学史学家和诗人贾宾·布朗诺夫斯基（Jacob Bronowski）曾经说过："任何科学都难免要受到政治和权力腐败的影响。"利库迪斯和他那未被接受的治疗方法可能是布朗诺夫斯基笔下的原型。1966 年，《美国医学会会刊》拒绝发表希腊医生题为"胃和十二指肠溃疡"（*Ulcer of the Stomach and Duodenum*），概述感染与肠胃溃疡关系的论文。除了自费出的一本小册子外，利库迪斯没有找到一个愿意出版有关这个主题著述的出版商。这样，世界各地的医生就能确保自己坚持使用卡马西平(Tagamet)和牛奶的治疗方法。[62]

一个世纪以来拒不接受甚至拒绝讨论和测试细菌导致溃疡的作用，使得细菌与溃疡之间的关系成了"遭禁的知识"。问题的关键并不在于持异议者是正确的，而传统的行医者是错误的；许多科学创新者谴责医学上的不宽容造成了他们的默默无闻，但事实证明是错误的。有些人只是被误导了，还有一些人则是彻头彻尾的庸医和骗子，他们把自己比作伽利略(Galileo)和塞梅韦斯(Semmelweis)，谴责医疗监管机构的敌意。其实，他们是想把容易受骗上当的病人的付费与自己的钱包"连线"。

真正的问题是医疗自律机构谴责利库迪斯的依据。对利库迪斯理论的否定应该建立在科学、数据、证据和逻辑的基础上。相反，如果对变革的抵制基于人格、偏见、学术势利、政治因素，或者是为了无视觉得不舒服的理论而加以封杀，那么，问题就变成了利库迪斯在伤心地辩解时提出的问题："为什么拒绝检测我的治疗方案呢？"

没有科学出版物或严格的检测，肠胃溃疡感染理论就被载入了被遗忘的禁忌知识的史册。利库迪斯在笔记簿上详细记录了他在1980年去世前的职业挫折，而就在他去世后的第二年，沃伦和马歇尔验证了他一生的工作成就。

沃伦和马歇尔之所以能够证明肠胃溃疡与幽门螺杆菌感染之间的关系，是因为他俩可以使用利库迪斯闻所未闻所的仪器，包括20世纪70年代末开发出来的操作方便的光纤内镜。这种内镜提供了一种安全的检查方法，也就是可以直接检查病人的胃、从胃内收集黏膜活标本，从而做出更加准确的诊断。现代营养培养基和培养技术也使得沃伦和马歇尔能够按照科赫及其科学后代的要求利用培养基培养出这种细菌。

1985年，沃伦和马歇尔成功地发表了他们满足科赫假设的研究发现——是幽门螺杆菌，而不是压力和香料，导致肠胃溃疡。但根据美国疾病预防控制中心(CDC)的说法，幽门螺杆菌假说又一次没能改变医生的行为，大多数医生都知道幽门螺杆菌与肠胃溃疡之间的关系，但有一半的基层保健医生没有对溃疡患者进行幽门螺杆菌检查。[64] 他们不但忽略了这一点，而且仍采用胃酸抑制剂等治疗方法，而这些疗法对根除幽门螺杆菌这个导致肠胃溃疡的根本原因毫无效果。虽然沃伦和马歇尔拥有更好的设备仪器和出版渠道，但他们仍得遭遇与利库迪斯同样的职业命运：遭遇别人故意对他们的冷漠和贬低。

"我们大家都知道细菌不能在胃酸的环境中生存，"马歇尔在解释他们的发现遭到普遍抵制时告诉《悉尼先驱晨报》（Sydney Morning Herald）："他们曾在医学院接受过这样的教育。"[65] 最终，不但需要更多的科学证据，而且还需要表演技巧，才能引起医学界的注意。利库迪斯私下进行同样的自我试验，默里（Murray）为了"当众表演"，脱掉了实验室的外套，还放下了平时的庄重。

为了证明他的主张，默里在 1984 年喝了一烧杯人工培养的幽门螺杆菌溶液。[66] 几天后，他就感到恶心，并且开始呕吐。胃镜检查表明，他的胃里出现了幽门螺杆菌和胃炎症状，默里能用抗生素来灭杀幽门螺杆菌和治疗胃炎。他的症状在两周内逐渐消退，这至少是第 15 次表明，微生物会导致胃病，抗生素能治愈这种胃病。

1985 年，他俩取得成功以后，在一家广受欢迎的澳大利亚医学杂志上发表了自己的研究结果。1994 年，《澳大利亚医学会会刊》（Australian Medical Journal）发表了美国国家卫生研究院的"共识"意见，认为大多数十二指肠溃疡和胃溃疡是由幽门螺杆菌引起的，抗生素疗法是现在推荐的治疗方法。[67] 事实证明，牛奶和甲氰咪胍之所以能够取得有限的治疗效果，仅仅是因为它们能降低胃的酸度，使胃环境发生足够的变化，从而抑制幽门螺杆菌的感染。

1997 年，美国疾病预防控制中心为了宣传肠胃溃疡是一种可以治愈的感染性疾病而发起了一场公共卫生运动；2005 年，马歇尔和巴里（Barry）的研究成果获得了终极认可——被授予诺贝尔医学或生理学奖，因为他们"发现了幽门螺杆菌及其对胃炎和消化道溃疡疾病的作用"。今天，我们都知道，肠胃溃疡由幽门螺杆菌引起，而幽门螺杆菌则由受污染的食物、地下水和人类唾液（通过接吻）传播。[68]

这种对微生物性疾病的错误描述在历史上屡见不鲜。[69] 例如，19 世纪，佛罗伦萨的意大利医生多梅尼科·安东尼奥·里戈尼—斯特恩（Domenico Antonio Rigoni-Stern）注意到，已婚妇女和妓女都会患宫颈癌[70]，但修女能够幸免。他的结论是：宫颈癌是由穿紧身内衣引起的。[71]

在维多利亚时代末期，妇科医生把宫颈癌与早期频繁地和多个伴侣的性接触以及糟糕的男性卫生联系在一起。19 世纪中期，美国亚拉巴马州（Alabama）的妇科医生詹姆斯·马里恩·西姆斯（James Marion Sims）竟然宣称，放荡导致来医院治疗的 60％ 的黑种人妇女患上了宫颈癌这样的病。心脏病专家丹尼尔·黑尔·威廉姆斯（Daniel Hale Williams）对他的证据提出了疑问，更确切地说，怀疑他缺乏证据。他想知道，在无法提供任何记录的情况下，西姆斯是如何确定这一点的；而且，在那个时候，黑种人女性很少被允许进白种人医院治病。[72] 尽管如此，西姆斯的观点还是被广泛采纳。到了 20 世纪 70 年代，宫颈癌已被归因于当时的性"恶魔"疱疹感染。直到 20 世纪 80 年代，哈拉尔德·楚尔·豪森（Harald zur Hausen）才最终发现人类乳头瘤病毒（human papilloma virus，HPV）16 和 18 型常与宫颈癌相伴，并推断 70％ 的宫颈癌病例是由 HPV 引起的。[73]

直到那时才研制出一种预防宫颈癌的疫苗。这种疫苗起到了预防作用，从而证明 HPV 引发宫颈癌。楚尔·豪森（Zur Hausen）也因此获得 2008 年诺贝尔医学或生理学奖。对 HPV 来说，癌症只是 HRA 的一种传播策略。因为性传播十分低效，除非是最活跃和滥交的性从业者，所以，如果 HPV 菌株不能触发被它们感染的人体细胞持续不加控制地分裂——癌症的定义——允许 HPV 和它们一起分裂和增殖，那么病毒几乎没有机会传播到另一个宿主身上。这样，病毒就能持续逃避免疫系统的监视。癌症就这样成为 HPV 达到目的一种手段，而人类宿主的健康再次成为它们造成附带损害的受害者。

另一个例子是，关于心脏病的病因，更是被说得神乎其神。包括心理决定论在内的一些心脏病病因说，其实就是一种指责病人的微妙方式，就像"A 型性格"的人的敌对倾向和攻击行为被广泛地认为是导致心脏病的主要原因。我们现在知道，像肺炎衣原体（C. pneumonia）这样的感染性疾病的病原体是造成心脏病的罪魁祸首。斯坦利·普鲁斯纳（Stanley Prusiner）关于感染性蛋白质引起疯牛病及其人类变异病种克雅氏病（Creutzfeldt-Jakob disease，CJD）的理论遭到了敌意抵制，他本人也遭到了人身攻击。他在因为发现这种感染性蛋白质而获得诺贝尔奖前的几十年里，一直被斥责为自我推销的贩子。

抵制讨论和检验微生物引发肠胃溃疡、心脏病和宫颈癌的作用，结果把微生物与这些疾病之间的关系变成了一种"禁忌"。问题不是相关的理论是否正确，而是为什么对这些理论的批评不正规、欠科学，或者为什么忽视这些理论，从而导致这些理论惨遭遗忘。那么，科学界为什么要把某些理论视为禁忌，禁止对它们进行客观的讨论和检验？

当然，在我们改变曾经"被认为"由"非感染性"原因造成的疾病到感染传播疾病的想法之前，必须找到令人信服的证据。但是，找到令人信服的证据并不总能万事大吉，因为，即使找到证据，往往也不受重视。

即便是已经得到证实的理论和事实，有时也会由于社会、政治和科学的原因而成为禁忌对象。这种被作为禁忌对象的知识由于许多原因而不可接受——可能对其他科学家的理论或者研究成果提出质疑，也可能破坏已经建立的等级制度或者根深蒂固的关于疾病的思维模式。

有时，新的模式暴露出治疗不合逻辑、没有效果，而且总是无助于增强科学家的自我意识，他们的职业依靠认同已确立的疾病治疗模式。尽管科学界有自己的正式规则和方针，但习惯于寻根溯源的研究人员会发现，被调查者列举的大多是非正式或者自我强化的约束，反映了科学家在研究什么、如何研究、如何解释数据和如何传播成果等方面受到的社会、政治和文化压力。

发现图雷特氏症和厌食症的病因是链球菌性咽喉炎，这远非是感染—精神疾病谱系上最离奇的模式转变。就如我们在下一章里要解释的那样，我们人体"第二大脑"——存在于我们的肠道——中的微生物也会导致精神障碍，如抑郁症和自闭症。

第四章

肠道的感知功能：腹部的大脑

　　　　　　我们遇到了敌人，他们就是我们自己。

　　　　　　——波哥连载漫画《地球日》（*Earth Day*，1971）

　　乔伦·瑞斯（Jeroen Raes）大步走上讲台，荷兰人都长得很高，而且也都从容不迫。他穿着一件朴素的深色毛衣，但就像穿着阿玛尼西服那样自信，他瞥了一眼第一张幻灯片的头顶投影，然后把目光投向听众，但又不凝视听众：他不在乎眼神交流。

　　"所以，你觉得自己是人，"他开口说道。

　　瑞斯在布鲁塞尔发表了"TED"［TED 是英语"technology"（技术）、"entertainment"（娱乐）和"design"（设计）3 个词首字母的缩写，是美国的一家私有非营利机构。该机构以它组织的"TED"大会著称。这个会议的宗旨是"传播一切值得传播的创意"。——译者注］演讲，讲述了他作为位于佛兰德（Flanders）的比利时生物技术研究所（Vlaams Instituut voor Biotechnologe，VIB）的主任所做的工作，他向我们抛出了一系列令人眼花缭乱的数字："全世界有 70 亿人口，"他宣称，"寄居在我们人体内的微生物细胞的数量是人类细胞的 10 倍。"我的注意力开始转移，因为我以前听说过这些数字。但有一个例外。

　　"我们知道地球上有多少微生物吗？5 nonillion（有不计其数的意思。——译者注）。"

　　那么，5 nonillion 是多少呢？即在 5 后面加 30 个零。换句话说，生活在我们这个星球上的微生物相当于宇宙中恒星数——乘以 500 万——那么多。

　　保罗·德克鲁夫（Paul de Kruif）在他的《微生物猎手》（*Microbe Hunters*）一书中也未给出这个数据。能给出这个数据，当然是好事。即便那些情绪高涨的 20 世纪的坚定分子，一旦知道与他们作对的部队的规模，也会对消灭这些目标病原体感到绝望。相反，对于人——全体人类——，他们相信自己的统治力，甚至因为自己的统治力而傲慢自大，德克鲁夫把他们描绘成征服微生物世界的英雄，他在这本书中运用了大量的军事隐喻，就像在其他同类书——他的《饥饿斗士》（*Hunger Fighters*）和韩津瑟（Han Zinsser）的《老鼠、虱子和历史》（*Rats，Lice and History*）——中。像乔治·C. 威廉姆斯（George C. Williams）这样的进化论者的作品也有类似的好战风格。他写道："自然选择虽然愚蠢，但却是一部讲述永无止境的军备竞赛、屠杀和苦难的历史。"[1]

把进化竞赛描述为人类和微生物之间的殊死战争已经成为陈词滥调，并且还体现在我们对疾病的概念化和谈论方式上。人类为消灭致病菌和战胜疾病而坚持不懈。微生物虽然"多才多艺"，但通常喜欢打游击战争，通过秘密入侵、削弱或接管宿主的免疫部队，消耗宿主的实力、血液、体液和资源，然后把宿主杀死。在"焦土战略"指导下的"军备竞赛"中，病人与癌症"作战"，药物"抑制"感染，而微生物则试图通过采取更加严厉的措施来消灭它们的敌人。在这个耐抗生素的微生物大行其道的时代，我们人类也针锋相对，不断采取更加严厉的手段来消灭敌人。某种细菌已经变得耐药？就改用一种能杀死更多种类细菌的广谱抗生素——这种广谱抗生素在细菌对它产生抗药性以后也会变得毫无用处。虽然有研究表明，肥皂和水能在不产生耐药菌株的情况下更加有效地防止细菌入侵，但我们仍在办公室、洗手间甚至自己的手提包里放抗菌洗手液和灭菌剂来保护环境和我们自己。

在我们习惯性地把敌对生物之间的竞争描述为残忍的生死决斗以后，这种直截了当和短视的防御方法听起来比这些方法本身更加理性、更加必不可少。

在威廉姆斯 1960 年出版的《适应与自然选择》（*Adaptation and Natural Selection*）一书的影响下，理查德·道金斯（Richard Dawkins）出版了 1976 年年度最畅销的图书《自私的基因》（*The Selfish Gene*），他把这种冲突直接引入了遗传学领域。他在书中指出，正是我们这个物种的基因，而不是我们自己，指挥并获益于以把我们的基因遗传给下一代为唯一目的的生存战争中；我们显然只是一起搭顺风车的。

道金斯的以基因为中心的进化论把许多明显利他的例子重新定义为为争取绝对优势而进行残酷的厮杀。当猴子和它的同伴们分享它自己本身很少的食物时；当一个女人冒着生命危险把她被困的表弟从失火的大楼里解救出来，或者一个男同性恋者赡养和抚育他的侄女时，这样的利他行为似乎并不会改善利他者的命运。但是，道金斯辩称，这是基因在寻求永生，因此，两个个体在基因上的亲缘关系越亲近，无私的行为就越合乎逻辑。基因的适应能力——也就是基因能否成功遗传给下一代——是基因是否进化成功的真正衡量标准，这样才能拯救亲属的生命，养活你或你的孩子选择配偶的大家族，并确保与你们有血缘关系的孩子都能促进你们的基因的进化适应能力，因此也是你们基因组的合理的生存策略。

尽管这些论点很复杂，但道金斯却延续了军人世界观（military weltanschauung），因为他把这种基因与人类和微生物之间的进化战争赋予了同样的拟人化的自私性。

人体内的微生物

人类的进化生存取决于某种除了让我们的基因安全延续到未来而杀死竞争对手以外的其他因素，如果这种世界观是错误的，那该怎么办呢？虽然病原体引发了凶险的疾病，但我们对它们的近视使得我们在什么也没有的地方看到了凶险的外来侵略者，当我们未来的健康需要更加微妙的解决方法时，这鼓励我们去消灭生物体，我们这么做行吗？

如果像本章开篇引用的波哥的名言所述，敌人并不完全在外部，那该怎么办呢？

因为我们的身体大部分由微生物构成，这就是瑞斯想表达的意思，他暗示，我们并非完全是人类。他援引的数据提供了证据。

100 万亿的病毒、真菌、古生菌（archaea）和原虫——但大多是细菌——把我们的肠道作为它们的家园，而我们肠道里的"客人"（或客虫）的数量远远超过了我们人类"自己"的细胞：它们的比例是 10∶1。许许多多的微生物附着在我们的皮肤、眼睛、生殖器表面，并且在我们口腔的表面定居，不同基因型的细菌寄居在我们身体的不同部位。微生物科学家称它为"共生微生物群"（commensal microbiome）。其实，这是一个使用不当的词组，因为这个形容词描述的是一种生物在不影响另一种生物的情况下受益的关系。我们很快就会发现，我们与我们的"伴侣"在许多方面相互影响，有时甚至还会彼此产生巨大的影响。

葡萄球菌定居在我们皮肤的表明，大肠杆菌喜欢寄生在结肠中，而乳酸杆菌则覆盖在阴道表面。[2] 这只是寄生人体表面的细菌：上万种不同种类的生物体密集地定居在我们弯曲、内凹的消化道，我们的消化道从口腔经过胃到肛门延绵 9 英尺。正如我们的基因组成了我们的基因组一样，这些微生物构成了我们体内的微生物群。但与数量恒定的基因不同，我们的微生物群在类型和数量上不断变化。它的构成因人体部位不同而不同，经常也因在地球区域的不同而不同。它改变了我们人类个体的生活方式，并且与它的宿主的基因还有关系。而且，我们的心理健康也随我们体内的微生物群的变化而变化。

"我们一半的大便并不是食物残渣，而是微生物的生物量，"人类微生物组研究项目（Human Microbiome Project）主任利塔·普鲁克特（Lita Proctor）博士告诉《纽约时报》（New York Times）说。我们的体量要比我们的微生物"食客"大很多——它们只贡献了 5～6 磅的体重[2]，但就像失业的房客，我们永远也赶不走它们。

我们丰富的体内生命世界不应该使我们感到惊讶。从数量上看，微生物主宰着我们生活的世界：每茶匙海水含有 500 万株细菌和 5 000 万株病毒[3]，而病毒是海洋中数量最多的"活体"，它们通过感染包括细菌在内的其他生物而变成了按数量计的"地球生命世界的老大"。

然而，人体微生物群的规模和总量对我们精神健康的影响不及人体微生物群在保持我们健康（或者让我们生病）和引导人体免疫系统发育方面的惊人力量那么重要。在我们肠道微生物"雨林"的体壁上嵌入了一个比我们大脑大上千倍的神经元网络。这个由神经细胞组成的神经网络被称为肠神经系统（enteric nervous system，ENS），它的重量是我们大脑的 2 倍，并且部署了与大脑沟通的神经递质。

肠神经系统不仅影响我们的躯体，而且还影响我们的精神。它首先总体影响免疫系统的发育，其中 80% 的免疫细胞驻留在我们的肠道内。[4] 人体肠神经系统通过引导人体的免疫系统来决定人体对微生物行为如何做出反应以及人体免疫系统和微生物之间的相互作用如何影响我们躯体和精神健康。但是，有关人类研究的证据表明，人体肠神经系统还直接促成了包括抑郁症、自闭症在内的一些特定精神障碍，也可能引发慢性疲劳综合征。这就解释了为什么对迷走神经做电刺激是一种治疗抑郁症方法的原因。[5]"由于职业的缘故，我一直持怀疑态度，"加州大学洛杉矶分校（University of California，Los Angeles）的医学和精神病学教授艾默兰·梅耶尔（Emeran Mayer）博士告诉美国国家公共广播电台（NPR）的记者说，"但我确信，我们的肠道微生物会影响我们大脑的活动。"[6]

语义形塑概念能帮助我们排除语言障碍，便于我们了解人体肠道微生物和肠神经系统如何引导我们人体免疫系统的形成。科学热衷于使用战争隐喻，扭曲了我们的思想，限制了我们表达正在发生的事情的能力，因为使用"战争凸轮"导致我们看不到互惠关系、共生关系和微生物带来的许多益处。尚武的语言导致我们患上了一种看不到人类与某些细菌之间亲密关系的短视症。

我们体内的微生物群并不像"攻击""战斗"和"征服"性微生物这样的传统用语所假想的那样，直接攻击我们人体的免疫系统和大脑，而是微妙地形塑和引导我们的免疫反应，从而决定我们的健康和行为。就如笔者很快就要解释的那样，虽然我们的大脑很大，也很复杂，但我们的单细胞"乘客"有一种从内部操纵我们、令我们不安的能力。虽然它们在从内部操纵我们时会使我们感到不适，但也可能是一件好事。

"乘客"并不是一个非常正确的术语。我们体内的大部分细菌补体已经与我们一起生活和进化了8亿多年[7]，有些已经与我们的人体紧密地融合在一起，以至于它们实际上已经变成了我们人体的一个组成部分。

例如，每个人类细胞都含有被称为"线粒体"（mitochondrion）的极其重要的细胞器。它们把食物加工成富含能量的三磷酸腺苷（adenosine triphosphate，ATP）分子，它们的高能键提供90％我们人体所需的能量。线粒体是一种内共生体［endosymbiont，这个词源自希腊语中的"内部"（within）、"一起"（together）和"活的"（living）］，一种生活在另一生物体细胞内或体内的生物体。

广为接受的内共生理论认为，在很久以前，这些线粒体是独立生存的细菌，它们发现永久性迁入其他生物体符合它们的进化利益。当它们成为我们人体不可或缺的一部分时，我们也从这些高能量三磷酸腺苷键中受益。有很多证据表明，线粒体是细菌的起源：线粒体和细菌一样，通过分裂来繁殖，它们甚至还保留了自己的 37 个基因，这些基因由环状单链 DNA 组成，这对于独立生存的细菌是很典型的，但我们现在将它们的这些基因算作人类基因。人类有 13 种以上的疾病是由这些线粒体基因引起的，包括通过母亲遗传的糖尿病和耳聋，[8] 但消除线粒体不是一种选择，因为没有它们，我们就无法生存。

人类作为"宿主"和微生物作为宿客之间还有许多其他类型的关系，它们通常被广泛地描述为共生（symbiosis）或偏利共生（commensalism）关系，是指宿主或宿客至少有一种生物体能从中受益的关系。在互利共生（mutualism）的关系中，宿主和宿客两种生物体都能受益。

人体是其他内共生体的家园：我们需要肠胃细菌刺激我们的免疫系统发育，消化摄入的纤维食物，并且释放像异硫氰酸酯这样的营养物质。这种营养物质可以预防癌症，并且是从我们摄入的西兰花中提取出来的。我们人体内的微生物可以遏制外部致病菌（如导致食物中毒的摄入细菌）的入侵。我们需要那些能够制造维生素 H、维生素 K[9] 和维生素 D[10] 等维生素的常驻微生物，我们甚至可能还需要幽门螺杆菌。这种细菌虽然可以引起肠胃溃疡和胃癌，但有时似乎可以防止肥胖。细菌也为代谢药物所必需，有些药物——如治疗心脏病的地高辛（digoxin）——能有多少剂量进入服药者的血液，这取决于他们体内微生物群中有哪种细菌。[11]

难怪微生物学家们习惯把我们体内的微生物群称为我们的"朋友"。乔伦·瑞斯在比利时生物技术研究所[12] 从事的研究包括在小鼠身上进行的实验。这些实验表明，小鼠的焦虑行为和探索行为是如何由宿居在它们体内的菌群决定的。哈佛医学院（Harvard Medical School）炎症性肠病研究中心（Center for the Study of Inflammatory Bowel Disease）的医学博士拉姆齐·约瑟夫·泽维尔（Ramnik Joseph Xavier）也同意这种观点。泽维尔指出，我们依靠微生物制造叶酸，叶酸对我们的健康至关重要，而且还为预防先天性缺陷所必需。他还告诫说，不要依赖益生菌补充剂来制造叶酸，因为这些补充剂的微生物含量太少，而且也不利于肠道精心选择的内部平衡："细菌和它们的朋友在一起时就能存活下来，并且活得更好。"

瑞斯和他的研究团队通过使用 20 世纪微生物猎手所不知的技术来推

测他们所用的数据。他们用自动测序仪从我们体内的"雨林"微生物中提取 DNA，以确定有多少种微生物常驻健康或病变的消化道，然后评估这些微生物的基因所起的作用。因为，除了线粒体以外，微生物还有很多其他基因。欧盟的一个财团在对 124 人的基因组进行了评估以后发现，人体内的微生物有 330 万种不同的基因，使人类基因组中仅有的 2.5 万种基因相形见绌。[13]

那么，在我们携带比智人基因多出数百万的细菌基因的情况下，我们在说"我们的"基因组时是指什么呢？在我们谈论"自私"基因的医学命运时，我们能把"我们的"微生物种群和那些与我们如此紧密、如此长久地一起进化，不可或缺的微生物种群区分开来吗？

游走神经

我们人类的生命是由这种与数万亿"小虫"的友好关系决定的，但是，我们在胎盘这件有选择、可渗透的"太空服"（spacesuit）里就开始了无菌、无害的微生物生活。[有人对胎盘的无菌性提出了质疑，但 2014 年《纽约时报》刊登的一篇文章夸大了这种说法，称"这一发现（指新生儿可能从胎盘中获取大量消化道细菌）推翻了认为胎盘无菌的传统观点"。[14] 这种"推翻说"是一种不成熟的说法：许多微生物学家认为，胎盘的小细菌群是在分娩过程中通过阴道时获得的。[15]]

但我们大家都同意，在胎儿发育的早期，神经嵴，一种由多能干细胞组成的短命组织结构，可以分化成包括皮肤、肌肉、心脏和脂肪组织等在内的非常不同的组织结构。神经系统的两极也源自神经嵴：由大脑和脊髓[16]构成的中枢神经系统（CNS）以及包括肠神经系统在内的外周神经系统。这两个神经系统都包含神经元、神经递质和信使蛋白，其回路复杂得惊人，但它们的发育和功能是不同的，而肠神经系统会迁移到肠道内。正如我们将要看到的那样，中枢神经系统是由微生物释放神经递质的常见靶点，与精神疾病有关。

随着它们的发育，这两个神经系统通过迷走神经，即第 V 对脑神经的左、右两部分进行交流，迷走神经的长路径从中脑蜿蜒穿过颈部和胸部，然后在腹膜腔中结束。迷走神经就是根据它的穿越路径得名的：拉丁语迷走神经是"vagus"，这个词的原义就是"漫无目的地游走"。

经过 9 个月的发育，强大的子宫肌肉推动胎儿穿过母亲的产道。在母亲的产道里，胎儿获得了母亲体内附着在阴道、粪便和皮肤上的微生物，最终"糊里糊涂"地来到了将决定其医学命运的微生物生活的世界上。胚胎从皮肤和血管形成到免疫系统发育的所有一切都是在微生物的作用下完成的。[17]

随着一些微生物的繁殖和另一些微生物的死亡，肠道就成了一个进化博弈的"棋盘"，帮助免疫系统的发育，帮助与环境的接触——包括接触母亲选择的饮食。母乳喂养的婴儿会有一个与众不同的微生物世界，也就是说，母乳喂养婴儿的微生物世界要比奶瓶喂养婴儿的微生物世界丰富得多，而且微生物种类也多。母乳喂养的孩子受益于母亲的免疫防御，而吃配方奶粉长大的孩子错失了母亲胃里的乳酸杆菌，从而丧失了借用母亲免疫力的机会。

在生命的头几个月和几年里接触抗生素会造成挥之不去的后果。在老鼠体内，就像在人体内，抗生素会杀死一些微生物，而使得另一些微生物茁壮成长，这样就会改变体内微生物群的性质。如果抗生素的附带伤害杀死的是"邪恶"的细菌，譬如说导致 90％肠胃溃疡的幽门螺杆菌，那么，老鼠会变得肥胖。如果抗生素杀死另一组细菌，婴儿就更有可能患上过敏症或者哮喘。[18]

我们的肠道微生物群系（enteric microbiome）——肠道和人体其他部位不同的细菌、病毒和真菌种群——由于复杂的相互关系，也会不断突变，科学家们仍在不断探索。同时，连接中枢神经系统和肠神经系统的多用途迷走神经能够指挥执行许多不同的功能，如心率、出汗、说话、呼吸和咳嗽。甚至控制内耳：这就是为什么有些人在耳朵被挠痒时会咳嗽的原因。辛勤工作的迷走神经还控制着消化功能，如肠蠕动，即肠子引导食物沿着肠道前行的无意识运动。

英国生理学家威廉·M. 贝利斯（William M. Bayliss）和欧内斯特·H. 斯塔林（Ernest H. Starling）正是通过肠蠕动率先阐明了肠神经系统如何独立于大脑工作的问题。1899 年，这两位大学学院的学者描述了荷尔蒙如何在肠道内受到调节。他俩发现，对狗的腹腔内加压会引发"蠕动反射"（peristaltic reflex）——收缩，然后就会出现促使食物通过肠胃的推进波。无论是对于人还是对于狗来说，肠蠕动都为消化所必需。那么，肠蠕动是由肠神经系统控制还是由大脑通过腹部神经来支配呢？为了找到这个问题的答案，贝利斯和斯塔林采取快刀斩乱麻的方式，大胆地切断了连接大脑和肠神经系统的全部神经。结果，肠蠕动还在继续，这就表明肠神经系统独立于大脑支配肠蠕动。

但是，科学家们并没有把肠神经系统放在与大脑同等的地位，而只是把肠神经系统归入"副交感神经系统"（parasympathetic nervous system），因为大脑研究的重点是神经递质如何支配情绪和行为。直到当时的医学博士、现在的哥伦比亚大学长老会医学中心（Columbia Presbyterian Medical Center）解剖学和细胞生物学主任迈克尔·格森（Michael Gershon）在 1967 年进行肠神经系统研究时才发现，肠神经系统和大脑中都存在神经递质血清素。

在奥尔德斯·赫胥黎（Aldous Huxley）的《美好的新世界》（*Brave New World*）中，毒品"酥麻"（Soma）能提供宿存性满足感和欣快感。这种瞬间乌托邦似乎是不切实际的空想，而且在道德上也会受到质疑，但如果真有"幸福丸"（happiness pill），那么，它就是血清素。神经学家认为，血清素能提高情绪，并且对于情绪健康和平衡至关重要。血清素除了能增强幸福感外，还能减轻消化系统的负担。人体 90% 的血清素来自肠神经系统，而不是大脑。那么，血清素的惯常靶标是什么呢？是中枢神经系统。神经递质多巴胺、谷氨酸、去甲肾上腺素和一氧化氮也被肠道所利用，90% 的迷走神经纤维将信息从肠道传递到大脑，而不是相反。[19] 肠神经系统研究的先驱、《第二大脑》（*The Second Brain*）一书的作者格森（Gershon）继他的这一发现以后，又对肠神经系统如何利用感染源产生情绪障碍和精神疾病的作用进行了创新性研究。由于被称为"选择性血清素再摄取抑制剂"（selective serotonin reuptake inhibitors，SSRIs）的抗抑郁药物能提高血清素水平，难怪旨在引起大脑化学物质变化的药物常会产生引发胃肠道问题的不良反应。肠易激综合征——困扰着 200 多万美国人——在一定程度上也是由体内血清素过多引起的，可能被认为是第二大脑受到了损伤。

微生物通过激活肠道内分泌系统影响大脑，肠道内分泌系统产生神经递质以及被称为"神经肽"的相关信号分子。这些化学物质与人的社会行为、学习、记忆、疼痛缓解、奖励和食物摄入等有关。

肠道感知功能

医学研究人员必须构建反映人类疾病或行为的动物模型，当研究由于太难操作或者道德的原因而不能在人身上做试验时动物可被作为试验对象。相关法律和伦理要求在对人类进行类似研究之前必须先进行动物研究。建立疾病的动物模型是很有挑战性的，但模仿人类的情绪和行为是一个更大的挑战。例如，我们如何在老鼠身上复制焦虑、恐慌或绝望？

就算我们能花钱买到情绪，但小鼠在喂养和出售时已经带有遗传来的性格（如高焦虑或低焦虑性格）。

或者，我们可以让小鼠去游泳。持续性焦虑和抑郁通常采用一种称为"行为绝望测试"（behavioral despair test）或者"波索尔强迫游泳测试"（Porsolt forced swimming test）的"强制游泳"测试（forced-swimming test）来模拟和测量。

任何一个想要征服内心深处恐惧的游泳新手，都可以欣赏这种典型的鼠患焦虑和抑郁测试模型。把一只老鼠放在一个放满水、老鼠无法逃走的透明游泳室里，15 分钟以后把老鼠捞上来。隔 24 小时，再让老鼠接受一次 5 分钟的游泳测试。老鼠待在游泳室里不动的时间叫作"悬浮时间"（immobility time），这种时间作为一种测量绝望的尺度被认可。

这种模型看起来并不完美。有人认为，把"绝望"的概念用于老鼠身上，是一种令人不安的拟人化手法，而另一些人则质疑，"悬浮时间"可能并不意味着老鼠失望，而是老鼠在明白无法逃跑后试图保存体力。但不管怎样，服用抗抑郁药的老鼠游的时间较长，比对照组更有耐力，科学家（和抗抑郁药制造商）已经选择把这种药作为缓解抑郁和绝望的一种手段。所以，免疫学家也希望了解偏利共生的微生物如何调节宿主的焦虑、学习、记忆和食欲等复杂行为。

　　这些微生物还直接产生影响大脑功能的神经活性分子，并已被用于治疗小鼠的自闭症症状。研究人员饲养了一些体内没有微生物组的老鼠，然后把他们想研究的任何生物体的菌落接种到这些"无菌"老鼠身上。在科学家给这种"无菌"老鼠注射鼠李糖乳酸杆菌（Lactobacillus rhamnosus）以后，它们在游泳测试中表现出较少的抑郁行为，但前提是迷走神经完好无损。老鼠在迷走神经（也就是连接肠神经系统与大脑的神经）被切断后就无法缓释肠道里的鼠李糖乳酸杆菌，因此科学家们得出结论：鼠李糖乳酸杆菌通过激活迷走神经帮助控制抑郁和抑郁行为。另一些细菌能产生天然的抗焦虑剂，如安定的内源性形式——苯二氮䓬。马丁·J.布拉泽（Martin J. Blaser）在他的著作《微生物缺失》（Missing Microbes）中指出，肝癌病人在临死前往往会昏迷不醒，但如果给他们服用一种能阻止这种天然安定作用的药物，他们就会醒来。这是因为健康的肝脏可以分解天然苯二氮䓬并阻止它影响情绪和意识，但丧失功能的肝脏就没有这种阻止功能，而苯二氮䓬则能直接进入病人的大脑，并使病人失去意识。[20]

　　还有一种细菌被证明对小鼠型多发性硬化症有保护作用。加州理工学院（Caltech）神经学家把脆弱拟杆菌（Bacteroides fragilis）注入小鼠体内。这些小鼠对多发性硬化症有更强的抵抗力，但只有在一种调节性 T 细胞——CD25——活跃的情况下才能增强它们的抵抗力。如果 CD25 的作用被阻断，脆弱拟杆菌就无法抵御多发性硬化症（MS）。

　　但从我们的目的看，最奇怪的结果出现在把脆弱拟杆菌注射到所谓的"自闭症老鼠"的体内以后。

疾病和不信任的萌发

　　1994 年，我的侄子约瑟夫 5 岁了，他是一个很帅的小男孩，热情、礼貌，但容易分心，而且还不会开口说话。我的弟弟埃里克和他的妻子从约瑟夫 2 岁开始就一直在寻找他不会说话的原因：带他去医院测试听力和智力，但就是查不出他不开口说话的原因。3 年过去了，埃里克和他的妻子听到的还是那句老话："哦，等他长大了可能就会说话了。"

　　我侄子的情况几乎没有什么好转。于是，我的弟弟开始四处寻找专家，还因网络咨询花了不少钱，但我侄子的情况很快就恶化了。我的弟弟和他的妻子常被那些所谓的专家问及他们的家庭环境。要不是我的弟弟的话，他们的问话方式会惹恼我的。我的弟弟必须强忍医生们的冷漠——他要忍受他受到的某种程度上的责备，似乎极不公平——，继续苦苦寻找我侄子的问题的答案。

　　1996年，我们了解到自闭症才是我侄子的问题所在。于是，我们全家全力应对这个打击。这种疾病的特点是病人有不典型的交流和语言发展障碍，避免目光接触，以及不同于常人的感官体验——这也解释了乔对某些食物和质地的衣服的极度厌恶。除此之外，这种疾病变化很大。我们了解到很多有关自闭症的知识，因此为乔的未来担心。不过，我的弟弟仍不弃不离，并且看到了问题的光明一面。"现在，他的病已经确诊，可以接受治疗、特殊教育和服务。现在，我知道怎样照料我的儿子。"

　　现在，我的弟弟离异后已经再婚，约瑟夫主要由他照顾。约瑟夫也20多岁了，已经成长为一个友善、快乐、勤奋的高中毕业生。

　　1911年前后，瑞士精神病学家尤金·布洛尔（Eugen Bleuler）发明"自闭症的"（autistic）一词来形容自闭症患儿所表现出来的所谓"病态的自我欣赏"（morbid self-admiration）。后来，自闭症被认为是一种精神分裂症。[22]"autism"（自闭症）一词来源于拉丁语"autismus"，反映了自闭症病人内向型聚焦的特点。1980年，"自闭症"被作为一种精神分裂症首次收入《精神疾病诊断与统计手册》，但到了2013年就被归入自闭症自己的疾病类别，被称为"自闭症谱系障碍"（autism spectrum disorder，ASD），包括阿斯伯格症（Asperger's）等疾病。自闭症患儿在过去往往会逃离社会生活，但今天医学界已经认识到采取正确的支持组合的力量能为受此病影响的儿童提高生活质量。但是，自闭症的发病率以一种令人不安的方式快速增长，当我们在争论"我们是否处在一个自闭症流行期；如果是的话，为什么？"的时候，这种疾病已经占据了重要位置。根据美国疾病预防控制中心的数据，每68个美国儿童中就有一人被诊断患有自闭症谱系障碍。2012年以来，这一比例激增了30%[23]，现在比20世纪40年代增加了 20 倍。自闭症病例迅速增加的情况并不局限于美国：挪威现在每千名儿童就有 6 个自闭症患儿，比 20 世纪 80 年代增加了 10 倍。[24] 诊断率的提高很容易被归因于更加广泛的认识和更好的诊断工具，再加上确诊有子女患自闭症能为像我弟弟那样的父母提供医疗、教育和经济支持等激励措施。但不管怎样，自闭症病例的剧增为 21 世纪的医疗焦虑提供了案例研究的机会。谈到自闭症的研究状况，也许伦敦帝国学院（Imperial College London）的杰里米·尼科尔森（Jeremy Nicholson）教授说得最好："关于自闭症，我们了解很多，但并不深入。"但是，国外和美国的病例不断增加，让我们产生了紧迫感。

这种疾病似乎引发了没完没了的争论，先是从"虽然有财政拨款，但它到底是不是一种疾病"这个问题开始。流行病学家菲利普·阿尔卡梅斯（Philip Alcabes）在他那本具有启示意义的书《恐惧：担忧和幻想如何助长从黑死病到禽流感的流行》（*Dread：How Fear and Fantasy Have Fueled Epidemics from the Black Death to Avian Flu*）中，从对现代性的担忧出发对自闭症进行了认真观察，并且发现关于自闭症是不是由免疫引起的争论声掩盖了我们可能根本不是在应对一种疾病，而是一种令人不安但正常的人类类型。

人类异常值（human outlier）"制造"疾病，也是有先例的。哲学家伊恩·哈金在他早期论文"造人"（*Making Up People*）[25] 中表示："按阶层对人进行统计分析是一种基本动力。我们不断尝试推行药物治疗"。在另一篇论文"人类的循环效应"（*The Looping Effects of Human Kinds*）[26] 中，他又写道："我们采用只有在工业官僚政治下才能使用的方式对人进行分类。"

某些类型的人以前并不存在，直到社会"创造"了他们。行为反常的青少年、多重性格障碍患者——他们都不是生活在前工业化社会中的人群，至少不像任何可接受的群体一样。自 19 世纪以来，为应对现代化带来的压力，人类倾向于精细分工，这迫使我们对人进行分类，部分原因为帮助他们适应这一切。

我们不能确定自闭症是否真正有它的疾病标签。但阿德菲大学（Adelphi University）公共卫生项目主任阿尔卡贝斯（Alcabes）通过直接而又实际的观察发现了一个难以辩驳的现象：人们对自闭症原因的辩论的注意力转向询问有自闭症症状的人是否真正患病上。"问题是，"他写道，"关于病因的争论使得自闭症看起来并不那么像一种广谱的标准精神—情绪状态，而更像是一种疾病。关于这种流行病的性质和起源的对话有助于创造这种流行病。"[27]

然而，在 2015 年的一个电子邮件中，阿尔卡贝斯补充说，他在写《恐惧》（*Dread*）时也"不能确定：越来越多的孩子变得性格古怪并且无法同时完成多种任务，难道他们身上真的发生了什么生物学意义上的变化，或者这种流行病真的只是一种感知障碍……"笔者写这一章的目的是想寻求一种比较温和、去病理化地看待自闭症的方式……笔者现在更加确信的是，自闭症孩子身上的某些东西确实发生了生物学意义上的变化。

如果某些自闭症病例是由微生物感染引起的，就应该确认自闭症的"疾病"地位。那么，自闭症到底有没有微生物性病因呢？或许有吧。

我在上文提到过，脆弱拟杆菌在一定条件下能保护老鼠不患多发性硬化症。这种细菌还能解决老鼠"自闭症"的核心症状——沟通缺陷。正如本书第二章所揭示的那样，母亲在怀孕期间严重被病毒感染，孩子就更有可能患自闭症。加州理工学院的医学博士保罗·帕特森（Paul Patterson）采用一种"病毒模拟"（viral mimic）实验制造出了患有自闭症的小鼠。这种模拟实验能在小鼠的母亲体内引发一种免疫反应，就像在真实的病毒感染中发生的那样，这些母鼠的后代表现出与自闭症有关的基本行为。

然而，在把脆弱拟杆菌注入这些老鼠的肠道后，这种微生物产生的神经活性分子被认为有利于宿主采取社会行为，而这些老鼠的社会互动行为也确实有所增加。[28] 那么，这些有益菌是如何从宿主肠道进入宿主中枢神经系统从而改变宿主行为的呢？有研究人员在他们 2013 年发表在《细胞》（*Cell*）杂志上的论文[29] 中解释说，"自闭症"老鼠的肠道比正常老鼠的肠道容易渗透——"渗漏"（leaky）——从而允许神经活性分子通过肠道进入血液。神经活性分子一旦进入血液，就能随血液循环进入大脑，从而导致"患鼠"行为变化。

自闭症的临床表现变异很大，可能是由很多原因造成的。但"肠漏"（leaky gut）不仅仅是自闭症的一个特征，有时也可能是导致自闭症的原因。迈克尔·格尔森(Michael Gershon)发现，大脑中参与突触(神经递质进行交流在神经元之间占据的极小空间)形成的基因也参与肠神经系统突触的形成。"如果这些基因由于主人患自闭症受到影响，"他说，"这可以解释为什么这么多自闭症患儿有胃肠蠕动异常"，而且还能解释患儿血液中血清素水平升高。[30]

知道影响我们思维、感知、行为的肠道和免疫系统之间的这种相互作用并不完全令人惊讶：我们的语言表明我们早就感觉到了这一点。在我学医的大学和其他许多学校，学生们总是兴高采烈地相互推荐简单、直观的课程，并把这种课程称为"肠道课程"(gut courses)。"肠道课程"意思就是我们只要稍花一点工夫，也就是凭借我们内在的(visceral，有"内脏"的释义。——译者注)智慧，不用太刻苦学习就能通过。俄亥俄州国家级教练、医生、大学教授约翰·威尔斯(John Wilce)在 1915 年前后创造了"intestinal fortitude"这个词组。意思就是勇气、意志力、胆量、耐力和决心等。[31] 在面对对抗、严峻考验或者恐惧、当众发言时，谁没有经历过食欲不振、胃痉挛或"心理紧张"的折磨？本能告诉我们，知识、恐惧和勇气来自本能(gut)。但直到最近，明确这一点是有困难的，因为大多数肠道微生物不能在实验室培养和研究。

我们早就知道，压力和恐惧会产生胃肠道火气。但在 1933 年，神经病理学家阿曼多·费拉罗(Armando Ferraro)和临床精神病学家约瑟夫·E. 基尔曼(Joseph E. Kilman)在《精神病学季刊》(*Psychiatric Quarterly*)上撰文断言"存在基本病因就是胃肠道中出现中毒状况这样的精神障碍病例"时就彻底改变了自闭症的因果关系。[32]

据这两位纽约精神病学研究所的专家推测，有些精神疾病是由肠道通透性差异或变异造成的，从而导致潜在的有害化学物质的渗漏。有时，这些化学物质会产生可怕的协同作用，然后进入中枢神经系统。在相对较低的水平上，它们在中枢神经系统内的毒性要比在肠道内的毒性大得多。一旦进入中枢神经系统，它们就会造成严重的破坏。研究人员称这种效应为自体中毒类效应(effect autointoxication genera)。[33]

费拉罗(Ferraro)和基尔曼(Kilman)取得了很多研究成果：炎症性细胞因子水平上升，微生物产生的神经递质增多或者减少，就会导致炎症性细胞因子水平以惊人的速度上升或者下降，所有这些都可能导致抑郁或焦虑情绪。肠道内的微生物群通常会试图通过释放细胞因子来抵消神经递质的激增，而细胞因子则会通过"肠漏"来推波助澜，从而使情况变得更加糟糕。

细胞因子水平能够改变我们的行为，而细胞因子水平因为太低而无法用常规工具检测，从而难以识别应承担责任的微生物。[34]

自闭症的肠漏起因

在正常情况下，消化系统的管道和袋囊由一堵不透水的细胞壁保护墙包围，细胞壁保护腹部免受胃酸的侵蚀，同时也保护中枢神经系统的神经元免受肠道微生物及其精神活性产物的侵害。但是，在某种身体状况或者其他事件导致这堵细胞壁保护墙受到损伤或者保护作用减弱的情况下，包括病原体在内的危险物质就有可能透过细胞壁这堵保护墙渗漏进入血液。这种渗漏可能是由 HIV 感染或酗酒等不详因素造成的，也可能是炎症性肠病（inflammatory bowel disease，IBD）或自身免疫性疾病造成的。在接受放疗、压力过大、过分疲劳或者严重的食物过敏等时，这种情况可能随之而来。经常使用看似无害的药物，如非处方止痛药和抗生素，也会损害肠壁，导致肠漏。更重要的是，也可能出现反向因果关系，因为肠道渗漏也会导致炎症性肠病和自身免疫性疾病。有人认为，非典型"迟发性"自闭症可能是由"肠漏"综合征引起的。他们认为，像抑郁症和自闭症这样的精神疾病有时是由微生物、精神活性分子以及由内脏释放并转移到大脑的有毒物质引起的。2013 年 5 月出版的《斯堪的纳维亚精神病学学报》（*Acta Psychiatrica Scandinavica*）发表了一项研究抑郁症病人的成果：35％的受试者的血样检验显示有肠漏迹象。[35] 目前这种病例正采用谷氨酰胺、N－乙酰半胱氨酸和锌——都被认为有消炎作用——这种综合疗法效果很好，现实中很少有病例得到这样的诊治。在这项研究之后，这个诊断起了引领作用，但我们还不能确定这种疾病的因果关系。

在自闭症恐惧肆虐的背景下，研究其他疾病的专家已经对疫苗接种的科学和伦理问题进行了大量的讨论，尤拉·比斯（Eula Biss）在 2014 年出版的《论免疫：接种》（On Immunity：An Inoculation）一书中进行了最新的讨论。我必须放弃对这个问题更多的讨论，因为它几乎完全超出了我们这本关注精神疾病感染触发因素的书的讨论范畴。

伦敦帝国学院的杰里米·尼科尔森（Jeremy Nicholson）几乎完全是一个例外。2010 年 6 月，他对人体微生物群在自闭症中的作用进行了人类研究。他对 39 名自闭症患儿的肠道"森林"进行了调查，结果发现与他们的 28 名非自闭症兄弟姐妹和一个由 34 名与自闭症无关的儿童组成的对照组不同，自闭症患儿的肠道细菌发生了变化[36]，从而证明自闭症在某些情况下可能是由这种变化引起的。

自闭症的症状通常出现在婴儿期或幼儿期，但这些症状并不总是很快被发现，而是要一直等到后来才被诊断，我侄子的情况就是如此。2010 年的一项研究[37]显示，一组 6 个月大的孩子在凝视面孔、分享微笑和发声方面表现出了相似的行为，但等到这些孩子长到 1 岁时，那些患自闭症的孩子基本上已经失去了这些行为。

另一些家长报告说，他们的自闭症孩子开始好像发育正常。直到后来，大约在孩子 3 岁时，自闭症的症状突然出现。所谓"倒退型"自闭症患儿的父母经常报告说，他们的孩子在服用抗生素后出现自闭症症状，然后是持续腹泻。

"倒退型"自闭症理论的支持者们认为，抗生素选择性地杀死了一些微生物。随着患儿肠道微生物群的变化，患儿肠道就会被产生毒素的细菌占据，而这些毒素会损伤神经元，导致自闭症的症状。

这些制造麻烦的细菌外膜上有一层脂多糖（lipopolysaccharides，Lps），脂多糖是一种含有抗原并在动物身上引起强烈免疫反应的分子的拗口名称。这些脂多糖产生的内毒素，是细菌通常在细胞壁内保留的毒素。[38]

被内毒素覆盖的细菌已经进化到可以熟练地隐藏，也就是说，它们通过采用狡猾的伪装逃避人体免疫系统的检测和破坏。这些细菌在自己的表面呈现出一种其部分化学成分类似于人类细胞分子的内毒素，从而隐藏它们的真实身份，并且使人体免疫系统误以为脂多糖是人体"自我"

无威胁的一部分。这种策略被称为分子拟态(molecular mimicry)。当被脂多糖包裹的细菌开始释放毒素时，受到影响的神经元就会损伤甚至死亡，而这时就会出现自闭症的症状，这就是自闭症来源的理论。

找到一种对被脂多糖包裹的细菌的反应类似于人类的动物模型，似乎就是检验这一理论的合乎逻辑的下一个步骤。但是，啮齿类动物为研究内毒素的影响建立了不可靠的模型，因为人类对内毒素的反应要比啮齿类动物敏感很多。每千克体重摄入一微克——即百万分之一克——就会让人休克，但老鼠能忍受上千倍于这个剂量的内毒素而不会产生不良影响。

令人高兴的是，对人类的相关研究已经被用来检验这个理论。有研究者在"倒退型"自闭症患儿的粪便中发现了比健康儿童数量多得多的梭状芽胞杆菌(Clostridium)；当用不同剂量的抗生素灭杀肠道中其他菌种时，肠道中的梭状芽胞杆菌的数量会增加；与对照组相比，患儿肠道内梭状芽胞杆菌的多样性也要高出许多。[39]

有许多臭名昭著的梭状芽胞杆菌毒株，从在服用抗生素以后会引起腹泻有时甚至结肠炎的艰难梭状芽孢杆菌或艰难梭菌(C. difficile)，到会导致致命的食物中毒但已被作为化妆品使用的肉毒杆菌(C. botulinum)，再到会导致同样致命的破伤风的破伤风杆菌(C. tetani)；而气荚膜梭状芽胞杆菌(C. perfringens)会引发气性坏疽。所有5种危害人类的梭状芽胞杆菌的共同之处在于，它们产生了各种攻击神经元的毒素，因此既会引发精神疾病，又可导致死亡。

在另一项针对"倒退型"自闭症患儿服用抗生素和慢性腹泻的研究中，10名患儿接受了口服抗生素万古霉素(vancomycin)的治疗。[40] 如果这种治疗方法能杀死梭状芽胞杆菌，并使自闭症症状消失，那么，患儿的痊愈就可以作为梭状芽胞杆菌与自闭症相关的证据。在患儿服用万古霉素之前和之后，对受试患儿的技能和行为进行了多方面的评估，包括请一名临床心理学家(不知哪些儿童接受过治疗)观看反映这些儿童技能和行为的录像。

结果显示，接受治疗的10名儿童中有8名在服用了万古霉素后技能和行为有所改善。虽然治疗效果并没有持续很久，但这为创新治疗方式指明了方向。

　　值得注意的是，这项研究并没有表明服用抗生素会导致自闭症症状，而只是表明自闭症症状与肠道变化有关。父母认为抗生素引发自闭症症状的看法可能是回忆偏倚的结果，或者是因为父母可能在无意中夸大了使用抗生素导致的状况和自闭症症状的接近程度。

　　并不是人人都认为有倒退型自闭症存在。有人坚持认为，这些儿童并不是发育正常的儿童，而是在他们的自闭症症状出现之前没有注意到他们的缺陷和发育标志缺失。

　　即使未来规模更大的研究能够证实人体内微生物群的变化可能与某些类型的自闭症有因果关系，但这也不是反对使用抗生素治疗的理由，而抗生素治疗在儿童时期往往必不可少，而且可以挽救生命。在接收这种治疗之前，因患自闭症而死亡和丧失行为能力的病例远远超过迟发性自闭症的病例。但不管怎样，正如本书第七章要讨论的那样，不超剂量使用更加特效的抗生素以免改变体内极其复杂的微生物群，是另一个要讨论的问题。

亦友亦敌的微生物

　　在 90％的胃和十二指肠溃疡和胃癌患者的下消化道中都能发现幽门螺杆菌。幽门螺杆菌一旦逃出下消化道就会对人体造成更大的损伤。根据《心身医学》（*Psychosomatic Medicine*）杂志的一份报告，从消化道游走出来的幽门螺杆菌还会导致阿尔茨海默病（Alzheimer's disease）这种认知障碍行疾病。这篇论文的合著者哲学博士和公共卫生硕士梅·贝杜恩（May Baydoun）写道，在认知测试中，感染幽门螺杆菌的病人比未感染幽门螺杆菌的人表现要差很多。她的实验室研究发现，幽门螺杆菌从肠道进入大脑，细菌会与阿尔茨海默病特有的淀粉样蛋白结合在一起，并与这种疾病有关的斑块聚集在一起。据美国国家老龄化研究所（National Institute on Aging）的科学家拜敦（Baydoun）估计，40 岁以下的成年人约有20％感染了幽门螺杆菌，而 60 岁以上的成年人则有一半感染了幽门螺杆菌。[41]

更加糟糕的是，这种细菌的影响可能并不仅局限于老年人的大脑：在一项研究中，感染这种会引起溃疡的细菌的儿童在智商测试中表现较差，这就表明幽门螺杆菌感染与认知障碍之间存在着更加广泛的联系。使用抗生素可以杀死幽门螺杆菌，从而可能降低老年痴呆症的发病率或者严重程度，但这是一个需要仔细思考的举动，因为这种病原体也具有有益的作用。这种细菌的减少与发达国家的肥胖和糖尿病的流行相吻合。约瑟·巴萨加尼亚—里埃拉（Josep Bassaganya-Riera）进行了幽门螺杆菌研究，他把这种饱受诟病的导致肠胃溃疡、胃癌和认知损伤的致病菌作为对抗肥胖的细菌护甲。他在他的弗吉尼亚理工大学肠道病原体免疫建模中心（Virginia Tech's Center for Modeling Immunity to Enteric Pathogens）的实验室说，"我们首次证明了幽门螺杆菌占据胃腔对防止白鼠模型肥胖和患糖尿病产生了有益的作用"。

人体微生物群的其他成员也会对我们的情绪和心理健康产生积极的影响。例如，乳酸菌似乎有使人平静的作用。健康的志愿者在喝了乳酸菌和长双歧杆菌混合液以后表现出较低水平的焦虑和抑郁，而学生在接受高压力测试以后的粪便比他们在压力较小时的粪便含有较少的乳酸菌。这些发现表明，压力和乳酸菌之间存在一种反向关系。当然，这还需要更加充分的研究来证明。

含有乳酸菌和其他"益生菌"的制剂通常被吹捧为能提升从情绪到消化的所有有益健康的因素，并且被作为健康补充剂出售，但像医学博士和理学博士拉姆尼克·泽维尔（Ramnik Xavier）这样的科学家建议要谨慎对待这种补充剂。泽维尔警告说，一些商业宣传还没有得到证实；微生物在从它们的伴生生物中分离出来，或者被那些没有肠道渗漏的人服用时可能没有好处。

其他研究人员也对益生菌进行了认真的研究，旨在明确如果益生菌真有利于肠神经系统发挥其功能，而不是商家在借助益生菌以取得消费者的轻信，那么是哪些种类的益生菌有这种功效。2007 年，他们在《欧洲临床营养学杂志》（the European Journal of Clinical Nutrition）上发表了他们初步的研究报告。这份报告显示，食用某种益生菌，能通过乳酸菌和双歧杆菌的精神影响作用，改善食用者的认知能力和精神面貌。

在一篇字迹秀美、内容诱人的研究笔记中，他们提到了为什么蜂蜜如此润肠的问题：在蜂蜜中也能找到肠道微生物产生的犬尿喹啉酸（kynurenic acid），这种物质很容易被肠道吸收，并且具有通过抑制兴奋性氨基酸受体的活性驱散焦虑的抗焦虑作用。有些蔬菜也含有犬尿喹啉酸，但蔬菜的块茎和绿叶没有一杯芬芳沁人的绿茶那么诱人。[43]

了解自己：人体微生物群研究项目

我们人体由细菌基因组成，它们的数量要比我们自己的基因多一个数量级[44]，而我们人体内的细菌细胞比我们人类细胞多 10 倍。在开始我们完成人类的生命之后，我们的 90％ 很快就变成了微生物。那么，在不了解自己体内微生物的情况下，我们能够保证自己（包括精神健康在内）健康吗？

2007 年，美国联邦政府试图帮助我们的微生物学家揭开人体微生物群落复杂性之谜，承诺为人体微生物组项目（Human Microbiome Project，HMP）拨款 1.15 亿美元。这个研究项目按计划将在 2015 年结束。[46] 同时进行的人类基因组研究项目（Human Genome Project）有 80 个机构、200 名科学家正在对从差不多 250 个健康人群受试者提取的细菌的遗传物质进行排序，以揭示我们人体微生物"自身"与健康之间的关系，并且寻求能使我们评估重要发现的完善工具。其实，还有许多类似的研究项目，但这项由美国联邦政府资助的人体微生物组项目是规模最大、经费最多、目的最明确的人体微生物组研究项目。

这个项目第一阶段的研究已经在 2012 年结束。第一阶段研究的目的是揭示寄居在人体鼻腔、口腔、胃肠道和泌尿生殖道内以及皮肤上的微生物生命的多样性和遗传特性。这个项目目前阶段的工作是在不同人群中收集能详细反映体内微生物组生物学特性以及微生物相关疾病的信息。[47]

基因组技术提供了直接从样本中获取 DNA 并对其进行测序的工具。例如，人体微生物组研究项目通过使用 16S rRNA（一种作为细菌标记的基因）来搜寻 DNA，间接地对这些细菌进行分类。多亏了这些研究，我们现在知道在我们 3 岁生日的时候，环境因素和人体发育的微妙平衡已经形成了我们各自独特的微生物特性。我们每个人的微生物群都是独一无二的，而且彼此大相径庭。因此，两个健康人可以拥有完全不同的微生物群。尽管我们人体不同部位都有不同的微生物种群，但现在科学家只要了解某人肠道内的微生物构成，就能知道他口腔内的微生物种群。有些专家表示他们可以确定某人是不是母乳喂养，甚至声称他们可以根据某人的微生物"指纹"推测他可能接受的教育水平，这听起来……像是比较乐观。但不管怎样，科学家们还是希望所有这些都能在"量身定制"疗法中发挥作用。[48]

虽然在我们的一生中，身上和体内的微生物群为应对"形塑"它们（自己身上和体内的微生物群）的相同压力——饮食、心理压力、药物、年龄和遗传因素——会持续发生一定的变化，但对于那些能读懂微生物群的人来说，微生物群就像血型，是一个可识别生物标志。

我们人体的结肠中主要寄居着 3 种细菌：厚壁菌（firmicutes）、拟杆菌（bacteroidetes）和变形菌（proteobacteria，数量相对较少）。真菌、原虫和病毒是我们人体结肠中微生物的少数群体。[49]人体肠道的不同微生物生态系统大多属于这 3 种构成不同"肠道类型"（enterotype）的细菌但又以其中的一种——厚壁菌、拟杆菌或变形菌——为主的不同组合，而肠道类型在疾病易感性方面起着关键的作用。

瑞斯（Jeroen Raes）把这些不同的肠道类型比作不同种类的森林，如热带森林、温带森林和竹林。它们都是森林，但它们的特点就是由不同的菌种生活在一起，而且这些菌种作为一个整体发挥作用。瑞斯还指出，肠道环境就是我们吃的食物，高脂肪饮食者和那些吃更多蛋白质的人或者那些主要吃碳水化合物的人有不同的肠道微生物群。他说，这很重要，因为越来越多的疾病与肠道菌群紊乱有关——慢性腹泻、肥胖、肠易激综合征，正如我们已经在前文看到的那样，"就连自闭症都与肠道菌群紊乱有关"。

瑞斯认为，这种关系是因果关系，而不仅仅是一种相关关系。"坏"肠道菌群实际上会引起疾病。"如果我们把胖老鼠的菌群接种到一只无菌老鼠身上，那么，那只无菌老鼠会变得肥胖……我们正朝着通过终身检测粪便中的人体肠道菌群来诊断疾病的方向发展。"

此外，肠道菌群的生活环境决定肠道类型的变化，而微生物的遗传特征有助于解释为什么有些人容易感染某些疾病，而另一些人则对这些疾病具有免疫力，以及为什么个体对各种药物和食物的反应不同。[50]

"不知你有没有注意到吃过多的海鲜寿司会造成可怕的饮食后果?"拉姆尼克·泽维尔(Ramnik Xavier)解释说："日本人靠吃海鲜为生，结果进化出了一种名为'Zobellia galactanivorans'的海洋藻类细菌的基因。这种基因使得日本人能够消化大量美国人无法消化的海鲜寿司，因为北美人不吃海鲜寿司，身上也没有这种藻类细菌基因。"

肥胖与硬壁菌

说到食物，对啮齿动物和人类的研究向我们展示了体内微生物群在肥胖和超重方面所起的矛盾作用。"肥胖症流行病"的状况被普遍夸大；瘦身行业和公共卫生引领者所兜售的很多焦虑并没有事实依据。但毫无疑问，肥胖症在美国是一个严重的医学问题，1/3 以上的美国人有肥胖问题。也就是说，7 860 万美国人有肥胖问题。美国年轻人越来越胖，从而提高了美国代谢综合征的发病率，代谢综合征反映了超重和胰岛素不敏感与导致糖尿病、心脏病和脑卒中(中风)——可怕的"三位一体"——的高血压之间的关系；肥胖也会导致抑郁症。

美国第五版《精神疾病诊断与统计手册》并没有收录足够的证据表明肥胖症已经发展成一种完全成熟的疾病。它没有说肥胖症是一种"暴食症"。"暴食症"不加注意，就"预示着体重增加的风险变大"，而且在很多情况下会导致肥胖症。但是，任何怀疑肥胖是否属于精神病学范畴的人只需要参加美国精神病学会举行的会议，就像我在新奥尔良所做的那样，参加各种肥胖症治疗专题研讨会、分组讨论会和讲座，且不说药物广告，或者仔细阅读《美国精神病学杂志》(*American Journal of Psychiatry*)上发表的相关文章。这些文章把肥胖症作为一种除了减肥手术还需要药物、心理咨询和行为治疗的精神疾病来讨论，并且认为肥胖症病人的精神障碍发病率比普通人群高。还有一些研究文献把肥胖症与创伤联系起来，如认为年轻妇女的肥胖症与受到性虐待有关。所有这一切都毫无疑问地表明，肥胖属于精神健康的范畴。

虽然我们都生活在同一个以车代步，乘电梯取代爬楼梯，广告无情地诱惑我们食用低价、高热量、高脂肪食物的世界里，但为什么只有部分人会变得超重或者肥胖呢？一个显而易见的答案就是，有些人的饮食比其他人健康，运动也更多。但这不太可能是唯一的答案，因为我们在对饮食和锻炼相似的人进行比较时就会发现，有些人仍比别人重许多——但没人知道其中的原因。

不过，华盛顿大学医学院（Washington University School of Medicine）的杰弗里·戈登（Jeffrey Gordon）和其他研究人员发现，体内的微生物对肥胖症有很大贡献，因此也就给出了以上这个问题的答案。读者还记得上文提到的 3 种肠道类型吗？造成其中一种肠道类型的厚壁菌，可能就是造成肥胖症的罪魁祸首。

有些微生物，如梭状芽胞杆菌和其他一些杆菌类细菌，是一些更加高效的囤积者，从食物中提取营养。此外，这些善于囤积营养的微生物还有调节基因的功能，鼓励它们的宿主在脂肪中囤积更多营养，从而帮助我们的祖先度过了食物匮乏、必须为吃饱肚子辛勤劳动的岁月。但是，在当今这个买三重培根芝士汉堡"免下车"、冰激凌销售车在街头游弋和披萨外卖送货到家的世界里，这就变成了一个称为"肥胖"的诅咒。

戈登的研究团队在《自然》杂志上载文称，肥胖者体内的微生物组不同于苗条者体内的微生物组，营养囤积性微生物的比例特别高。他们在对粪便样本中的细菌 DNA 进行测序时发现，肥胖者的肠道内有更高比例的厚壁菌。

实验鼠的情况也是如此。肥胖动物肠道内的厚壁菌能够更加有效地转化复杂的多糖（哺乳动物需要微生物帮助消化的碳水化合物）。利用这一知识，戈登选择在无菌环境下长大的体内无微生物的实验鼠，并且通过成功操纵它们体内的微生物群，也就是把胖鼠或瘦鼠体内的微生物接种到无菌实验鼠的肠道内，使它们变胖或者变瘦。

在进行人体实验时，他让一些超重的人节食，结果无论他们是采取低脂饮食还是低碳水化合物饮食，他们肠道内的微生物种群在一年内都随着体重的减轻而转变成苗条人群肠道内的微生物种群。这个实验结果意味着我们人体肠道内的微生物群是个人体重的产物，而不是相反。

戈顿在《美国国家科学院论文集》（*Proceedings of the National Academy of Science*）上发表了另一项实验成果。但是，这项实验又提供了不同的证据。在戈登给正常实验鼠和无菌实验鼠喂食高脂肪、高糖饮食以后，正常实验鼠体重增加，而无菌实验鼠的体重则保持不变。

正常鼠体内的微生物就像温和型的上面讨论的"营养囤积"微生物，能使它们的身体获得更多的糖。研究人员在比较这两种类型的老鼠时发现，正常鼠的肠道微生物通过双重机制调节宿主的代谢。首先，它们抑制了进食诱导脂肪细胞因子，一种鼓励老鼠储存脂肪的物质。其次，它们降低了单磷酸腺苷激活蛋白激酶的水平，从而使得老鼠更难燃烧它们已经长成的脂肪。所有这一切都意味着肠道微生物会释放食物的能量，并鼓励宿主的身体将能量转化为脂肪储存起来；而一旦宿主的身体把能量作为脂肪储存起来，就很难消除已经储存起来的脂肪。

研究人员发现，接受缩胃手术的肥胖者肠道内的厚壁菌水平会随着体重的减轻发生变化，而他们的糖尿病问题也会随着体重的减轻很快得到解决。那么，这类肥胖者糖尿病问题的解决是否应该归功于微生物呢？科学家们正在研究寻找答案。

肥胖是一个由生理和心理因素共同促成的复杂问题，而在肠神经系统中甚至有可能出现更多的因素。从遗传到儿童期受到性虐待再到母亲的饮食习惯，这一切都与肥胖有关，解决这个问题的方法并不像使用无菌法那么简单。但是，知道微生物平衡发挥了作用，使我们能够看到一个可以证明比过去的减肥药更安全、更有效和更持久的减肥研究方向。

麻疹、流行性腮腺炎和风疹疫苗或者麻风腮三联（MMR）疫苗已经被大肆妖魔化，导致不信任的群体和恐惧的父母不愿给孩子接种疫苗。我们可以说，麻疹疫情已经出现。2015 年 2 月下旬，迪士尼乐园的一次疫情暴发，2 个月内就使 123 名儿童患病；患儿大多是没有接种疫苗的儿童。2014 年头 5 个月，麻疹病例比 1994 年以来的任何一年都多；据美国疾病预防控制中心报告，这些病例有 90％发生在未接种疫苗的人群中。[53]

这种病例的增加是一种潜在的灾难，因为麻疹是最致命和最具传染性的儿童疾病之一。丹麦病理学家彼得·帕努姆（Peter Panum）在其具有里程碑意义的麻疹研究中确定，1846 年生活在法罗群岛（Faroe Islands）的 7 864 个居民中有 6 100 个感染病倒，感染率高达 99.5％，而且每 1 000 名感染者中就有 23 人死亡。[54]

麻疹造成的大量病人死亡并不是过去的事情。在撒哈拉以南的非洲，每年仍有 50 万儿童死于麻疹。但当我还是孩子的时候，麻疹随处可见，也没人害怕。麻疹虽然会造成病人死亡或者肺炎和脑炎等后遗症，但对于那些身边有麻疹患儿的母亲来说，只不过是一种有点恼人的人生关口需要跨越而已。19 世纪，苏格兰卫生大臣威廉·辛普森（William Simpson）表示，常见的疾病常会导致人们对疾病的轻视。辛普森指出，"奇怪的是，最可怕的疾病是最不致命的，而最不可怕的疾病则是最致命的……那种不期而至并迅速传播的疾病，看起来比那种可能更加致命但比较常见的疾病更加令人恐惧"。[54]

如果我们需要另一个害怕麻疹病毒的原因，那就是麻疹病毒会与越来越多的已知会导致精神疾病的微生物合力作祟。大约每 1 000 名麻疹患儿就有一人发展为脑炎病人，大脑就会出现有潜在的危险的脑刺激和肿胀。另外还有一种更严重的长期综合征——亚急性硬化性全脑炎（SSPE），一种非常罕见的神经系统疾病，通常发生在 2 岁以下的幼儿身上：他们被感染这种麻疹后无法产生某些可让病毒在不引发免疫反应的情况下无限期存活下去的蛋白质。[56]

脑炎症状在感染 2 周后出现，脑炎直接导致 15％感染麻疹病毒的儿童死亡，剩下 1/4 的患儿永久性脑损伤。亚急性硬化性全脑炎在感染麻疹病毒后几个月到几年出现症状，会导致孩子性格发生变化，也就是变得易怒、好争辩、行为不稳定，随后就会发作癫痫、步态蹒跚、怕光以及包括四肢无意识抽搐在内的痉挛性抽搐。认知能力开始下降，导致记忆和行走能力丧失；患儿先是语言能力受损，然后变得沉默寡言，接着又失去吞咽能力，失明，癫痫发作，最后陷入昏迷。在全球范围内，这种亚急型硬化性全脑炎病人的存活率只有 5％；而在美国，患儿终生接受干扰素和异丙肌苷（inosine pranobex）治疗能达到 50％的存活率。

在许多病例中，从患儿大脑中提取到的都是异常病毒，因此无法在培养基中进行人工培养。据科学家推测，麻疹病毒在患儿感染后但在大脑受损伤前会发生变异。[57] 麻疹并不是导致儿童患精神疾病的唯一儿童疾病：百日咳导致患儿脑损伤的病例是麻疹的 10 倍。

不幸的是，常规麻疹、没有因患脑炎而使病情复杂的患儿并不能保证不患精神疾病。在患儿出过皮疹 10 年后，他们的性格可能开始变化，而易怒和行为不稳定则预示着他们的精神状况的恶化。他们的病情取决于具体的感染情况，但那些敦促父母不要给孩子接种疫苗的人才不会在乎患儿的病情。

美国的麻疹故事并非绝无仅有，中东和亚洲威胁到精神健康的麻疹并发症的病例与美国一样普遍，而且也没有任何治愈的办法。但不管怎样，麻疹疫苗已经减少了全球的麻疹及其并发症病例的数量。[58]

粪便疗法有未来吗？

我们还必须接受新的治疗方法，但不包括那些消灭益生菌或者促成抗生素耐药性的治疗方法。迈克尔·波伦（michael pollan）记述了其中的新的治疗方法："粪便微生物群移植——把健康人的微生物群植入病人的肠道——已经被证明能有效对付一种名为"艰难梭菌"的耐抗生素肠道致病菌，而这种致病菌每年要杀死 14 000 名美国人"。[59] 今天，这种移植是通过结肠镜或通过一根从鼻子插入胃的导管完成的，但 2014 年的一项发表在《美国医学会会刊》上的研究预测，作为一种更友好、更安全和更便宜的技术，微生物移植药丸可能很快就会面市。[60]

但是，在我们要决定应该支持哪些策略时，还必须考虑一个有关感染的更深层次的问题，一个有可能不只是决定我们个人的精神健康，而且左右我们集体的精神健康的问题。我们必须考虑各种各样的病原体是如何扭曲我们人类社会的本质的。

第五章

微生物培养：病原体与社会形塑

> "我们不再有个人的命运，而只有由鼠疫和我们大家共享的情感所构成的集体命运。"

阿尔贝·加缪《鼠疫》（Albert Camus, *The Plague*）

病原体不但关系到我们个人的精神健康，而且还迫使我们考虑一个涉及面更广的问题：微生物如何影响我们的集体思维和行为倾向？微生物以微妙但有力的方式塑造了文化，它们可能引发从影响特定群体的异域精神障碍（"exotic"mental disorders）到种族灭绝的任何现象。了解这种"微生物思维"（microbial mind）甚至可以解释我们喜欢葡萄酒和香水这样的嗜好。

那是 1990 年，我们的眼科医生在他的长滩诊室里接诊了这个中年柬埔寨妇女。她静静地坐着，呆呆地望着远处的地平线。她的故事听起来就像一部恐怖片的剧本：真不知道，她是怎么忍受目睹波尔布特（Pol Pot）的部下当着她的面砍死了她的丈夫和儿子。在难民营里熬过了几个月后，她终于和她的几个女儿一起来到美国避难。现在她的眼睛瞎了，她并不是唯一前来就诊的病人，至少有 150 名女性病人来找我们的眼科医生诊治。多希尼眼科研究所（Doheny Eye Institute）的格雷琴·范·博梅尔（Gretchen Van Boemel）大夫在研究她们的病例时发现，她们不但有相同的神秘的视力问题，而且都有过同样的残酷经历。

目睹丈夫、孩子被杀，冒着被处死的危险被迫离开家乡，这些"新晋"寡妇为了拯救她们剩下的孩子们的生命，携带少得可怜的食物和饮用水徒步行走几百英里。那些终于到达传说中的难民营安全地带的女人在稀少的口粮和松懈的安全措施中找到了一丝的慰藉，但仍经常遭到强奸和抢劫。最后，她们来到美国避难，但在丧偶、孩子被杀、孤立无助、时常回想起被强奸和凌辱情景的现实中，这些被迫远离本民族文化的妇女在异国他乡依靠救济勉强维持着生计。但祸不单行，她们又遭遇了新的打击。

她们陷入了没有光明的黑暗世界。

总有某种原因导致这些高棉族的难民失明，但我们的眼科医生却找不到她们失明的生理原因。

在专业人士看来，她们就像是患上了教科书上说的转化症或者转化障碍（conversion disorder）——这里所说的教科书由 19 世纪神经学家让—马丁·夏科特（Jean-Martin Charcot）编写。夏科特率先提出了当事人会把无法忍受的记忆"转化"为躯体症状，而这些躯体症状往往带有当事人文化的根源。[精神病学家也提到过"新分裂"（neodissociation），也就是病人丧失某种功能，但仍能处理影响他行为的刺激。在本例中，就是处理视觉刺激，尽管病人并没有意识到这一点。]

麻痹性痴呆会折磨那些对离乡背井有抵触的人，而无法解释的失明袭击这些目睹太多恐惧场景的妇女。此外，丈夫惨遭屠杀、无家可归、遭遇暴力和流放，实际上就是剥夺这些柬埔寨妇女在高棉社会中扮演传统角色的权利。在高棉社会，妇女的性美德、贤淑和娴静——由吴哥窟神殿不朽的女性神灵所体现的特征——是家族荣誉的组成部分。一个丧偶、被强奸、受侮辱、挨饿并离家出走的妇女，从某种意义上讲，就不再是高棉族妇女。

医学博士理查德·莫丽卡（Richard Mollica）是一名波士顿的精神科医生，她采访了这些柬埔寨妇女，并且对她们进行了研究。她认为，在目睹了种族灭绝的恐怖之后，她们自己决心把自己变成盲人。她们宁可忍受即使用健康的眼睛也看不到任何东西的痛苦。

然而，这些女人静静地坐在候诊室里，并没有表现出在唤醒这样的创伤之后可能有的焦虑不安，更不用说现在又双目失明，而且又没有确诊失明的原因。转化障碍的一个特征是病人对自己现在的状况麻木不仁。[1]

科学家们正在使用功能磁共振成像（FMRI）、脑磁图（Meg）、单光子发射电子计算机断层扫描（SPECT）和经颅磁刺激（TMS）等神经成像技术进行研究。最近的研究表明，大脑活动的特定模式与转化有关。[2]有一种理论认为，转化是一种保护策略，源自大脑的"虚假身体映射"，这种映射是由大脑超复杂回路的功能紊乱引起的，而这种功能紊乱则涉及扣带回皮质、脑岛、丘脑、脑干核、杏仁核、腹内侧前额叶中心、补充运动区以及大脑的其他关键区域。视觉、听觉和触觉等原始感觉信号通过丘脑到达大脑皮质，这些纹状体皮质通路构成基底神经节区之间反馈回路的一部分，因而有助于掌控运动控制和运动学习。运动计划从大脑皮质开始，被送到基底节区的纹状体，然后再送到丘脑，这样它就可以被传回大脑皮质。只有这样，它才会被发送到全身，因此，通过"皮质—纹状体—丘脑—皮质"通路。无论是损伤、感染、休克或其他精神感觉输入，这条通路上的任何一个环节受到干扰都会导致身体映射错误。受影响的人丧失视力等感官功能，或无法控制身体的某些部位，如有离乡背井抵触情绪的人丧失行走能力。[3]

这种"转化"在影响许多学校、医院、军事基地或者其他封闭群体时，就会引发所谓的"群体性歇斯底里症"（mass hysteria）。

在 2011 年 10 月一个阳光灿烂的日子里，纽约勒罗伊镇（Le Roy, New York）有一个健康、通情达理的高中啦啦队长凯蒂·克劳特沃斯特（Katie Kraut wurst）突然不由自主地抽搐和发抖。几位给她诊治的医生都感到困惑不解，尤其是在另一个女孩很快也出现同样症状时，随后又有 10 个女孩出现了相同的症状。到了第二年的 1 月，这个纽约北部小镇共有 19 名青少年学生和一名 37 岁的妇女频繁受到包括痉挛性抽搐、晕厥、图雷特氏症样抽搐和叫喊在内的无意识动作的困扰。医学博士德鲁·平斯基（Drew Pinsky）［他的电视观众更熟悉"德鲁博士"（Dr. Drew）这个称谓］和埃里克·布罗科维奇（Eric Brockovich）以及其他医生、流行病学家和活动人士纷纷来到勒罗伊这个位于罗切斯特（Rochester）西南约 30 英里、工人阶层居住的小镇。虽然当时还只有另一个男孩和一个名叫马格瑞·菲茨西蒙斯（Margery Fitzsimmons）的 37 岁女人也受到这种神秘疾病的折磨，但他们还是试图揭开这个"勒罗伊女孩"神秘的病例之谜。布罗科维奇带头寻找有毒化学物质，而平斯基在摄像机镜头前测试了女孩们的心理状态，但毫无结果。

在镜头之外，一些流行病学家和医生在新闻广播和医学出版物上发表了自己的看法。2012 年初，专家们排除了环境因素、药物和疫苗的不良反应、创伤或遗传因素。新泽西州拉姆塞（Ramsey）的儿科神经学家罗萨里奥·特里菲莱蒂（Rosario Trifiletti）表示，抽搐症病人患上了 PAN-DAS，并且解释说，A 组链球菌感染导致女孩体内出现了抗体，从而损伤了她们的神经系统，并且产生了类似图雷特氏症的症状。但正如斯威多指出的那样，这些女孩的症状并不符合 PANDAS 的诊断标准。PAN-DAS 是一种罕见病，因此，在如此短的时间和有限的地理区域内不太可能有这么多的人患上 PANDAS，而且这种疾病也不太可能主要影响女孩。

特里菲莱蒂是个无所畏惧的医生，他对这些患病的女孩进行了检查，并在"德鲁博士"节目上透露：他在 9 个受试的患病女孩身上都发现了链球菌或其他与 PANDAS 相关的感染证据。虽然他不知道她们血液中的实际抗体水平——这是一个基本因素，但他宣称有足够的证据表明可以使用抗生素和消炎药治疗。

最后，斯威多说得对：没有证据支持这些患者得了 PANDAS 的诊断。相反，勒罗伊的这些女孩被诊断为转化障碍，其中心理压力导致病人出现真正的躯体症状。流行病学家的结论是：我们这个国家出现了"群体性歇斯底里"病例。

那么，心理压力是如何转化为身体功能障碍的呢？有一种理论认为，杏仁核是大脑中与恐惧反应有关的区域。马克·哈利特（Mark Hallett）在接受《纽约时报》采访时表示："在通常情况下，杏仁核可能造成心理不良应激，而在这些案例中杏仁核则产生了非自愿动作。"但是，美国国家神经疾病与中风研究所（National Institute of Neurological Disorders and Stroke）的高级研究员哈利特（Hallett）补充说，虽然这一理论看似合理，但我们对相关机制的了解仍很"原始"。[4]

文化制约？

柬埔寨远远不是唯一人民遭受流离失所和种族灭绝蹂躏的国家，但那些高棉族妇女目睹恐怖行为，产生应激性失明是一种受"文化制约"（Culture-bound）的精神疾病，这种精神疾病说明为什么人类学与精神病学的洞见对于理解精神障碍一样重要。

"文化制约"这个词是精神病学家和人类学家用来描述精神疾病及其症状的术语，它们的表现受制于文化因素。[5] 有些表现与恐缩症（koro）一样具有戏剧性。恐缩症是一种以恐惧生殖器缩入体内致死的焦虑发作为特征的综合征。恐缩症的女性病人往往认为自己的乳房和阴部正在重新缩入体内，并且相信死亡会接踵而至。恐缩症"附体"不应与新几内亚高地人（New Guinea Highlanders）罹患的传染性库鲁病（Kuru）相混淆。库鲁病往往被归咎于偷走或缩小病人身体私密部位的恶人[6]，而且这种信念有时会蔓延，成为当地人的一种痴迷。1997年1月—2003年10月，西非共报道56起"生殖器缩小或被盗"恐惧病例，新闻媒体介绍了2012—2013年在7个西非国家发生的病例。生殖器萎缩焦虑困扰着亚洲、欧洲甚至美国人。在中国，这种疾病的病因被解释为男性阳气不足；在西非，病人经常被施以巫术。对于当代西方人来说，这听起来很荒谬，但这种精神疾病并不是一个外来概念：在中世纪，欧洲人同样认为，男人可能会被女巫偷走阳具。[7]

其他这类疾病包括残暴性狂症或杀人狂（amok），病人先是有不分青红皂白的杀人狂暴，事后就不记得这种行为。虽然英语用较为温和的"running amok"来称谓这种疾病，但这种疾病最初是由在新加坡的政府救济院的英国医疗总监 W. 吉尔摩·埃里斯（W. Gilmore Ellis）在1893年描述的。他在马来人中观察到这种病例。和恐缩症一样，杀人狂也是在社会冲突或灾难即将降临的时候流行。[8]北极歇斯底里或者北极癔症（Pibloktoq or Arctic hysteria）是由皮里（Peary）上将访问格陵兰岛（Greenland）期间最早描述的，而神经质崩溃（ataque de nervios）被军事精神病学家费尔南德斯·马里安（Fernández-Marian）描述为"波多黎各人综合征"（Puerto Rican syndrome），但最近在包括墨西哥移民在内的西班牙裔美国人中也有这种综合征的病例记录在案。中国精神病学家林贤（Hsien Rin，音译）在1975年首次描述了一种过度怕冷（*frigophobia*）的恐惧症[9]，他也把这种疾病归因于阴阳失调。

1890—1970年，在非欧洲人中观察到了许多其他戏剧性的精神或行为障碍，并被归类为文化制约型障碍。西方精神病学家把这些疾病称为"外来病"（exotic）、"不可归类（unclassifiable）的疾病"或者"罕见"病，他们并不总能很好地理解自己所研究的文化，并且把这些疾病称为"文化制约"疾病，因为这些疾病不同于他们习惯治疗的欧洲和北美盎格鲁—撒克逊病人所患的疾病。

　　这种民族中心分类法反映了精神病理学的文化短视[10]，而"文化制约型精神疾病"这个术语并不准确，因为它的意思是相关疾病只发生在一种文化中。"文化相关型（Culture-related）精神疾病"是一个更加恰当的术语，因为这些疾病有许多在世界各地甚至在美国都有病例。应激性神经症（nervios）的特征就是精神压力和紧张不安：注意力集中能力下降、情绪困扰、头痛、失眠、胃部不适、眩晕感和颤抖。最初，这种疾病被称为"墨西哥病"（Mexican disorder），但在许多美国城市都有这种疾病。北美有多少枪支暴力案件可归入"杀人狂"这种疾病呢？精神障碍在不同的文化中以不同的形式出现，有时，我们必须花时间和精力来进行研究并且摆脱我们的民族中心主义情结才能够认识到这一点。

　　事实上，我们在美国和欧洲都有自身的看似"文化制约型疾病"的诊断：19世纪的"蒸汽病"（vapors）或眩晕魔咒（fainting spells）、退伍军人罹患因战争而异的"炮弹休克症"或弹震症（shell-shock），以及癔症性麻痹（hysterical paralysis，这是对严格限制女性的角色而造成的痛苦最恰当的身体隐喻）。威铁哥精神病（Windigo psychosis）的病名据说取自北阿尔冈金（Northern Algonquin）神话中的超自然食人族人物，他能攻击人类，并把人类变成冷酷无情的食人族。担心自己会变成威铁哥的美洲原住民可能会幻想吃自己身边的其他人，并且饱受恶心的折磨，因此无法忍受正常的食物。这种精神疾病病人有可能病情恶化而自杀甚至他杀。

　　文化相关型精神障碍并不只局限于让19世纪的西方人感到惊讶的"外来病"：今天我们认识到，它们还包括像精神分裂症这样常见精神疾病的变异。西方人所说的文化相关型精神疾病远远不是一些外来的危险疾病，它们可以帮助病人利用疾病来更好地驾驭生活和适应社会。如果我们能摆脱西方疾病评估的偏见，那么就能更加认识到文化相关型疾病可能是普通焦虑、抑郁或精神分裂症等疾病的应激性神经症表现。[11]

　　人类学家珍妮丝·詹金斯（Janis Jenkins）研究了墨西哥裔美国人家庭中应激性神经症的流行状况，并且撰文说明这种疾病被广泛用于描述在西方被诊断为精神分裂症病人的症状。在这些墨西哥裔美国人家庭的病例中，应激性神经症的临床表现比精神分裂症轻，因此，病人比较容易融入家庭和社会。其症状的重新出现也为精神病病人提供了不那么可怕的预后。应激性神经症被认为是一种暂时性疾病，病人能够康复。应激性神经症也被认为是一种敏感、过度反应或夸张性惊吓反应导致的紊乱，而不是病人可能受到噪声影响并且无力辨别现实的精神错乱。詹金斯解释了这种替代性诊断的重要文化作用。

　　"使用'应激性神经症'这个病名为精神疾病提供了其他名称不能提供的文化保护，而精神疾病给人以更具威胁性的感觉。1965 年，罗格勒（Rogler）和霍林斯赫德（Hollingshead）在研究了波多黎各人患精神分裂症的状况后报告称，无论是病人还是亲属都认为病人患的是神经病症，而不是疯癫（craziness）。正如我们所看到的那样，墨西哥裔美国人也更喜欢'神经症'这个病名，特别是当亲属可以在两者之间进行选择时。"[12]

　　詹金斯表示，使用"神经症"这个病名，可以把病人和家庭健康成员之间的差异降到最低限度，从而有助于巩固家人对病人的支持。使用这个病名也有助于病人，因为它暗示病人是暂时有病，而精神分裂症和"疯子"（loco）意味着一种永久性的无法治愈的状态。[13]詹金斯认为，从这个意义上讲，把与文化相关的精神分裂症赋予一个更温和的社会身份，能帮助病人更加容易地融入家庭和社会，并且有较好的预后，从而产生康复的期望。同样，一项针对 1 031 名农村非裔美国人糖尿病病人的研究发现，受试者经常把自己的症状称为"糖"；在一项询问是否是糖尿病人的问卷调查中，31%的受试者曾回答说"有"，后又回答说"没有"。那些认为自己有"糖"的受试者觉得自己的病情比那些说自己患有糖尿病的人要轻。[14]

　　厌食症也一直被归入文化相关型障碍的范畴，直到最近仍被认为是中上阶层的"黄蜂"（WASP，White Anglo-Saxon Protestant，指盎格鲁—撒克逊白人新教徒家庭）少女罹患的一种疾病，她们在她们初露端倪的性倾向或扭曲的身体意象的威胁下产生了对苗条的痴迷，并且不想吃东西。我们迫切需要更好地了解如何认识和对待厌食症：厌食症的死亡率高达18%。[15]卡罗琳·贾尔斯·班克斯（Caroline Giles Bank）等人类学家现在已经认识到，厌食症的传播比我们想象的要广得多，影响着多种不同文化的人群。

　　但是，班克斯解释说，文化理论各不相同。在有些国家，厌食者更有可能出于宗教缘故而拒绝进食，从而使我们回想起中世纪那些以拒绝进食为荣的修女。

在其他地区，厌食者称感觉吃得太饱或者太"撑"。[16] 事实上，班克斯报道了明尼阿波利斯圣保罗（Minneapolis Saint Paul）地区的 2 名美国妇女的病例。她俩没有用自己想苗条之类的话来解释自己厌食的原因，而是用宗教习语和象征来解释。[17] 班克斯提醒我们，美国本身包含许多亚文化，"神经性厌食症（anorexia nervosa）作为一种仅限于西方文化或者那些受西方文化影响的文化综合征的名称可能反映了研究人员未经检验的假设，即节食和世俗的减肥理想是导致这种紊乱的主要原因"。

那么，这对于 PANDAS/PAN 感染性厌食症（infectious anorexia）的理论预示着什么呢？对于那些似乎建立在宗教禁欲主义或其他文化基础上的厌食症，我们能把感染作为原因来排除吗？正如班克斯所指出的那样，"虽然这些症状与饥饿和体重减轻引起的生物性功能障碍有着复杂的联系，但在某种程度上可能是无意识地形成的……但厌食症病人使用文化上明确和客观的象征、信仰和语言，有意识地理解自己的症状并赋予其意义"。因此，虽然 A 组链球菌感染可能是 PANDAS 性厌食症的生理基础，但病人可能会强制性地赋予厌食症以反映其文化和信仰体系的意义。

感染性精神疾病也可能是文化依赖型疾病，而厌食症并不是唯一的例子：库鲁病是一种无法治愈的人类神经系统疾病，常伴随着手臂和腿部疼痛和协调困难，严重的协调问题、平衡问题、行走困难、肌肉痉挛、颤抖和抽搐。它会导致病人的精神状态迅速恶化，包括情绪偏激——如病人可能会屈服于深度抑郁，而这种抑郁会突然被不恰当和无法控制的大笑所取代。痴呆症（dementia）开始发作时，病人无法说话或以其他方式交流，而库鲁病病人则会变得平静，对周围环境没有反应。[18] 病人经常出现头痛；吞咽困难也很常见，甚至变得非常严重，最终无法自己进食。它是一种类似于羊和牛海绵状脑病（sheep and bovine spongiform encephalopathy）或者疯牛病（mad cow disease in cattle）。

库鲁病最早是在新几内亚法尔人（Fore people）身上发现的。长期以来，法尔人妇女和儿童一直在实践一种食人的宗教仪式，也就是吃刚去世的亲人的尸体，尤其是大脑。[19] 不幸的是，导致库鲁病的朊病毒主要集中在大脑和神经组织中，因此，这个地区 90% 的妇女和儿童感染了这种疾病，而成年男人大多没有受到感染。早在 20 世纪 60 年代，法尔人就已经摒弃了食人的宗教仪式。但是，这种疾病有很长的潜伏期，所以，哥伦比亚大学生物伦理学中心（Columbia University's Center for Bioethics）主任罗伯特·基尔茨曼（Robert Klitzman）在 2015 年接受电话采访时回忆说，"1997 年，我又回去过一次，三四十岁的男性和女性法尔人中仍有这种病例出现"。有些库鲁病病例是在接触病原体后长达 50 年才被诊断出来。

　　库鲁病被认为是一种影响新几内亚法尔人的文化相关型疾病，尽管事实是非常相似的朊病毒实际上会导致库鲁病和克鲁茨—雅各布综合征或者克雅氏症〔Creutzfeldt-Jakob syndrome，CJD，一种杀死著名编舞家乔治·巴兰钦（George Balanchine）的疾病，第七章将讨论这个问题〕，在患病多年之后，巴兰钦于 1983 年 4 月 30 日在曼哈顿去世，享年 79 岁。巴兰钦直到去世以后才被确诊为克雅氏症。他在 1978 年第一次出现症状，当时他在跳舞时开始失去平衡。随着疾病的发展，他的平衡能力、视力和听力都不断下降。1982 年，他已经失去行为能力。当医生对他进行大脑尸检时，"在他的脑细胞中添加了化学染色剂，以检测脑细胞的外观和异常形态，特别是检测是否存在库鲁病导致的斑块，"劳伦斯·阿尔特曼（Lawrence Altman）在《纽约时报》上如是报道。[20] 虽然斯坦福大学（Stanford University）的罗伯特·萨波斯基（Robert Sapolsky）指出，库鲁病的斑块不同于克雅氏症的斑块。从而表明，库鲁病虽然有其与文化相关的一面，但是一种感染性疾病。

　　文化不仅是决定有哪种精神疾病存在的重要因素，而且也是决定某种精神疾病是否存在的关键，因为我们不能在真空中评估行为。在 1970 年的新几内亚高地，一个妇女参加宗教仪式，吃食了刚去世亲人的大脑，对于她们的性别和文化来说，这是有意义并且正常的仪式；而一个妇女如果坚持要在曼哈顿苏豪区的一家麦当劳快餐店订购人脑的话，那么很可能会被认为有精神疾病。

种族灭绝——一种感染性疯病

　　笔者在上面已经说过，个人有可能患上既有感染性又有文化相关性的精神疾病。那么，我们人类社会也会遭受这种疾病的折磨吗？2011 年 7 月 9 日，南苏丹共和国成为世界上最新成立的国家，但在 10 个州中有 9 个州仍有武装族群在相互厮杀。武装冲突持续不断，数百人死亡，数万人流离失所。2014 年，救援人员在这个只有 3 年历史的国家发现了新的乱葬坑。

　　南苏丹的情况并非绝无仅有。就在过去的几十年里，我们目睹了 20 世纪 90 年代初期的波斯尼亚战争、1994 年的卢旺达种族灭绝，以及心怀不满的非洲裔巴黎人焚烧汽车。在纳粹大屠杀发生 45 年后，德国统一后针对移民的新纳粹暴力行动激增，迫使土耳其人成群结队地离开这个国家。当然，中东长期以来一直是种族战争的代名词。

　　在美国这个多民族"大熔炉"里也出现过许许多多令人眼花缭乱的种族和民族暴力袭击，从对美洲原住民的屠杀到绑架、折磨、强奸、谋杀和以奴役为特征的暴力反抗；紧随其后的是意大利恐惧症（Italophobia），针对爱尔兰人的爱尔兰恐惧症（Hibernophobia against the Irish），对日本裔美国公民的拘留，持续的反犹太主义，法律认可的种族隔离，杀害维权者，以及在民权时代及其他时期焚烧新教教堂和犹太教堂，从三 K 党到共生解放军（Symbionese Liberation Army），美国似乎一心想证明黑豹 H. 拉普·布朗（Black Panther H. Rap Brown）的格言："暴力就像樱桃派一样具有美国特色。"

　　在我们理解种族和民族暴力倾向的过程中，我们寻求多元的社会、政治和经济理论，其中很少有能帮助我们制止种族和人种谋杀的理论。在过去的半个世纪里，我们甚至求助于医学解释。在种族主义民权时代的谋杀之后，哈佛医学院教授阿尔文 F. 普桑（Alvin F. Poussaint）医学博士认为，导致谋杀和其他暴力行为的极端种族主义应该被归入精神障碍。但是美国精神病学会的官员们拒绝了他的建议，他们认为美国的种族和民族暴力是如此普遍，以至于已经成为一种规范行为。美国心理学会甚至把极端种族暴力定性为"文化问题"，而不是精神疾病问题。[21]

"继续认为极端种族主义是规范行为，而不是病态行为，那就是赋予它合法性，"普桑做出回应表示。他又补充说：

> "显然，凡是把某个群体当作替罪羊并试图消灭他们以解决内部冲突的人都符合妄想症——一种严重的精神疾病——的诊断标准……极端种族主义妄想也可作为其他精神病的主要症状，如精神分裂症和双相情感障碍。患有妄想症的人通常有严重的社会功能障碍，损害他们与他人合作和维持就业的能力。"[22]

美国精神病学会援用文化来替代精神病学，但两者并不相互排斥：它们之间有着不可分割的联系。在生物学领域，"culture"（有"文化"和"培育"的意思。——译者注）是指小心地在有利于微生物成长的人工培养基中培育微生物。对文化的最广泛的理解离不开这个定义：一个社会共有的信仰和行为——包括它们通过符号的表达——显然不是生物遗传的结果。但这两个定义对于理解微生物培养如何帮助塑造人类文化具有至关重要的意义。

20世纪90年代，哈佛大学公共卫生学院（Harvard School of Public Health）教授、枪支暴力专家大卫·海明威（David Hemenway）博士明确指出，在枪支拥有者附近生活和工作的人自己也开始购买枪支，或者至少是想购买枪支，而枪支拥有者的子女长大后就会成为枪支拥有者。这样，拥有枪支就会像流感一样通过家庭和社区蔓延开来，并且在所到之处留下致命的痕迹。[23] 就这么一支枪最终把社区变成了武装社区。[24] 海明威的枪支暴力传染模式有助于解释为什么美国的人均枪支数量比任何其他发达国家都多，为什么近一半的美国男人拥有枪支。

长期以来，海明威一直运用数据，而没有运用传统观念来阐明我们对暴力的看法。他的调查显示，为了"自卫"而存放在家里的枪支杀害房屋居住者的可能性是杀害入侵者的47倍。他发现，白种人比黑种人更可能拥有枪支，共和党人比民主党人更可能拥有枪支，而保守分子拥有枪支的可能性最大。他还发现，针对枪支拥有者广泛推荐的枪支安全培训计划与不良的枪支储存习惯有关，完成这些课程的枪支拥有者比其他人更有可能把枪支储存在可上锁的储藏柜外面。最后，他发现，大多数枪支拥有者居住在近郊和远郊，而不是城市。

海明威的感染/传播模式听起来似乎有其道理，因为我们可以很容易地看到，那些生活在暴力环境中的人已经习惯了这种环境，并且有可能攻击其他人，特别是"外人"。正如美国心理学会指出的那样，无论这种"外人"或者"外来分子"是敌对帮派成员，美国烟酒、枪炮与爆炸物管理局（Bureau of Alcohol，Tobacco，Firearms and Explosives，ATF）的工作人员，还是结下仇恨的宗教或者种族群体成员，暴力在美国变得越来越普遍。

但海明威的观点也与普桑的主张遥相呼应：把暴力定义为一种会感染并摧毁健康社区的疾病。美国国家科学院的一项研究显示，这种暴力是一种病态，与"正常"相去甚远，并且把接触暴力比作接触 HIV、结核杆菌或者霍乱弧菌。暴力行为就是一种"病毒"或者"病菌"，而且不是要损害我们的肠道或肺部，而是以损害我们的大脑为目标。

美国东北大学（Northeastern University）的犯罪学教授约翰·劳布（John Laub）提出了一种类似的生物学隐喻。劳布认为，儿童和青少年的大脑还在发育时有很大的可塑性，如果他们不断地经历或目睹暴力，他们的神经功能就会失常。他在接受《纽约时报》采访时表示："暴力行为会导致进一步的暴力行为，造成传染效应和难以解释的犯罪率飙升。"[25]

在最近的一份报道中，《科学》杂志对美国监禁的种族偏见进行了质问："难道监狱也会传染？"

"在美国，监禁经常被描述为一种传染病。在过去的 30 年里，美国的人均监禁率几乎翻了两番。非洲裔美国人似乎特别容易感染上这种传染病：2011 年，他们被监禁的可能性是白种人的 6 倍，占被监禁美国人的 38%，达 160 万人，而非裔美国人只占美国人口的 13%。"[26]

感染和传染并不是同义词：感染是由细菌、真菌或病毒等病原体直接引起的，传染是指疾病通过接近或接触而从一个人传播到另一个人。但有些疾病既有感染性又有传染性，如流感是由病毒引起的，并通过接触、咳嗽和打喷嚏等密切接触进行传播，从而将病毒传染给其他人。

2012 年，芝加哥大学的盖里·斯卢特金（Gary Slutkin）发表了一份

153 页厚、题名为"暴力的传播"（The Contagion of Violence）[27] 的国家科学院研究项目报告。他在这份报告里总结描述了暴力感染和经典感染性疾病的感染模式之间的相似性。他把有种族针对性的暴力行为比作以大脑而不是肠道或者肺部为攻击目标的"病菌"。他认为，暴力行为会模仿病毒或者病菌感染他人。他还记录了暴力行为的集聚趋势，从一地蔓延到另一地的传播趋势以及从某个种类变成另一种类的变异趋势。就如介质或者介体启动一个导致疾病症状的特定生物学途径，斯卢特金在研究总结报告中提出了支配暴力行为的可能传播机制，最重要的是提出了阻断暴力蔓延的可能机制。例如，斯卢特金告诉《连线杂志》（Wired）的记者布兰登·凯姆（Brandon Keim）："堪萨斯城、纽约或者底特律的枪击事件密度图就像孟加拉国的霍乱病例图。"

《连线杂志》记者问道："随着感染模式达到其临界质量，是否已经到了像对待感染性疾病一样对待暴力的时候了？"但这是一个错误的问题。虽然海明威和斯卢特金等科学家把暴力行为比喻为感染性疾病，但最近一项令人信服的研究表明，种族暴力不仅仅是一种感染性疾病，恰恰相反，这种暴力攻击是真正的躯体感染，而不是隐喻性感染的结果，或者更准确地说，是我们疯狂地试探性地去发现它们的病症，从而避免它们的发生。而我们并不擅长这么做，最后我们遭遇了很多附带损伤。

不只限于精神疾病

微生物不仅可能引发症状明显的疾病，而且还会形塑不同文化共有的行为。无论我们是仇外者还是崇外者，好战者还是和平者，保守派还是自由派，微生物总是一如既往地在幕后操纵着一切，帮助我们成为真正的自己。进化心理学家马克·夏勒（Mark Schaller）表示，微生物对他所说的"保护性偏见"（protective prejudice）——一整套我们为识别和躲避潜在病原体进化而来的天生的思想和行为——负有责任。不列颠哥伦比亚大学的心理学教授夏勒把这种行为称为"行为免疫系统"（behavioral immune system）。[29]

他解释说，我们的常规免疫系统通常能很好地击退入侵者，但其预防疾病的效率受到以下限制：微生物入侵者在行动时已经突破了我们的身体防线，迫使我们消耗能量和时间来抵御它们。当我们这样做的时候，疾病常常使我们感到不适，甚至会导致一些哪怕很短暂的精神健康症状。夏勒表示："如果我们能用自己的感官检测感染风险——然后采取一些阻止我们接触这些威胁的措施——那么就拥有了巨大的优势。"

社会心理学家查德·R. 莫滕森（Chad R. Mortensen）在 2010 年的一项研究中发现，在一种电子游戏中，那些让他们看过病人图像的人要比没有看过这种图像的人更快地用手做出"回避"的动作。他们装模作样地将角色推开，好像在拒绝威胁似的。莫滕森率领丹佛市大都会州立大学（Metropolitan State University of Denver）的研究团队完成的另一项研究显示，让参与者看令人难受的图像和告诉他们其他传染病人的信息，这些人随后会评价自己不太合群，实际上是找借口躲避他人——以及他们身上的病菌。在另一项研究中，那些看过与疾病有关的图像的人更容易对陌生人持负面态度。这种无意识的回避对所有不同的人——从不同肤色的人到肥胖的人再到残疾人——的丑陋偏见起到了推波助澜的作用。

反移民态度与担心被寄生虫感染有关，而在人们感到较容易被寄生虫感染的情况下，反移民的态度就会变得更加明显。例如，密歇根州立大学（Michigan State University）卡洛斯·纳瓦雷特（Carlos Navarrete）领导的一项研究表明，孕妇在怀孕前 3 个月往往会变得比较排外，原因就是她们的免疫系统在这一时期因为要保护胎儿免受攻击而受到抑制。相反，心理学家发现，人们在刚接种流感疫苗后会感到自己受到了保护，因此表现出较少的排外态度。

在给作者的一份电子邮件中，罗伯特·萨波基（Robert Sapolsky）指出："比起社会进步人士，社会保守人士更关心个人卫生，他们对作呕的反射门槛更低，更容易作呕。与此相关，把持有各种不同政治信条的人安置在一个房间内，让他们书面回答各种热点问题，如果在房间的一角放着一只散发着恶臭的垃圾筒，他们就会在社交方面变得比较保守。"

保护性偏见的后果倒也并非都是负面：根据进化心理学家、"枪支、微生物和偷窃：探讨传染病与犯罪间关系"（Guns，Germs and Stealing：Exploring the link between infectious disease and crime）一文的作者伊

兰·希拉(Ilan Shrira)看来，"病原体的威胁有利于加强人类群体内部的
关系和团结(如民族优越感、家庭成员间的亲密关系)；群体内部一旦有
人生病，就会形成支持网络。"[30]

史蒂文·平克(Steven Pinker)在他颇受欢迎的新作《我们人性中的
善良天使：为什么暴力有所减少》(*The Better Angels of Our Nature*：
Why Violence Has Declined)中试图安慰我们，在过去漫长的岁月里，人
类大幅度减少了暴力行为。虽然人类这样做是对的，但杀害、强奸和折
磨"外来者"仍然是令人恐惧的普遍现象。这一事实导致一些科学家开始
怀疑，从生物学的角度看，我们是否被迫回避、驱赶和杀死"外来者"或
任何一个看上去不一样的人。这种想法往往受到政治推测或被歪曲数据
的影响，而且通常依据某种认为大脑不可逆转地被一些旨在迫害外来者
的进化力量所固化的理论。

这种想法带有一股令人恶心的气味。如果我们一成不变地坚持仇外
心理或者赤裸裸的种族主义，那么就意味着不能追究个人对种族灭绝或
仇外心理的责任，或者更糟的是，这些都是我们无法控制的实际生物需
要，而且还得到进化论和身体——"自然法则"——的默认。

对各种各样"外来者"身上的细菌和寄生虫的过度反应，乍一看似乎
是一种适应性反应，因为被我们没有免疫力的病原体感染要付出沉重的
进化代价。只要问问数百万死于欧洲殖民者感冒和梅毒的美洲原住民，
或者19世纪数十万在西非这个"白人坟墓"死于他们陌生的热带疾病的欧
洲士兵，就能知道这些疾病对于我们人类个体、群体和未来的后代是多
么有害，所以我们的行为免疫系统决定我们必须"宁可事先谨慎，绝不事
后追悔"，并且迫使我们躲避或者消灭外来者可能带来的陌生的致病微生
物。

但是，我们的体液免疫系统(humoral immune system)经常反应过
度，从而引发从花粉热(hay fever)到自身免疫系统紊乱的各种疾病，而
我们的行为免疫系统通过攻击那些可能携带危险致病微生物的陌生人来
对致病微生物的威胁做出过度的反应。人体的进化适应甚至进化经常会
出错，而我们常把对我们不构成威胁的个体和群体作为攻击目标。

造成这种错误的原因就是，与很多其他动物不同，人类根本没有能

力以任何程度的准确性来躲避已染病并会传染的个体。蚂蚁、加勒比海大螯虾和牛蛙蝌蚪能够"嗅出"并躲避会对它们群体造成损伤的染病个体。耶鲁（Yale）大学进化生物学家大卫·斯凯利（David Skelly）已经证明，健康的牛蛙蝌蚪似乎能闻到生病的蝌蚪在周边水域释放的化学物质。"当被感染的牛蛙蝌蚪出现时，"斯凯利说，"（健康的）牛蛙蝌蚪就会远离患病的蝌蚪，与它们保持至少一英尺的距离。"斯凯利接着解释说，许多草食动物能闻到附近食肉动物的气味，并且能像蛇一样，通过嗅觉推断出它们的行为甚至体形。[31]"但人类并没有内在的机制来区分患病的人和健康的人。"在实验室外，我们几乎无法觉察到关于病原体的可靠线索，所以，我们要依靠间接的线索来发现被感染者。

皮肤上布满脓疱、肿块或者皮肤变色的人很可能是感染的受害者，但我们也倾向于避开那些肤色与我们自己不同的人。的确，前往或来自陌生微生物生活的地方的人、性规范可能改变他们（和我们）接触的病毒的种类或数量，或者有不同卫生习惯和卫生水平的人也许有可能携带病菌。如果我们允许他们在自己周围逗留，那么就可能感染上他们身上携带的病菌；而他们也有可能感染我们身上携带的病菌。

但是，除了担心对陌生人免于病菌质疑结果可能是致命的外，我们还会对"外来者"通常与感染完全无关的行为发怒。外来者的言语、衣着、饮食习惯、烹饪方法甚至宠物，都被当作致病威胁的标记。根据保护性偏见理论，我们对"他人"的恐惧来自我们对感染的恐惧。由于我们不能准确地应对生物性威胁，因此，保持这种仇外心理的成本可能远远超过躲避的风险性收益。一些关于遭受种族战争蹂躏的国家的研究有力地证明了用感染模式去描述种族暴力不只是一种隐喻。兰迪·桑希尔（Randy Thornhill）认为仇外心理是种族灭绝的有效孵化器。他研究发现，疾病是全世界种族暴力发生率的最佳预测指标，而且是一种比贫穷或收入平等更具预测力的预测指标。一个国家的疾病越多，发生种族暴力的可能性就越大。1994 年卢旺达最近一次种族灭绝是胡图族大规模屠杀图西族人，官方估计的死亡人数在 50 万～100 万，但在这两个可能构成感染威胁的种族之间并没发现任何生物学意义上的差异。根据最保守的估计，在 1992－1995 年波斯尼亚战争（Bosnian War）中，波斯尼亚的死亡人数是

104 732 人。以上两个数字都只包括那些被直接屠杀的人，而没有包括那些被强奸致死、饿死、流放或失踪的人。[32] 桑希尔表示："如果我们持有强烈的仇外心理，那么，一个群体就会对另一个群体有非常负面的情绪，以至于想要杀死他们。因此，在高寄生虫压力地区就会发生像部落战争那样的规模更大的暴力行动。"[33]

桑希尔把一些社会群体比另一些社会群体更加好战的现象称为"寄生虫应激社会性理论"（parasite-stress theory of sociality）。他认为，凡是有害微生物泛滥成灾的地方，仇外者都会把种族中心主义作为一种躲避疾病的策略。群体间的合作往往会增加资源，但这些种族中心主义文化为群体间合作设置了障碍，使他们的环境极度贫瘠，而且疾病的自然贫困化效应（naturally impoverishing effects of disease）也会破坏经济增长。桑希尔认为，为了获得所需的资源，"他们更有可能诉诸暴力冲突"[34]。全球暴力冲突的发生率与感染的相关性比与任何其他变量的相关性都要强。

这种相关关系在美国也一样能成立。洛约拉大学（Loyola University）的伊兰·希拉（Ilan Shrira）在 2013 年的一项研究中采用美国联邦调查局（Federal Bureau of Investigation，FBI）2009 年的统一犯罪报告（Uniform Crime Reports）数据，考察了感染是否与犯罪率变化有关这个问题。伊兰·希拉将这些数据与美国疾病预防控制中心国家法定传染病监测系统（National Notifiable Diseases Surveillance System）的数据进行比较后发现，在有些地区，以陌生人为目标的蓄意杀人的发生率随着感染率而上升，但以家庭或熟人为目标的杀人事件却没有随着感染率而上升。陌生人暴力被杀与感染之间的这种相关性并不能证明感染导致暴力，但支持这样一种理论：害怕"他人"会导致暴力犯罪。"在持续的疾病威胁下，"希拉说，"排外情绪加剧，人们把社会交往限制在熟悉的群体成员之间。"虽然这样的反应减少了疾病的传播，但它们可以在两方面创造有利的犯罪条件。首先，排外心理减少了对伤害和剥削群外成员的抑制。其次，群内派系削弱了群体成员对群体福利的关注，进而减弱了群体预防犯罪的能力。[35]

因此，我们用对某些群体的侵蚀、战争、种族灭绝和大规模死亡来换取我们免受疾病感染的保护。虽然我们受排外心理冲动的驱使，但只要我们能够认识到生物冲动是不公平或者最终是有害的，我们仍然是唯一能够用我们的智慧理解并战胜生物欲望的物种。我们的行为免疫系统比任何其他物种的认知水平都要高，因此我们应该尊重我们的行为免疫系统。

但恰恰相反，我们坚持我们错误的基于偏见的方法，就好像为避免被陌生细菌感染而躲避陌生人，或者更可能是把他们赶走。事实上，任何人因行为而增加感染不同微生物的概率都有遭遇排斥的风险，一种比我们意识到的更加致命的命运。普渡大学（Purdue University）社会心理学家吉卜林·D. 威廉姆斯（Kipling D. Williams）和他的同事莉萨·扎德罗（Lisa Zadro）发现，由于资源短缺，而且不能再享受群体的保护和社会支持，因此，那些遭躲避的人落后、被摧毁，而且最终会因营养不良或遭遇攻击而死亡。简而言之，"动物一旦遭群体排斥，就难免过早死亡"，人类也同样如此。"尽管一些遭所有群体排斥的人以离群索居的方式幸存了下来，但这种并不多见的情况表明对人类来说，遭受排斥也会威胁到生存。如果不是对个人生命的威胁，那肯定是对个人基因链延续的威胁。"[36]

我们必须记住，躲避处在良性的边缘。在《偏见的本质》（The Nature of Prejudice）一书中，人格心理学的奠基人戈登·奥尔波特（Gordon Allport）介绍了一种经典的攻击危险性递增的五级量表，从打口水仗到回避被边缘化的群体，再到主动歧视、人身攻击，最后是通过私刑、屠杀和种族灭绝来消灭异族，这是一个完全符合妄想行为描述的逐层递进关系。[37]

恐惧——一种感染武器

对感染的恐惧是一种好使的种族灭绝工具。种族灭绝传教士很快就会煽动和大肆利用这种恐惧。第三帝国的宣传机器操控了对"被陌生人感染"的恐惧心理，以语言和想象上掩盖其对犹太人、波兰人和非裔德国人的种族仇恨。纳粹声称，这些"非雅利安人"威胁着一种（假想的）自然秩序，从而破坏了日耳曼民族的纯洁和活力。这种纯洁性被习惯性地从生

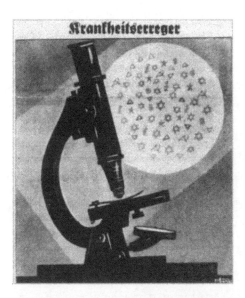

　　这张德国纳粹的宣传海报把犹太人、同性恋者和其他人描绘成德国社会的病原
体和威胁。

物学的角度来表述，就像鲁道夫·赫斯（Rudolf Hess）在 1934 年叫嚣的那
样，"国家社会主义只不过是应用生物学而已"。更具体地说，第三帝国
引用了生物学感染概念进行整合（Gleichschaltung），或者说"整顿秩序"。
事物的"自然"生物秩序就是通过净化寄生虫——即对那些被谴责破坏了
"纯正的日耳曼人"的健康、资源和活力的劣等人的状况来维护。

　　纳粹时期曾有一张宣传海报，画着一种名叫"Krankheitserreger"（致
病菌）的不祥之物，并且把犹太人、共产主义者和同性恋者描绘成病菌，
用一些很小的大卫之星（大卫之星是犹太人的标记，由两个正三角形叠成
的六角形。——译者注）、粉色三角形和锤镰刀形的图案来表示，将其置
于一览无遗的显微镜下。当时，一旦发生无法避免的斑疹伤寒和霍乱流
行，那么，被赶进拥挤不堪和卫生条件极差的贫民区的波兰犹太人就被
斥为传染媒介。

　　在 1940 年国家社会党的宣传电影《永恒的犹太人》（Der Ewige
Jude）中，出现了一群老鼠，有画外音称："老鼠在它们出没的地方给大
地带来灭绝之灾……传播瘟疫、麻风病、斑疹伤寒、霍乱、痢疾等疾

病……就如犹太人在我们国家民众中的所作所为。"希特勒不仅把犹太人称为"病菌",而且还称他们为"病毒"和"寄生虫"。他还把苏联的犹太人说成是"疫原地"(plague focus)。1943 年,海因里希·希姆莱(Heinrich Himmler)在波兹纳 [Pozna,当时的德国城市波森(Posen)] 对党卫军军官发表讲话时明确了犹太人与病菌的关系——"最后,"他宣称,"我们要消灭病菌,我们不想感染病菌生病而死。"[38]

在赫斯把纳粹主义视同生物需要 1 年后,德国党卫军上将理查德－瓦尔特·达尔(Richard-Walther Darré)宣称:"作为莱茵兰德人,我要求:对所有在莱茵河地区让我们背负着黑色耻辱的白黑混血儿施行绝育手术。"[39]他指的是驻扎在莱茵兰法国边境的索马里士兵,他们有许多人娶了德国妻子或者有德国情妇。德国遗传健康法院(German Hereditary Health Courts)对贫穷和有病的异邦人的生育适合度(reproductive fitness)进行逐案审理,但对于德国黑人和非裔德国儿童来说,他们的非洲血统的视觉或语言证据足以证明,应该根据尤金·费舍尔(Eugen Fischer)在 1937 年设立的第三特别委员会发布的指令,在接生诊所就地进行秘密绝育手术。1937 年 6 月 19 日法兰克福卫生局的记录显示了一个令人不寒而栗的案例:

德国公民约瑟夫·费克(Josef Feck)生于 1920 年 9 月 26 日,居住在梅因茨(Mainz),是前殖民占领军(北非)部队的后裔,有明显的人类学特征。就因为这个原因,他必须接受绝育手术。结果,他的母亲同意了这个手术。[40]

今天,由一帮崇拜国家社会主义的恶毒种族主义者经营的种族主义暴风前线(Stormfront)网站,复制了赫斯的格言和尖叫声:"驱逐寄生虫!"因为赫斯的这句格言证明了消灭非裔美国人的理由。[41] 在 1994 年卢旺达的种族灭绝事件中,图西族人和 20 世纪 30 年代的犹太人一样,被那些忙于种族清洗的人作为蟑螂、老鼠和害虫来消灭,这是另一种把人视同疾病传播媒介的常见策略。[42]

亲眼见证了 1994 年种族灭绝事件的爱尔兰记者费格尔·基恩(Fergal Keane)写道,"数以万计的人感染上了反图西族人精神病——我想不出任何其他的病名能够恰如其分地表述这种状况。"加州州立大学(California

State University)的易卜拉欣·奥默(Ibrahim Omer)断定"遗传学研究表明，今天很难把胡图族和图西族人区分开来"，但这一发现并没有影响对种族灭绝如此重要的妖魔化。因此，在极端情况下保护性偏见远不止是一个历史问题，特别是在用来煽动种族仇恨的时候。

桑希尔等科学家的研究表明，微生物对仇外情绪和种族暴力的影响比原始冲动更大；从社会特质到政治角度看病原体还有文化方面的微妙之处。《人格与社会心理学杂志》(*Journal of Personality and Social Psychology*)发表相关研究成果表示，凡是生活在疾病肆虐地区的居民往往都不那么外向。

在荷兰社会心理学家吉尔特·霍夫斯塔德(Geert Hofstede)研究的支持下，外向型和崇尚集体主义民族特征的观点已经盛行了 40 多年。在 20 世纪 70 年代，霍夫斯塔德调查研究了 64 个国家——他曾经工作过的国际商用机器公司(IBM)子公司的东道国——的文化差异。为了支持自己的研究，现在是马斯特里切特大学(University Of Maastitcht)名誉教授的霍夫斯塔德设计了一种文化维度模型(Model of Cultural Dimension)，一种主要用于来衡量个人主义或集体主义民族特征——也就是人们是否认为自己作为个人对自己的进步负有主要责任，或者认为自己是家庭、工作单位或社会的成员——的量表。桑希尔使用霍夫斯塔德的量表研究发现，受传染病困扰的国家，如哥伦比亚和索马里，国民倾向于崇尚集体主义，而不是个人主义。根据霍夫斯塔德的量表，美国的个人主义特征世界排名第一，但在我们这个文化迥异的国家里，崇尚集体主义的地区引人注目。路易斯安那(Louisiana)、南卡罗来纳(South Carolina)和阿拉巴马(Alabama)都是传染病发病率很高的州，因此，这些州奉行强烈的集体主义文化，其特点就是共享宗教信仰和对宗族关系的重视。"你需要一群可靠的人组成社交网络，他们将帮助你度过受疾病攻击的难关，"桑希尔在解释自己的研究发现时告诉《今日心理学》(*Psychology Today*)的记者说，"这是人类进化祖先享有的唯一健康保证。"[45]

美国信奉的个人主义并不是文化固有的优越方面，也不利于心理健康。事实上，世界卫生组织近 20 年的研究表明，生活在崇尚集体主义的发展中国家的精神分裂症患者预后相对较好，因为个人主义不利于病人的预后，至少是不利于精神分裂症病人的预后。但集体主义与传染介质型暴力(infection-mediated violence)的特定风险相关。阿富汗也有高发病率、以排外心理和氏族观念为特点的集体主义世界观，但也有另一个类似的高感染地区的社会特征——"归家冲动"(philopatric)的特征："philo-patric"这个由希腊语中"爱"(Philo)和"国家"(Patra)两个词组成的词是科学家们常指包括人类在内的不愿离开出生地或者原宗地的动物。

预防性偏见这样明显的逻辑受到以下事实的影响：我们无法确定感染威胁，这意味着种族灭绝和战争的代价可能超越了病原体预防医疗的收益。我们非但不能成为恐惧和厌恶的奴隶，反而可以运用理性更好地控制来自陌生人的真实或者假想的感染威胁。

在个人层面，我们可以克服厌恶，就像医生和护士很快就能学会的那样。我们可以学会抛弃虚假的感染恐惧，就像在艾滋病流行期一样，人们了解到，如果没有采取足够的预防措施就与 HIV 携带者发生性关系，那是危险的，但与他们一起工作、一起吃饭或者给他们一个拥抱是完全安全的。在吸取这些教训之前，躲避、流放、"社会性死亡"、就业歧视以及针对 HIV 携带者的暴力行为是公开和频繁的事情。换句话说，所谓的"硬连线"(hardwired)人类偏见实际上就像微生物一样具有适应性，并且能够适应变化。此外，在社会甚至全球层面，预防和治疗成本可以低于战争、种族灭绝和偏见引发暴力的成本。随着疾病发病率因我们应对风险采取更加合理的态度而急剧下降，我们对陌生人的偏见也会快速减少。

并不是每一种微生物都会导致我们人类的行为和欲望发生严重的病理性变化。有证据表明，细菌和病毒也能对我们的食欲做出微调。

无言以对？

总听人说，"青菜萝卜各有所爱"。不过，斯坦福大学神经学家帕特里克·豪斯(Patrick House)可能并不认同这种说法。他的研究表明，微生物在文化方面产生的微妙影响可能影响我们对葡萄酒、嗅觉和咖啡杯中咖啡的品味。虽然讨论味觉的那种自我陶醉的气氛挑起了美食家们对美食的欲望（以及对金钱的需要），但至少我们的味觉得到了一定程度的改善，这应该归功于我们感染上了人畜共患的传染病。

例如，我们渴望的香奈儿5号香水（Chanel No.5）、每磅350美元的咖啡和上好的苏维翁白葡萄酒（sauvignon blancs）与乱穿马路的人、勾引男人的女人和精神分裂症患者有什么共同点吗？

要不再加上猫尿。

想想那家价格昂贵的爪哇咖啡店。目光敏锐的发起人开始在整个印尼群岛经营大规模的产业化农业，开发利用一种曾经为非常富有的人保留的嗜好。在一眼望不到尽头的一排排层架式笼子里，亚洲棕榈狸猫（Paradoxurus Hermaphroditus）被强喂它们最喜欢的一种食物咖啡豆。一天半后，工人们虔诚地收集这些猫科类有袋动物在笼子下面的托盘上积攒的"黑金"。这个烹饪奖杯注定是给世界各地的有钱人准备的。

尽管有委婉的说法，但工人们的收获物看上去就和它本来的样子完全一样：小指甲大小、外面包裹着狸猫黑色粪便的咖啡豆。这些咖啡豆一旦洗净、陈化、烘烤，就能冲出一种我们在星巴克菜单上找不到的饮品：鲁瓦克咖啡（Kopi Luwak）。"鲁瓦克咖啡"是一个马来语词组，意思就是"果子狸咖啡"，每杯售价从30美元到65美元不等，每磅鲁瓦克咖啡豆售价350美元——大约是黄金价格的1/4，但仍很受欢迎。

有人说，它是"愚人金"。粉丝们坚持认为，这种咖啡豆能冲出"比世界上任何其他出产的咖啡豆都更加浓郁香甜、雾气更多"的饮品，这要归功于这种咖啡豆在果子狸消化道的逗留。这种咖啡的粉丝解释说，这种崇高的品质来自果子狸的洞察力，因为它们只挑选最好的咖啡豆吃，也多亏了它们消化系统特有的发酵过程。在这个发酵过程中，蛋白质分解酶释放出氨基酸，而这些氨基酸把这种不可抗拒的独特品质传递给了用这种咖啡豆制作的饮品。

但是，专业杯测师，那些咖啡世界的精英们常常对此表示异议。许多人把这种咖啡的味道说成"单薄"或者"毫无特色"，并且错误地认为鲁瓦克咖啡是受潮流而不是味道驱动的时尚。一些批评人士补充说，这种咖啡的品质已经直线下降，并且指出，长期以来，它的优势归因于这种行动自由的果子狸只挑最好咖啡豆的天赋，而如今的农场却剥夺了果子狸的这种自由选择权。还有一些鉴赏家断然认为，这是一种受污染、发霉的味道，坦率地说就是一股粪便味。1995 年，专业人士的这种怀疑态度使得鲁瓦克咖啡的经销商亚特兰大的 J. 马丁内斯公司（J. Martinez&Company of Atlanta）获得了搞笑诺贝尔奖（Ig Nobel Prize）——最大声的批评覆盆子奖（the loudest of critical raspberries）。

所有这些都无助于抑制爱好者们对猫屎咖啡的渴望。

此外，光凭赶时髦不再能解释猫屎咖啡的这种吸引力，因为猫屎咖啡的经销商现在正在与主流媒体"眉来眼去"。一位在"脸谱"上获得 3.3 万个"赞"的线下营销商，在没有采用像"猫屁股咖啡"（cat's ass coffee）这样的美食名称的情况下把自己的产品推广到普通百姓家。他这种产品的广告词是"这可是好屎"（That's some good shit）[46]。现在，中产阶级的拥趸们也加入赞美这种咖啡诱人芳香的行列，因为他们都承认了自己对猫屎咖啡的嗜好。当然，味道在很大程度上取决于气味，尤其是咖啡等芳香食物的气味。

这些嗜好可能不只是隐喻。把鲁瓦克咖啡的狂热爱好者和诋毁者区分开来的，可能不仅仅是厚此薄彼的味觉和对美食家时尚的盲从，而可能是被单细胞寄生虫弓形体感染，使被感染者无法抗拒这种咖啡豆含有的狸猫香气所产生的不可抗拒的吸引力。

欲望寄生虫学

本书在上文已经提供了一些证明弓形体与精神分裂症和自杀之间因果关系的证据，但更多是把精神疾病归因于弓形体。在距离鲁瓦克咖啡豆种植场几百英里的地方，新加坡南洋科技大学（Nanyang Technological University）的阿贾·维亚斯（Ajai Vyas）研究发现，在感染弓形体的雄性老鼠产生额外的睾酮时，弓形体就会操纵宿主的性行为，从而提高它们对雌性的吸引力：在它们交配时，雄性老鼠就把这种寄生虫传播给它们的性伴侣。

弓形体也会通过增加雄性宿主的睾酮抑制宿主的恐惧反应，感染弓形体的老鼠在嗅到猫的气味时可能失去对自身安全的担忧。萨波斯基

(Sapolsky)的研究小组发现，在接触猫的气味后，老鼠负责恐惧反应和性诱惑的大脑区域会发生变化，"不知怎么，这种该死的寄生虫知道如何让猫尿闻起来会对啮齿类动物产生性刺激，然后驱使它们去闻猫屎。真是不可思议！"[47]

虽然我们大多数人在走进一个养了很多猫的人家后就想赶紧离开，但弓形体有让猫尿具有诱惑力的能力，这也许可以解释鲁瓦克咖啡的吸引力：世界上 50％已经感染弓形体的人可能被鲁瓦克咖啡豆含有的猫的气味所吸引。虽然烘焙咖啡豆的高温能杀死弓形体，但用没有戴手套的手分拣烘烤过的咖啡豆以及对卫生问题漠不关心的做法，可以使先前未受感染的人类消费者感染弓形体。

内行人终于问世了。

一些爱猫者直接到源头去享受他们宠物猫的香气，他们在爱猫者网站上承认自己已经无法忍受闻不到宠物猫气味的日子；有人甚至毫无顾忌地表示，他们觉得猫屁股有诱人的气味。当然，好像只有一小部分养猫的人属于后一类爱猫者。那么，为什么有人会对猫痴迷到这种程度呢？

捷克科学家为我们提供了一条线索，他们把各种含有猫、狗和马等不同哺乳动物气味的毛巾分发给受试者，然后要求他们按照不同气味产生的"愉悦感"进行打分。大多数给猫尿打分最高的男性受试者的弓形体测试呈阳性反应。就像被感染的老鼠觉得猫尿有不可抗拒的诱惑力一样，弓形体也能使被感染的人产生无法抗拒的欲望，因为弓形体对不同宿主使用了相似的化学手段，而且还使用了相同的神经递质，如多巴胺，来控制人类和啮齿动物的行为。

这种寄生虫改变了我们的日常行为，而根据萨波斯基等的研究，这种寄生虫还改变了我们的性格。一旦被感染，原本多疑、怕光的老鼠就会无所畏惧地大步进入危险的猫科动物领地，而被感染的人，哪怕之前是谨小慎微的人，往往变得喜欢寻求刺激。

与家鼠不同，第一世界的城市居民几乎不需要害怕猫科动物，但他们确实面临危险的交通，而对于科学家来说，道路交通是一种检测行为的试金石。捷克和土耳其的四项大型研究表明，被弓形体感染的人变成了乱穿马路者；他们总是冒不必要的危险，无论是作为行人还是驾驶员；

被弓形体感染的司机发生交通事故的可能性是其他人的 2.5 倍。[48]

东欧的研究人员发现了更加微妙的性格变化：男性弓形体感染者往往会变得内向、多疑，同时又不在乎别人对自己的看法，从而使他们变得冷漠，喜欢独处。这对寄生虫的未来似乎并不是什么好兆头，因为沉默寡言的孤独者一般不太可能从事类似于性交这样的亲密社交活动，因而不利于寄生虫的传播。不过，这些男性感染者的睾酮水平也会升高，而那些看过他们照片的女性则认为他们比没有感染弓形体的男性更有男子汉气概。那么，为什么会这样呢？感染弓形体很可能会改变男性的外貌，因为弓形体会影响他们的穿着打扮、行为。例如，不再每天刮胡子和运动，留胡须的男人可能会被认为更有男子汉气概、更有阳刚之气或者男性魅力。他们可能会选择比较随便但更在意凸显身材的衣服，如 T 恤或者毛衣。

几十年的人类研究也表明，弓形体感染者的行为变化有明显的性别差异。与男性弓形体感染者不同，女性弓形体感染者与未感染弓形体的女性相比，显得不那么谨慎，比较外向，更有兴趣吸引他人。据科学家们推测，女性弓形体感染者还会出现与感染弓形体有关的典型鲁莽行为，因此，性行为可能比正常女性更加活跃。

女人的香气

迄今还没有人研究过女性弓形体感染者在流行的阴燃香的诱惑下究竟喜欢哪种香味。但自从所罗门国王在公元前 10 世纪从非洲进口排泄物似的麝猫香以来，这种从肛周腺体排出的麝香就提供了一种与高级花香不和谐但又无法抗拒的香气。

尽管每升价值 2 000 美元的麝猫香具有强烈的驱避作用，但少量的麝猫香能使像乔伊(Joy)和夏尔美(Shalimar)这样的香水以及香奈儿 5 号的玫瑰、茉莉花和鸢尾根这样的复合香味变得比较柔和，同时也能"稳定"它们的香味。麝猫香也常用于壮阳，但缺乏证据。香奈儿以担心虐待动物为由，从 1998 年开始停止使用麝猫香，现在选择在实验室里用化学方法合成这种香味，但真正的成分仍然是一种在其他地方颇受欢迎的芳香。

一些大胆的香水调配师甚至夸口说，他们凭借"三寸不烂之舌"就能调配出香气无可挑剔的香水。

其他麝猫香对味觉更有好处。苏维浓白葡萄酒秘密地用麝猫香的优雅香气来点缀。这一次，这种香气是在葡萄发酵过程中以3－巯基－3－甲基丁烷－1－醇（3-Mercapto-3-methylbutan-1-ol，MMB）的形式出现的。这种化学物质是猫尿中一种信息素的孪生物，而对葡萄酒－信息素亲缘关系的认识提高而不是降低了这种葡萄酒受欢迎的程度，因为新晋"品酒专家"骄傲地宣称这是一种猫尿关系。

例如，2014年1月22日，杰西卡·亚德加兰（Jessica Yadegaran）在《圣何塞水星报》（*San Jose Mercury News*）上对2008年新西兰的"Gooseberry Bush"苏维翁白葡萄酒进行了"猫尿"（cat pee）评价，她宣称："以猫为主题的葡萄酒已经取得了巨大的成功，超过了所有的销售预期！这听起来可能不是很舒服，但'猫尿'通常是用来形容苏维翁白葡萄酒香味的一个褒义词。"

就在同一天，《周刊》（*The Week*）充满激情地发文称，"你可能会觉得，苏维翁白葡萄酒的气味就像猫尿一样难闻，太可怕了。那么，你就错了。"这位未透露姓名的作者接着指出，尽管他怀疑许多人真的尝过猫尿，但"他们实际上指的是某种古怪的气味"。[49] 尼尔斯（Neil Ellis）酒庄正宗的2006年苏维翁白葡萄酒（Sauvignon Blanc 2006）是南非的一种葡萄酒，被誉为"一种令人回想起桑塞尼（Sancerre）白葡萄酒及其特有的鹅莓味（常被亲切地或嘲讽地称为'猫尿'）的白葡萄酒。鹅莓是一种松脆、带有矿物质味道的草本植物果实。桑塞尼白葡萄酒是一种上好的葡萄酒，配上沙拉，那味道就不可思议……"

还没有人调查过使这些苏维翁白葡萄酒"疯狂流行"的人被寄生虫感染的状况，至少现在还没有，但我的钱却"感染上了寄生虫"。

第六章

如何在进化博弈中取胜：战胜病原体的策略

棋盘是世界，棋子是宇宙中的现象，游戏规则就是我
们所说的自然法则，而对手就隐藏在我们中间。

——托马斯·赫胥黎（Thomas Huxley）

隆德（Lund）是瑞典南部的一个小镇，从它引以为傲的维京人祖先和小镇鹅卵石铺就的街道到栗树成荫的大学校园的小径；都以最迷人的方式散发着这个小镇历史悠久的气息。顶级的隆德大学位于哥本哈根以东50公里，已经有约350年的历史，是斯堪的纳维亚最古老的高等教育机构。在它华丽校园的中央矗立着奢华的汉白玉主楼，主楼顶上有一座狮身人面像，周围有许多砖石建筑。

但正是这所大学的现代化医院，外面有着棱角分明的钢结构和玻璃幕墙，里面正在进行一场当代生死攸关的智力竞赛。隆德大学附属医院重症监护室的医生正在奋力搏杀，因为医院里出现了呼吸机相关性肺炎（ventilator associated pneumonia，VAP）的感染病例。2010 年，《斯堪的纳维亚传染病杂志》（*Scandinavian Journal of Infectious Diseases*）载文报道，医生们描述了他们试图解决的一个长期令他们担忧的问题：使用呼吸机的病人感染上了肺炎，并且病情还在继续发展。对于依赖这些机器呼吸的危重病人来说，肺炎是导致死亡的一个重要原因。他们的两肺受到口腔病菌的侵袭。如果他们能够正常呼吸，就不会吸入这些病菌。

瑞典并不是唯一发现呼吸机相关性肺炎的国家，因此，这种疾病有可能在任何地方杀死使用呼吸机的病人。无论你是因为患病的两肺不能正常工作而在接受需要麻醉的手术，还是你是美国约 79 万个无限期需要呼吸机帮助呼吸的居民[2] 中的一个，呼吸机可以将氧气注入肺部，清除废气中的二氧化碳，挽救你的生命。[3]

但是隆德和其他地方一样，医生找不到解决呼吸机相关性肺炎问题的办法。

通常的治疗方法是用抗菌剂或者抗生素溶液清洗口腔，这些抗菌剂或者抗生素溶液也可用来清洗呼吸机管子。但医生知道，长期使用抗生素会产生耐药性，因为这些细菌在频繁使用抗生素的环境中不断进化，特别是因为呼吸机管内壁有一层生物膜。

　　生物膜表面的细菌相互黏附在一起，就像漂在水面上的一层浮油。这些细菌以这种方式布局，就能立即收集有关菌落细胞数量和位置的定向信息。那么，为什么这些信息很重要呢？假设有盘棋突然摆在一个对这盘棋没有记忆的棋手面前，有些事情需要他快速做出评估。他还剩下多少棋子？都是些什么棋子？车？象？马？对手还有多少棋子？都是些什么棋子？都在什么位置上？对手接下来会怎么走？其实，他还必须知道，谁是自己的对手，他的棋艺有多高？只有在掌握了所有这一切信息以后，他才能理智地决定是否继续下去，采取什么策略。没有掌握这些信息就采取行动，就有可能会遭遇灭顶之灾。

　　生物膜上的细菌利用一种叫作"群体感应"(quorum sensing)——同种细菌数量与周围不同种细菌数量的一种集体感知——的模糊工具收集有关细菌的相对位置的信息。由于它们做出了决定，因此相应地会出现差别化，从而改变它们的行为和组织，有的变得更具攻击性，而有的则会变得比较"慵懒"。菌种复杂且不同的生物膜有一种表面亲和力，使各种细菌能够保持薄薄地附着在表面，包括呼吸机管内壁的表面。由于它们裹上了一层光滑的"保护膜"，并且附着在物体表面，因此，这些变了形的细菌对抗生素表现出一种特殊的耐药性。

　　对一种抗生素产生耐药性的细菌往往很快就会对其他抗生素产生耐药性[4]，因此设计和使用另一种抗生素只能推迟耐药性发生(细菌必然会产生新的耐药性)，但不会推迟很长时间，除非医生能想出一种新的解决办法。医生们都明白，耐药性可能导致他们丧失对付致病菌的武器，真正可怕的感染可能会不受控制地继续下去，导致更多的病人因感染肺炎而死亡。那么，瑞典隆德大学附属医院的医生究竟是如何在避免疾病抵抗幽灵的同时抑制致命细菌的生长呢？

"以毒攻毒"

　　植物乳杆菌 299(Lactobacillus plantarum 299)，或者简称"Lp 299"，是一种寄生在大多数人口腔内的细菌，它能帮助消化食物。据隆德大学的研究人员预测，如果在呼吸机接口涂上这种乳杆菌，那么，它就能成功地与病原体争夺食物和资源并把它们挤走，但不会引起疾病。但是，这项计划并不完美，因为 Lp299 有可能被吸入体内，并在肺部制造麻烦，就像呼吸机相关性肺炎致病菌一样。不过，上面提到的《斯堪的纳维亚传染病杂志》刊登的文章认为这是一种"计划内风险"。医生们假设，Lp299 能在没有抗药性威胁的情况下消灭致病菌。[5]

隆德大学的研究人员把 44 个使用呼吸机的危重病人分成两组，其中一组接受标准的护理，包括用消毒剂清洁消毒，而第二组病人口腔内和使用的呼吸机接口处则涂上 Lp299。然后，研究人员通过使用胸部成像技术、检测白细胞计数是否上升、培养口腔细菌以及监测病人体温变化来寻找两组呼吸机相关型肺炎患者的体征。

那么，结果如何呢？"我们在对接受以 Lp299 口腔护理为主治疗与那些接受基于碳氢化合物（CHX）的标准口腔清洁法治疗的病人进行比较时，并没有发现口咽部或气管中新出现的潜在致病菌的发生率有明显的差异。"这项小型试点研究是在一项更大规模的样本试验中进行的。这项大规模试验的结果表明，Lp299 在攻击肺炎致病菌方面与商业抗菌剂一样有效——但没有抗药性危险。

利用一种微生物对抗另一种微生物，正是我们必须完善的一种前瞻性策略，以便在面对病原体有能力逃避医疗对策的情况下治愈包括影响精神健康在内的感染性疾病。跟上微生物进化的步伐是一场无与伦比的战斗，因为人类一般一生只能繁殖几次，而微生物一天就能繁殖多次。进化生物学家保罗·埃瓦尔德（Paul Ewald）表示："人类进化的速度无法适应快速进化的传染病病原体的进化速度。"我们正在输掉这场进化战争，因此我们必须依靠自己的智慧弥补进化速度慢的不足。我们需要了解微生物如何繁殖和进化，以免犯同样的错误，采取更具创新性的策略，比如隆德大学研究人员采取的策略，这样我们才有希望战胜感染性疾病，特别是感染性精神疾病。

徒劳无益的策略

20 世纪初，有很多人死于肺结核和伤寒等传染病，这些疾病曾是造成婴儿(年龄不到 1 岁的儿童)死亡的主要原因。抗生素的发明使我们人类能够治愈细菌引发的疾病，更重要的是，我们消除了曾经导致许多治疗过程变得危险的手术感染，促进了癌症的治疗，几十年后，使器官移植成为可能。[8] 随着这些对抗疾病的"神奇子弹"的重要性变得日益明显，公共卫生专家自信地预见到了传染病的末日[9]，美国外科医生威廉·斯图尔特(General William Stewart)在 1967 年就高调宣称："现在已经到了合上传染病书的时候。我们基本上阻断了传染病在美国的传播。"[10]

但是，就在我们大肆使用抗生素的时候，微生物很快进化出了对付抗生素的本领，而且还改变了博弈方式。在一定程度上，这是因为细菌能够"聪明"地繁殖，用有性繁殖来补充它们常规的分裂繁殖方式，从而传播它们所需的各种各样的能够躲避抗生素追杀的基因工具。随着耐药菌株的出现，我们不得不制造更多更加广谱的抗生素。似乎这种挑战还不够严峻，在斯图尔特发表豪言壮语后的 10 年里居然出现了 100 多种新的传染病。尽管今天在市场上可以买到上千种抗生素，但耐药性已经使得许多抗生素没有价值，或者几乎没有价值。它们不能杀死甚至抑制抗药性菌株。[11]

2013 年，美国疾病预防控制中心估计，每年有 200 万美国人遭遇耐药性菌株感染，其中有 9 万人不治身亡[12]，比死于艾滋病的人数还要多。[13] 更严重的是，我们还没有足够快地生产出新的抗生素来取代已经无效的抗生素，而且我们也不太可能做到这一点。1980—2000 年间，美国食品药品监督管理局(FDA)每年批准生产 50 种新的抗生素；但从 2000 年至 2010 年，每年只批准生产 10 种抗生素。自 2010 年以来，新生产的抗生素没有一种能取代因耐药性而变得无效的抗生素。[14] 据欧洲疾病预防控制中心 2008 年的一份报告估计，在当时正在研制的 167 种抗生素中，只有 15 种抗生素具有新的机制。[15]

耐药性已经影响到抗生素治疗炭疽、淋病、B 组链球菌引起的感染、某些形式的结核杆病、伤寒和耐甲氧西林金黄色葡萄球菌(Methicillin-resistant Staphylococcus aureus，MRSA)引起的感染等的效果，而滥用抗生素并不只是我们关心健康的产物。医生经常被迫用抗生素来治疗病毒性疾病，而这些药物对这类疾病并没有作用。给动物使用的抗生素中有

70%并不是用于治疗疾病的，而是为了加快它们的生长速度和改善它们的"卖相"。残留的抗生素通过我们吃的肉和用废物制成的肥料不断扩散[16]，从而加剧了耐药性问题。抗生素还被添加到肥皂、非处方面霜和奶酪丝等食品中。

另一种避免微生物抗药性的有先见之明的策略是一种所谓"噬菌体"的"回到未来"选择（back-to-the-future option）。噬菌体是一种病毒，它能感染细菌，在细菌细胞内繁殖，杀死细菌，并且在此过程中释放出数千份自己的"拷贝"。"噬菌体"（bacteriophage）这个词由"细菌"（bacterium）和希腊语动词"吃"（phagein）组合而成。噬菌体就像它的称谓那样以细菌为食。在抗生素问世之前，噬菌体就是我们拥有的杀死细菌的全部手段。

微生物正在进化博弈中击败我们，而我们的科学家直到最近几个世纪才认识到这场一直在进行中的进化博弈——而这仅仅是进化年表中的瞬间。好像我们体内的病原体比我们的细胞多数万亿还不够，它们还有在洪荒之前就已经掌握的领先优势。我们一直在博弈，好像下一步才是最重要的，我们争相研制疫苗（面对病毒的广泛适应性，这是极其困难的），或者研发新的抗生素，然后病原体必然会产生耐药性，当影响到抗生素的功效时，我们又争先恐后地研制新的抗生素来取而代之。

2011年，研究人员发现弓形体使用一种代号为ROP 18的酶来中和包括我们人类在内的宿主消灭这种寄生虫的能力。我们人体合成的蛋白质能够侵蚀弓形体藏身的气泡，而弓形体则找到了阻止人体蛋白质合成的方法，[17]这就是生物以巧取胜的另一个例子：病原体发展了一种防御手段，我们人体使它失效；我们冒险走下一步棋，而病原体就会使出新的招数来拆招。

这种博弈已经进行了很长时间，因为我们和对手微生物是从早期同一祖先一起进化而来的。纵观我们的进化时间表，我们被保罗·埃瓦尔德（Paul Ewald）所说的"以病原体和共生体为表现形式的殖民者的共同进化云（coevolving cloud of colonists）"所包围。正如我在第四章里已经指出的那样，一种简单的"我们对付它们"的方法毫无意义，当我们的系谱树显示一种在很长一段时间内进行的平行、重叠的进化：病原体引起流行病，接着是我们发展包括耐药基因（resistant genes）在内的防御系统。结果，疾病的发病率下降，病原体数量急剧下降，从而出现一个无疾病时期，但随后是微生物卷土重来，并且引发更多的疾病。这个博弈过程告诉我们如何才能战胜病原体，避免罹患包括精神病在内的疾病，并且帮助我们更好地理解病原体的毒力。

凶猛的生物

病原体的各种生存和繁殖策略取决于多种因素。埃瓦尔德指出，识别导致特定精神障碍的特定微生物，可以帮助我们治愈特定的精神障碍。"总会有一天，我们能区分流感型精神分裂症和弓形体型精神分裂症"，并据此进行精神分裂症防治。我们必须学会为特定生物的行为和生存策略量身定做对付它们的方案，当然要考虑到它们的毒力。埃瓦尔德认为，微生物的毒力也不那么难预测。

重要的是，应该了解某种病原体是否仅仅让我们因皮疹而感到烦恼，是否会使我们暂时衰弱并卧床休息，是否会让我们瘫痪，或者直接导致我们死亡。通过了解以上这些情况，我们就能知道什么样的进攻会起作用，什么药物的不良反应可以忍受。我们会接受更大的风险和不良反应来拯救我们的生命，而不是简单地避免几周的疲乏和鼻塞。然而，长期以来，医生们一直把某种病原体的行为视为所有微生物的行为。例如，许多医生认为，随着时间的推移，微生物必然会失去毒力，变得比较温和，就像天花、梅毒和其他性病的病原体一样。的确，新出现的病原体，如 HIV 或埃博拉病毒，由于几乎没有时间与我们一起进化，因此毒力非常大。但是，毒力只是微生物能使出的各种招数中的一种。

毒株在传播最容易的地方繁殖。我们来考虑 3 种假设的病原体菌株：急躁型，特点是繁殖迅速、毒性大，能迅速杀死宿主；节制型，特点是繁殖速度适中，引起周期性症状，但病人能四处走动，不耽误上班和看戏，在康复阶段排出病毒；懒散型，比较温和，以至于宿主感觉良好，可以继续做各种日常事务并完成日常社交活动，但却几乎不传播病毒。

那么，在以上 3 种菌株中，哪种菌株会取得最大的成功呢？这要取决于它们寄生在哪里。如果是在人口稠密、拥挤的城市，病人躺在床上就能传染给家人或者社区的许多居民，那么，急躁型菌株就会迅速繁殖、传播。如果宿主的社区人口充分稀疏，只有在四处走动、咳嗽、打喷嚏，或许还有接吻时，才可能广泛传播病原体使其他人感染，那么，肯定会传播的细菌——节制型和懒散型菌株就会快速繁殖，而急躁型菌株则会在少数人身上迅速繁殖，完了就会死去，除非它们能找到另一种无须人体接触和呼吸就能四处传播的方法。微生物无论毒力水平如何，只要能针对特定的人类环境采取正确行为，就能繁衍生息。

美国已故散文家刘易斯·托马斯（Lewis Thomas）认为，最成功的病原体是那些能让宿主存活的病原体，因此病原体会向温和、宽厚的方向发展。"致病性（微生物引起疾病或严重危害的能力）并不是普遍现象，"他写道，"事实上，这种情况很少发生，而且涉及的菌种相对较少。鉴于地球上细菌数量庞大，它们有意外的一方面。"

这种关于病原体良性或者温和的假设是一种常见的过度简单化假设。在沙漠或南极等人烟稀少的地方，病原体很难传播。在宿主生活在千里之外、社交场合相对较少的情况下，一种致命的微生物就会在少数家庭或小的社交群体中迅速消失，而不会繁殖或传播。毒力强不一定符合微生物的最佳利益。相反，"在寄生虫的传播依赖于宿主迁徙的情况下，自然选择有利于温和的寄生虫，"保罗·埃瓦尔德解释说，"以疟疾为例，如果我们在住所和医院灭蚊并且保持无蚊，那么就可以确保唯一有可能被蚊子叮咬的人是那些在外面走动的健康人。而他们即使感染上病原体，也是比较温和的菌株；这样，我们就能期望病原体会进化得比较温和。"[18]

因此，在宿主稀少的情况下，微生物的毒力决定它们的命运——除非它们能通过跳蚤、蜱、蚊子或者像水体这样的其他庞大的传播系统来传播感染其他宿主。有些恶性病原体，如由血液传播的丙型肝炎病毒（HCV），可以在宿主体外长期存活。潜伏在剃须刀刀片或其他物品表面干血中的丙型肝炎病毒可以在剃须刀和其他物品被感染者污染几个月以后感染其他人。像丙型肝炎病毒这样的病原体不是主动去感染受害者，而是等待受害者主动送上门来。[19]

非常恶毒的微生物的另一种策略是延缓疾病的发生，以便宿主能够在发病之前四处传播病原体，如疱疹病毒。疱疹病毒在感染者还没有症状，但已经在传播病毒的潜伏期里就能非常有效地传播；或者能够使一些人长时间保持无症状病毒携带者的状态，但这些无症状病毒携带者足以传播病原体导致其他人感染。19世纪的"医学贱民"（medical pariah）玛丽·马伦（Mary Mallon）或者"伤寒玛丽"（Typhoid Mary），是一名爱尔兰厨娘，她被指控导致几十个人感染伤寒沙门菌（*Salmonella typhi bacterium*）。这种伤寒菌会在冬季恐惧症流行时期引发伤寒。马伦在1938年去世前，在北哥岛（North Brother Island）被公共卫生当局强行隔离了30年。她之所以受到这种不公平的待遇，是因为伤寒杆菌像脊髓灰质炎病毒和甲型肝炎病毒一样感染了一些"携带者"，但他们并没有症状，从而使得他们能够传播病原体感染别人，而玛丽·马伦就是这样一名伤寒杆菌的无症状携带者。

但是，许多微生物并不满足于让它们的携带者保持无症状的状态或者被动地等待它们的不知情宿主，而是像疟疾的病原体疟原虫一样，主动利用宿主的身体和行为来达到它们的目的。把疟疾传播给人类的被感染的雌性按蚊，比未被疟原虫感染的雌性按蚊更容易被人类的呼吸和气味所吸引。[20]被感染的雌性按蚊也会更加频繁、更有侵略性地叮咬疟原虫的宿主。那么，寄生虫是怎么做到这一点的呢？

蚊子为了容纳血液，在吸血时会把自己的腹部伸长，发出信号告诉大脑它已经喝饱。大脑的反应是命令咬人的频率减少。但对于感染了疟原虫的蚊子，疟原虫会拦截信息，阻断信号传递，对蚊子的大脑隐瞒不需要继续咬人的信息。蚊子继续叮咬，但不是为了满足自己的需要，而是为了满足它的隐身"过客"广泛传播的需要。[21]

理查德·道金斯把疟原虫对蚊子的这种操纵称为"延伸表现型"（extended phenotype）[22]，因为病原体的基因得到了"延伸"——表现在另一种动物（在我们的例子中是按蚊）的行为中。我们并不认为疟疾会导致精神疾病，但它确实会引起精神疾病。[23]抑郁症是这种疾病的常见症状，但脑性疟疾（cerebral malaria）也会导致思维障碍、失忆、性格变化和暴力倾向。到疟疾流行地区服役的士兵，如美国的越战老兵，往往会受到长期影响，对他们的心理健康造成严重的损伤。19世纪就有医生报告从印度服役回国的英国士兵也有相同的长期症状，并认识到疟疾是造成这种症

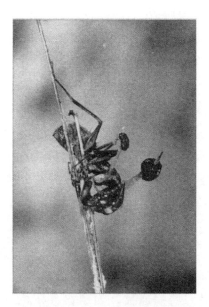

　　认为弓形体这种单细胞寄生虫能改变啮齿类动物——和我们人类——的行为的想法似乎很离奇。但是，改变宿主的行为以满足自身需要是寄生虫的共同策略。虫草属真菌（*Cordyceps fungus*）操纵亚马逊蚂蚁爬树，这样真菌孢子就能在树上得到更加广泛的传播，而带有孢子的树枝依靠蚂蚁尸体堆来传播真菌。

状的原因。爱荷华州大学（University of Iowa）和退伍军人事务医疗中心（Veterans Affairs Medical Center）1998 年完成的一项研究表明，疟疾可能对越战退伍军人的心理健康产生严重的影响，如创伤后应激障碍（post-traumatic stress disorder）和橙剂接触症（Agent Orange exposure）。[24]

　　延伸表现型概念也可用于描述狂犬病和弓蛔虫（toxocara）策略的特征。弓蛔虫是一种寄生虫，由狗携带并感染人类，在美国，每年有 70 人因感染这种寄生虫而致盲。

　　狂犬病病毒通过改变宿主的大脑来传播，从而表现出凶残的攻击行为。狂犬病病毒在把它的人类宿主变成具有攻击性的狂怒者后会进入人体唾液腺，这样就可以得到广泛的传播。正如我们在第三章中已经讲述的那样，老鼠和我们人类感染弓形体以后，就会无所畏惧地大步走向危险，无论是猫的领地还是迎面开来的汽车。弓蛔虫也会使我们和我们养的狗做同样的事情。

　　为了人类自己和动物的安全，我们必须警惕与猫和狗以外的其他动物的互动。例如，我们喜欢深入研究从雨林到南极的动物栖息地，这就意味着我们经常会从它们那里感染传染病，其中的一些疾病，如艾滋病，我们没有防御能力，肯定还会出现更多类似的疾病。

　　一些重要的传染病，如霍乱、伤寒、天花、风疹、百日咳、梅毒和淋病，通常仅限于人类，但许多其他传染病是人畜共患病，由其他动物传染给我们。除了从猫身上感染能改变我们思维的弓形体后罹患弓形体病以及我们从人类最好的朋友狗那里感染弓蛔虫后罹患弓蛔虫病之外，人畜共患病还包括狂犬病、旋毛虫病以及感染汉坦病毒、蠕虫和布氏杆菌导致的疾病。

　　有些病原体专门攻击某种类型的细胞，比如脊髓灰质炎病毒专门攻击宿主的脊髓前角细胞（脊髓前灰质），狂犬病病毒专门攻击宿主的中枢神经系统神经元；另一些病原体，如结核分枝杆菌，具有泛嗜性（pan-tropic），不仅能感染宿主的肺，而且还能感染宿主的其他所有部位，包括骨骼、皮肤、泌尿生殖系统、脑膜或脑壳，从而导致宿主意识模糊、昏睡和精神状态变化。

　　尽管很多人把注意力一直集中在 HIV 和埃博拉病毒等新的感染病例上，而且这是理所当然的，但许多其他新的传染病都是由于病原体扩张地盘造成的，而我们人类为病原体实现这种扩张做了很多工作。此外，我们人类并不是唯一因未能给动物及其微生物提供更广阔的空间而受到威胁的物种。我们的宠物狗感染了麻疹病毒（Morbillivirus），也就是为人熟知的犬瘟热（distemper）。在未经处理的狗的粪便流入水体以后，这种病毒已经杀死了世界各地数量不详的海豹和海豚。同样，弓形体扩展了它们的栖息地，感染了海洋哺乳动物，甚至在北极地区也是如此，这也要归咎于乱倒未经处理的宠物猫粪便的坏习惯，从而改变了海洋生态系统，为新的病原体感染打开了大门。[25]

　　毒性病原体也能在没有我们人类介入的情况下存活下来。"病态行为"包括悲伤、疲劳、困倦、嗜睡。其实，这是我们的身体在成为许多包括一些精神疾病（如抑郁症）在内的感染性疾病的牺牲品后采取的一种策略。这些病态行为有益于病人保存能量，并有助于病人的免疫系统与微生物作战，因为病人在衰弱状态下卧床休息就有更多的精力与病原体做斗争。

但是，病态行为会导致病人卧床，过度疲惫和悲伤，无法四处走动传播病原体，从而造成传染性生物体需要另一种传播媒介。霍乱弧菌找到了一种解决方案：就是利用水来传播。霍乱弧菌能使被感染者腹泻，被污染的水体以可怕的效率传播霍乱弧菌。感染了耶尔森鼠疫杆菌的跳蚤"骑"在老鼠身上把黑死病传遍了整个欧洲。因跳蚤而感染了病原体的老鼠也是导致 1918—1920 年西班牙流感大流行的罪魁祸首，这场流感大流行导致很多病人得了从神经衰弱到冯·伊科诺莫症（又称昏睡性脑炎）的精神疾病，损伤了许多幸存者的大脑。

病原体的毒力也会随时间和环境而变化。埃瓦尔德写道："从生物体的高致病性到互利共生性组成了一个完整的连续统，生物体在进化过程中可以在这个连续统上动态移动。"性传播疾病常常具有致命的毒力，但会与我们共同进化，最终几乎不会表现出它们存在的迹象。17 世纪时，梅毒会使病人出现下疳和可怕的脓疮等症状；而现在，尤其是对于女性病人来说，梅毒已经演变成一种几乎是"无声"的疾病。今天，淋病和衣原体感染通常也缺乏明显的症状。

这种感染症状的减缓是微生物采取谨慎行动的结果。因为，如果被感染者感觉很好，足以做出好色行为；如果她们的性伴侣看不到她们身上那些可能会使他们望而却步的生殖器皮疹，那么，这些微生物在性活动中得到传播的概率就会增加。

我们在决定对抗微生物的时候必须记住，正如我们人类与它们的关系并不总是像黑白那么分明，微生物的病理和毒力也不总是全有或者全无的现象。我们以鼠伤寒沙门菌（Salmonella Typhimurium）为例说明这种模棱两可性。鼠伤寒沙门菌实际上会修复它对宿主的损伤。这种"病原体"在突破肠道外层后就会分泌一种蛋白质来修复被它损伤的细胞骨架。[26]

我们和我们的微生物"客人"在一起进化的过程中已经进行了那么长久的博弈，但时间站在了它们一边。此外，细菌有用能使它们交换基因的有性繁殖方式来补充它们惯常的分裂生殖这种无性繁殖方式的习性，从而提高它们的遗传多样性，并进化出新的防御能力。35 年前，生殖器疱疹还会出现溃疡、发热、疼痛和淋巴结肿大等症状。现在，由于这种疾病的病原体有灵巧的致病性，因此，生殖器疱疹的症状已经变得非常轻微，以至于 4/5 的患者只有通过临床检测才能确诊。美国大约有 4 500 人罹患生殖器疱疹，从而表明：虽然这种病不再导致严重的症状，但这种病的病原体取得了非常成功的进化。[27]

微生物的错招

我们人类下棋走了错招，就像微生物下棋走了妙招一样可怕。如果政府建议而不是强制（大多数人）接种流感疫苗，那么就是在帮助流感病毒繁衍传播；如果他们没有认真检验食物或没有很好地储存食物，那么就有可能促成麦角中毒性精神疾病和肢体功能丧失；如果他们随意倾倒未经处理的污水，那么就等于是在把病原体输送到南半球（包括非洲国家、拉丁美洲以及亚洲大部分地区。——译者注）的水体。

与人们可能预期的相反，这种博弈错招并不局限于发展中国家。虽然西方人比较富有并且有健全的公共卫生基础设施，但也犯了同样的错误，甚至是犯了更多的错误。我曾写过一篇关于第三世界国家水体的文章，纽约市的水体里也有各种各样的人体肠道细菌。由于多年来一直往纽约水体倾倒人类排泄物，有人在离这个城市 106 英里的地方仍发现了这些肠道细菌；而脊髓灰质炎病毒则是在纽约市周围水域 1 000 米深的地下发现的病原体之一。波士顿建造了一条长 10.5 英里的下水道排送经过氯化处理的城市污水，但有些微生物对氯有耐药性。

其他同样目光短浅的措施导致我们的治疗机构到处布满了有可能威胁我们身心健康的病原体。例如，我们把受感染的病人送到医院进行最先进的治疗，但这样就把医院变成了致病菌的孵化器。2006 年，一篇题名为"医院感染控制"（*Infection Control in Hospitals*）的文章告诫说："不幸的是，由于医疗条件不佳，医院里的病人通常比普通人群更容易受到感染。"[28]

也难怪，通过把被感染者、免疫缺陷者或两者兼而有之的人集中在一个狭小的空间里，我们正在为病原体在病人之间的传播营造良好的环境。正如埃瓦尔德所解释的那样，我们在方便病原体传播的同时提高病原体的致病性。因此，医院是如此之多特别有害的病原体的集聚地，就不足为奇了。据《新英格兰医学杂志》(New England Journal of Medicine)报道，"在急症医院接受治疗的病人中，有5％～10％的病人感染上了一种以上的疾病；而且，在最近几十年里，这种风险稳步上升。这些不良事件每年大约要影响美国200万病人，导致约9万人死亡，每年要增加45亿～57亿美元的病人护理费用。因此，医院感染控制是病人安全的重要组成部分。"[29]

具有讽刺意味的是，其中的一些失败策略可以追溯到我们自己的"成功"。从20世纪30年代开始，在人类与抗生素的蜜月期里，我们开始忽视重要的传统保护措施，包括旨在阻止感染传播的物理屏障，如隔离空气中的病原体和使用正气压确保病原体不能离开病房的医院设计方案。[30]我们应该恢复这样的医院控制感染设计方案。

现在，像肺结核这样的以前比较常见的传染病已经报复性地卷土重来，并且出现了一些像艾滋病这样导致了各种精神障碍和自杀事件的新病种以及军团病。我们需要引进更新的物理保护设备，如高效的空气过滤器，正压和负压室及计算机辅助通风系统。

即使是医院的布局也能为把感染威胁降到最低限度创造机会。既然我们已经把胎儿和围生期流感、弓形体、博纳病毒与精神分裂症联系在一起，那么，谨慎的做法似乎应该把潜伏着大量传染病病原体的急诊室、治疗室建在远离妇女分娩和看产科医生的区域，尤其是因为未来的研究或许应该关注产前感染的其他精神疾病。

例如，《普通精神病学研究档案》(Archives of General Psychiatry Research)发表了约翰·霍普金斯儿童中心(John Hopkins Children's Center)的一篇研究报告。据称，被2型单纯疱疹病毒感染的孕妇生下的孩子，以后患精神分裂症的可能性比正常儿童要高出近6倍。[31]在对这种关系进行更加严格的调查之前，谨慎的做法似乎应该是尽量减少孕妇在医院接触各种感染的机会，因为孕妇在怀孕的头3个月里为了防止对胎儿做出排斥反应会出现严重的免疫功能不全的症状。医院还应该把到处都是危险的传染性生物体的实验室搬出病人护理区。

塞麦尔维斯反射

危险也潜伏在医护人员珍视的胸牌上。2008 年的任何一个工作日，我都能在纽约上东区看到一群行色匆匆的医护人员涌进第 79 街的星巴克。他们身穿外科手术服或者白大褂，把胸牌和听诊器放在一张带有微生物的柜台上，喝过含咖啡因的饮品或者用过午餐，又飞快地赶回附近的医院。看着他们，我琢磨哪一种城市病菌利用这些医护人员的胸牌、听诊器和白大褂搭便车钻进了病房。在纽约的西城区、纽约州北部的罗切斯特(Rochester)以及帕洛阿尔托(Palo Alto)，我也看到了同样的情况。

我们也能在医院里看到这种明显对微生物污染习以为常的现象。在手术室外，有时很难推行必要的抗菌防范措施，因为有些医生抵制旨在督促医护人员洗手的努力。一些专业期刊偶尔会提到外科医生和负责监管消毒工作合规情况的低级别医护人员之间的摩擦。尽管有大量的研究已经证明医疗设备和器械在病原体传播过程中所起的作用，但有太多的医护人员就是不愿意解开、脱下或者摘下他们那些携带微生物的领带、白大褂和听诊器。[32]

我不禁想到了一个类似的故事，故事的主人公是 19 世纪的匈牙利医生伊格纳兹·塞麦尔维斯(Ignaz Semmelweis)。塞麦尔维斯对洗手的痴迷被认为到了迷信和荒诞的地步。在塞麦尔维斯生活的那个时代，医生和外科医生穿便服工作，也没有洗手的习惯；有 1/3 的产妇死于产褥期感染或"分娩热"，他们不知不觉地在病人之间传播病原体；而那些由勤洗手并对绷带进行煮沸消毒的助产士接生的产妇死亡率只有 1/9。塞麦尔维斯在维也纳总医院要求用氯化石灰消毒医疗器械以及病房和手术室表面，并且对助产士的卫生要求进行了规范，结果把产妇的死亡率降低到 1％ 以下。然而，他的成就最终遭遇了禁止，因为其他医生完全没把他的要求当作一回事。有些医生因为有人指出他们的不洁习惯正在杀死病人而感到不快，并且声称塞麦尔维斯的消毒要求没有任何科学依据。

是的，这些医生没有说错。因为在路易斯·巴斯德证明杀死微生物可以消除感染威胁之前，塞麦尔维斯无法提供任何合乎逻辑的理由来解释为什么洗手和消毒可以降低发热病的发病率。面对自己在医疗界被边缘化的现实，塞麦尔维斯开始写一些长篇大论谴责医疗机构的"凶残"冷漠。结果，他被迫离开医疗工作，1865 年被送进精神病院，17 天后就去世了。几年后，巴斯德通过推广微生物理论，验证了塞麦尔维斯的主张。[33]

今天，塞麦尔维斯被尊为消毒技术的拓荒者和广大妇女的大救星，他被人们记住还因为另外一个本书提到的许多研究人员为之困惑的问题。塞麦尔维斯反射（Semmelweis reflex）是本能地拒绝模式转变的倾向——并不是因为模式转变不合逻辑，而是因为它们提供了新的、令人不快的、也许在政治上不方便的疾病解释——的另一个名称。今天，读者应该了解这种倾向。

现在，没人会质疑支持消毒技术的当代科学。"手部卫生可能是医务人员为保护病人免受感染要做的最重要的事情，"美国疾病预防控制中心医院感染预防工作负责人约翰·杰尼根（John Jernigan）如是说。然而，《华尔街日报》报道称，"尽管多年来我们都在努力教育临床医生和病人，但研究表明，医院工作人员平均大约在一半时间里遵守洗手规程，包括用肥皂、水或酒精凝胶进行清洗"。

杰根尼录制的一些公共教育视频敦促病人通过要求医生洗手让医生承担责任。那么，这有多大的可行性呢？2013 年 6 月，《美国感染控制杂志》（American Journal of Infection Control）发表的一项研究成果表明，"有 84% 的病人意识到了感染的风险，但只有 67% 的病人会提醒医护人员洗手，最常见的原因是担心让人觉得没有礼貌或有损医生的权威"[34]。

有些医院，如列克星敦（Lexington）的肯塔基大学医疗中心（University of Kentucky Medical Center），无奈地把绩效奖励与洗手合规程度联系起来，甚至暂停那些无视这些规则的医生的临床治疗权利[35]，此举还真起到了一定的作用。

但在另一个错误的预防方法的例子中，虽然肥皂和水可以更加有效地消灭细菌，但洗手和消毒通常是用医院里无处不在的抗菌洗手液来完成的。这方面知识更加丰富的医生经常使用这种化学物质洗手，这些化学物质不仅效果不太好，而且还助长了抗生素的抗药性。其中包括三氯生，一种不加区别地杀死所有细菌的抗菌"钝器"。这种抗菌"钝器"甚至还能杀死那些对我们人体健康必不可少的微生物群——就像污水处理厂使用的厌氧消化池。这些有益菌将有机废物分解成小分子，如二氧化碳、甲烷和氨水。当我们用三氯生杀死有助消化的细菌时，我们会暴露在废物中的有害微生物中，同时促成有害细菌的耐药菌株。

我们盲目相信抗菌化学物质优于肥皂的错误观点，导致把三氯生加进了牙膏、洗碗剂、洗脸液、唇彩甚至运动服中[36]，所有这些都会将这种化学物质排入下水道，阻碍废物处理，并且促进它们要在长期内消除的感染。在短期内，它们为我们营造了虚幻的心灵平静。[37]

然而，我们的健康有赖于运用逻辑思维（logic thinking）而不是愿望思维（wishful thinking）来学习控制病原体和它们会引起的精神障碍。这一点也适用于一些较新的精神药物，如基本上没有什么效果的选择性血清素再摄取抑制剂（selective serotonin reuptake inhibitors，SSRIs）。

2010年，《美国医学会会刊》（*Journal of the American Medical Association*）发表的一项研究成果[38]表明，安慰剂，即不含任何药物的"假药丸"或"糖丸"，对绝大多数抑郁症病人起到了抗抑郁药的作用。[39] 宾夕法尼亚大学（University of Pennsylvania）的杰伊·福尼尔（Jay Fournier）研究分析了六项精心组织的临床试验的全部原始数据，并且发现：像帕罗西汀（Paxil）和百忧解（Prozac）这样的选择性血清素再摄取抑制剂只对最严重的抑郁症病人才有效。[40]

轻度、中度甚至严重的抑郁症病人服用安慰剂与服用抗抑郁药物可能都有助益。

其他许多随机、双盲的临床试验——病人被随机分配服用抗抑郁药或安慰剂，病人和研究人员都不知道谁在服用抗抑郁药或者安慰剂——证实了这一发现。[41] 这些抗抑郁药是一些美国最常见的处方药，但对它们的研究结果肯定会让1/10服用它们的美国人感到惊讶。

在一些试验中，抗抑郁药比安慰剂只显示出很小的具有统计显著性的优势。然而，"统计显著性"一词具有误导性，它不是指药物作用的强度，而是指结果有可能真实而不是偶然产生的，也并不意味着临床效果——药物对服用者精神健康有多少作用——显著。事实上，有证据[42]表明，对于大多数病人来说，抗抑郁药比无效更加糟糕，因为服用这些药物要付出昂贵的经济代价和副作用代价，有时可能要危及生命，尤其是儿童的生命。[43]

考虑到这些药物的售价和副作用，精神病病人群体和一般公众不应该对抗抑郁药物感到满意，因为这些药物效果只比安慰剂好不了多少。[44]

尽管如此，美国医学会指出，抗抑郁药的处方并没有减少。[45]读者、病人甚至研究人员和医生经常被肆无忌惮的广告所欺骗[46]，无法单独判断抗精神病药物的疗效[47]，而关于选择性血清素再摄取抑制剂的文献尤其令人深恶痛绝。[48]

但有趣的是，这些药物在另一方面发挥了良好的作用：它们能抑制感染。[49]澳大利亚迪金大学（Deakin University）的罗斯·泰南（Ross Tynan）在 2012 年的一项研究中指出，抑郁症与炎症有关，选择性血清素再摄取抑制剂和相关的去甲肾上腺素再摄取抑制药（serotonin-noradrena-line reuptake inhibitor，SNRI）大大减少了中枢神经系统小胶质细胞的炎症。[50]泰南在《大脑行为和免疫》（Brain Behavior and Immunity）杂志上撰文介绍了他研究 5 种选择性血清素再摄取抑制剂药物——氟西汀（fluoxe-tine）、舍曲林（sertraline）、帕罗西汀（paroxetine）、氟伏沙胺（fluvoxamine）和西酞普兰（citalopram）——以及一种名为"文拉法辛"（venlafaxine）的去甲肾上腺素再摄取抑制药抑制这种炎症的结果，并且发现它们有很大的功效。[51]他的研究表明，抗抑郁药至少有一部分能够缓解一小部分病人的抑郁和其他精神疾病症状，因为它们能够抑制影响精神健康的感染性炎症。[52]

就像精神病学家丹尼尔·卡拉特（Daniel Carlat）所指出的那样，现在的抗精神病药没能显示出比安慰剂更好的疗效，从而损坏了制药行业所宣传的"神经生物学魔药"形象。据称，这种"魔药"能够根据被认为会导致特定精神疾病的大脑化学物质失衡进行量身定制式的精确调整。选择性血清素再摄取抑制剂是通过逆转大脑血清素水平的下降来对抗抑郁的，但如果是这种抑制剂的抗生素活性阻止了症状，那么就意味着有可能存在反向因果关系，也就是说，大脑血清素水平的下降实际上可能是抑郁症的一种症状，而不是导致抑郁的原因。[53]卡拉特在《精神错乱：精神病学的麻烦》（Unhinged：The Trouble with Psychiatry）一书中指出，每一类抗精神病药物的成分都非常相似。关于这些药物能更加有效地抑制感染，而不是消除精神疾病症状的发现，进一步证明了微生物引发精神疾病的观点。

预防加警示

本章重点论述预防感染性疾病的潜在策略，与微生物博弈的高明大师都知道预防重于治疗——尤其是对于那些威胁精神健康的感染性疾病。哥伦比亚大学（Columbia's University）的艾伦·布朗（Alan S. Brown）告诉《科学美国人》（Science American）："如果我们想应对精神障碍，最重要的是，首先要防止它们发生。"[54] 药物储存不断减少并不是预防优于药物治疗的唯一原因，而药物储存减少的首要原因是：精神症状和疾病是许多药物的副作用造成的。

治疗疟疾的强力霉素（doxycycline）会引起焦虑、抑郁、无端恐慌和幻觉。治疗丙型肝炎的干扰素（interferon）会引起抑郁症或者导致抑郁症恶化，[55] 而高活性抗反转录病毒疗法（HAART）这种抗艾滋病的药物治疗法则会引起病人从偏执、幻觉和迫害妄想变成不能发声、不能动的"人雕"紧张症等各种症状。[56]

即使是安全、有效的治疗方法也只能产生有限的效果，因为一旦确诊，几乎无法逆转感染导致的脑损伤。引发许多人患上精神分裂症、自闭症、抑郁症和痴呆症的慢性感染是由过去几年甚至几十年发生的损害造成的。预防更有利于保护大脑功能。

不过，我们必须明智地选择预防措施。

例如，强制接种流感疫苗，而不是仅仅提出接种流感疫苗的建议，可以预防流感在流行后留下的精神疾病，如精神分裂症和冯·尹克努姆症。虽然这种预防性保护措施并不充分，但群体免疫也能保护许多胎儿免受最终可能会恶化为精神分裂症的轻微脑损伤。

但是，美国疾病预防控制中心建议所有的孕妇接种流感疫苗，而不是强制所有人接种流感疫苗。这听起来像是一个很好的预防建议，但这恰恰是一种错误的策略，因为它反映了对胎儿风险的认识不足。专家认为，并不是通过胎儿感染流感，而是母亲感染流感后损伤胎儿的免疫反应，"友军火力"增加了胎儿患精神分裂症的风险。这种免疫反应正是由接种流感疫苗引发的，因此，迫使所有孕妇接种流感疫苗将大大增加患精神分裂症胎儿的数量。"我不认为，他们会考虑到这个风险。事实上，他们确实没有考虑到这一风险，"《感染行为》一书的已故作者保罗 H. 帕蒂森如是说。因此，保护下一代免受子宫内精神分裂症高风险威胁的最佳策略，可能是给除孕妇以外的所有人接种疫苗。

疯病、蠕虫和"友军火力"

《纽约邮报》（*New York Post*）的记者苏珊娜·卡哈兰(Susannah Cahalan)在 24 岁那年突然受到失忆、妄想、嗜睡和哭喊等症状的困扰，给她看病的医生也迷惑不解。卡哈兰在她的回忆录《大脑着火：我发疯的那个月》（*Brain on Fire：My Month of Madness*）中讲述：一天晚上，她在时代广场散步，觉得灯光变得异常明亮，随后她喉咙里发出咕哝声，她的身体受反复癫痫的折磨。她陷入了被男友欺骗的妄想，各项检测结果都是阴性。她在医院病床上醒过来已是一个月以后，结果，她被诊断为抗 NMDA(N-methyl-D-aspartic acid，即为 N－甲基－D－天冬氨酸)受体脑炎，成了世界上得这种病的第 217 人。

根据这个统计数据，抗 NMDA 受体脑炎似乎是一种非常罕见的疾病——或者说是非常罕见的确诊。患者到达医院时表现出偏执或者妄想的症状、知觉障碍、激动、言语变化、失忆、困惑以及激动和古怪的行为。他们也可能有无意识运动、意识扭曲甚至是紧张性"雕像"似的运动障碍。[58]与卡哈兰不同的是，他们并不总能得到确诊。卡哈兰患的是一种自身免疫功能疾病，也就是说，这种疾病是由患者的免疫系统攻击自己的大脑和神经细胞造成的。这种自身免疫性紊乱不仅是由接近我们免疫防御系统的病原体造成的，而且似乎也是阻止病原体入侵的结果。

虽然有明显的证据要求我们和那些可能使我们精神错乱的病原体保持更大的距离，但有也证据表明，过度的卫生也会带来风险。如果我们考虑不加区分地消除微生物和精神障碍之间的关系，那么，"有一点污垢对灵魂有益"这句老话就有了新的含义。当路易斯·巴斯德向我们介绍微生物理论和微生物世界有让我们患病的能力时，富裕的西方人有一种狂热的情绪，无情地消灭人类的微生物邻居。我们已经不像我们18世纪的祖先，他们不经常洗澡，但经常上理发店让理发师清除头发里的虱子，并且与啮齿类动物生活在一起，而我们已经失去了对害虫、食源性寄生虫和蠕虫的抵抗力。

随着我们与微生物接触机会的减少，自身免疫性疾病——人体免疫系统攻击自身组织的疾病——的发病率以惊人的速度飙升，但只有在财富和气候使大多数人有可能达到高水平卫生标准的国家里才可能出现这种情况。

乏力、疲劳和其他"病态行为"是自身免疫性疾病很常见的症状，如多发性硬化症、狼疮和类风湿关节炎。但至少从20世纪30年代起，我们人类就开始积极研究自身免疫功能障碍在引发精神疾病方面的作用，因为在那个年代首次报道了一个在病人身上找到自身抗体的精神分裂症病例。例如，边缘性脑炎包括各种不同的精神症状，如易怒、抑郁、幻觉和人格障碍，以及以短期失忆、睡眠障碍和癫痫发作为形式的神经认知变化。[59]

1989年，英国流行病学家戴维·P.斯特拉坎（David P. Strachan）曾质疑历史上我们人为减少与微生物的接触是否可能导致我们更容易得病。在他收集到证明太干净有可能导致多生病的证据时就等于提出了"卫生假说"（hygiene hypothesis，是指在儿童早期遭遇的感染越少，则日后患过敏性疾病的概率就越大。——译者注）。人类的免疫防御系统与他们的微生物邻居"亲密"接触并共同进化了250万年，因此，我们现在与它们——不分敌友地——完全一刀两断，可能是严重的错误。（在进化过程中，）我们突然迫使我们的免疫系统在一个相对无菌的截然不同的环境中履行功能。或许，我们需要接触稍微多一点的污垢才能保护我们免受威胁我们身心的疾病的侵扰。

根据肠胃学家乔尔·V.魏因斯托克（Joel V. Weinstock）和大卫·艾略特（David Elliott）的说法，我们的微生物寄主促进了我们高效的免疫系统的成熟，而像蠕虫这样的多细胞寄生虫也是功不可没。埃利奥特告诉《纽约时报》说，蠕虫很可能是教会我们人类免疫系统击溃敌人的最大参与者。为了验证这一理论，他们俩给老鼠喂食蠕虫，结果发现这种饮食既能预防又能逆转自身免疫性疾病。后来，他俩在研究人类受试者的过程中又发现，多发性硬化症病人感染鞭虫后病情就有所减轻，发病次数也减少。鞭虫感染还能减轻常见的炎症性肠病（inflammatory bowel disease，IBD）、克罗恩病（Crohn's disease）和溃疡性结肠炎等与精神有关的症状，通常是抑郁症状。

但是，其他自身免疫性疾病主要是精神疾病。在抗 NMDA 受体脑炎——苏珊娜·卡哈兰患的那种脑炎，年轻妇女和儿童（偶尔也有男性）表现出突然、神秘的行为变化，随后是严重的神经功能退化。患者的免疫系统产生抗体攻击他们自身大脑负责控制学习和复杂心智功能——如记忆和多任务处理——的 NMDA 受体。患者会出现癫痫样发作症状，但也会变得粗鲁无礼、偏执，有时还会有性行为不当的问题，具体取决于受体受攻击区域的大小。

那么，蠕虫感染怎么能够减轻这种症状和更常见的自身免疫性疾病的症状呢？免疫学家认为，一种包括 Th1、Th2、Th17 细胞和调节性 T 细胞在内的辅助性 T 细胞四点反应系统（four-point response system）控制着免疫性疾病。正如艾略特解释的那样，"许多炎症性疾病——多发性硬化症、克罗恩病、溃疡性结肠炎和哮喘——都是由 Th17 细胞的活性引起的。"如果你用蠕虫感染小鼠，那么 Th17 细胞的活性就会急剧下降，而调节性 T 细胞的活性则会提升。[60]

2008 年，威斯康星大学（University of Wisconsin）的神经学家约翰·弗莱明（John Fleming）决定测试食用无害的猪鞭虫（pig whipworms）是否能够减轻人类多发性硬化症的症状，他还求助于人类志愿受试者。吉姆·特克（Jim Turk），一名注重健康、热爱运动的硕士研究生和他住在麦迪逊（Madison）的父亲决定接受弗莱明的邀请，同意吉姆吞服 2 500 颗活猪鞭虫卵。

吉姆有很好的理由说："我被吓坏了。"

吉姆在棒球场训练时倒下来后，被确诊患有多发性硬化症。吉姆被告知，他的免疫系统正在剥去他的神经元的绝缘层，从而导致他的运动、思维和感官功能退化。他还知道，如果不加以制止，这次发病最终会剥夺吉姆的耐力和精力，而且还会使他失去行动能力。他和其他 4 名受试者每隔两周按照医嘱吞服略带咸味的含有蠕虫卵的"救命仙丹"。4 个月以后，弗莱明发现，受试者的中枢神经系统原来平均有 6.6 个病变细胞，而现在只剩下 2 个病变细胞。在受试者停服蠕虫卵以后，病变细胞会以报复性的方式反弹，平均病变细胞又增加到 5.8 个。蠕虫抑制炎症反应和病人临床症状改善[61] 的事实虽然不是确凿无误的证据，但让弗莱明看到了希望。目前，弗莱明正在进行较大规模的试验。[62]

自然条件下获得的蠕虫感染在发展中国家的病人要比在美国和西欧普遍得多，这可能有助于解释为什么自身免疫性疾病表现出明显的地域偏差。

不管罹患多发性硬化症的病例是否有自己的感染分量，许多人都不会认为它是一种精神疾病，但事实上，这种疾病从几个方面影响大脑功能。有一半的多发性硬化症病人患有抑郁症，焦虑、疲劳和睡眠障碍、双相情感障碍、兴奋、病理性哭笑，精神错乱和性格变化也是很常见的症状。根据《国际精神病学评论》（*International Review of Psychiatry*）2010 年发表的一篇论文，这种疾病的所有这些特征说明，"生物、疾病相关、行为和心理社会因素的复杂互动促成了其中大多数症状或疾病的病理生理学基础"。[63]

穆杜（Mudhu）的故事说明这种疾病鲜为人知的精神方面。[64]

穆杜迟到了，但她还有比这更严重的不正常。她那头黑黑的长发满是油腻，蓬乱地披在肩上；上衣沾满了污垢，腋窝下能看到半新月形的汗渍。她曾经戴过的围巾、朴素的黄金首饰和穿过的昂贵皮鞋都不见了，她的身体在加尔各答（Kolkata）夏季潮湿的空气中散发出强烈的气味。

伴随穆杜走进实验室的是周围人扬起的眉毛和惊讶的低声言语。听到有人说话，紫芭（Ziba）回头看了一眼，惊恐地发现她曾经的朋友正僵硬地站在她的高压灭菌器前，她双眼紧闭，嘴唇在动，但没有声音。然后，穆杜开始喃喃自语，但谁也听不清她在说什么。

她突然睁开眼睛，怒视紫芭，大声喊道："你以为我听不到你们都在说我，想炒我的鱿鱼？尤其是你紫芭！是的，我在跟你说话。你这个婊子！你很生气，因为我们都 30 岁了，但只有我找到了丈夫，而你会一直是个老处女。我知道你阻止我去我丈夫的实验室，因为你不能忍受看到我们在一起很快乐。你从背后捅了我一刀!"她尖叫道，"你以为我不知道?"她用粗鲁的手势强调她的指控。

穆杜大声喊叫，实验室里的工作人员开始到走廊里观看发生了什么。穆杜似乎被吓坏了，把注意力转移到了她手中拿着的灭菌器上，一声不响。当穆杜重新回实验室工作时紫芭已经是满眼泪水。

"我不知道发生了什么事，"紫芭在午餐席上叹了口气，跟坐在桌子对面的技术员说道。"我想和她谈谈，但是穆杜结婚后一夜之间就变了，几乎不再回复我的问候，只是说她想去她丈夫的实验室工作。她似乎认为有人玩阴的，想阻止她这样做，现在……她在这个问题上很不理智。"

后来，穆杜经常在工作场所发作。她的同事都抱怨穆杜工作时思想不集中、太敏感，总是毫无道理地指责别人。他们也很担心，因为她经常喃喃自语。她在两个月前结婚，自那以后，她的行为举止与过去大不一样。在同事们的心目中，她曾经是一个友善的同事，和他们一起出去喝酒，偶尔也带些自己烘焙的糕点与同事们分享。现在，她好像脑子出了问题。

她的工作效率也急剧下降，老板要她做出选择：进行心理治疗或者辞职走人。结果，她来找穆克依(Mukerji)医生，并且告诉医生，她极为担心由于"政治"的原因耽搁了她调到丈夫实验室去工作的事。几分钟后，她又指责她的同事们合谋让她和她的丈夫分开。其实，并没有任何证据能够证明有人故意不让她和她的丈夫一起工作，她只是在经历调动工作的正常等待。

无论是穆杜还是她家里的任何人都没有被诊断有精神病或神经系统疾病。然而，经过检查，医生在她身上发现了大量令人不安的症状；而且，这些症状似乎都指向一种疾病。穆杜主要有以下症状：无法集中注意力、耳朵里总有各种声音、易怒、记忆力差、推理能力差、偏执、卫生状况不良、无法控制自己的动作，甚至与紫芭这样的朋友也不能保持良好的关系以及有被迫害妄想。

她会不会是因为压力太大而患上了精神病？穆克依大夫也许考虑过这种可能性，但穆杜有一个明显的体征：在微笑时，她的嘴唇向下弯曲。他以前见过这种症状，他决定让她做脑部磁共振，扫描显示颞部病变，说明穆杜患有多发性硬化症。首先出现精神症状的多发性硬化症病人要占这种疾病病人的 1%，检查结果表明，穆杜就是这种多发性硬化症的病人。

未来的举措

我们过度使用抗生素的倾向既引发了微生物的耐药性，也对微生物的生存环境造成了持久性的破坏。与其没完没了地生产致命的抗生素，还不如采用新的方法来应对细菌感染，如进行蠕虫卵药丸试验的医生和隆德大学附属医院的医生发现的方法。

创建国际人体微生物群系联盟（International Human Microbiome Consortium）就是为控制人类精神健康受到感染威胁的正确做法之一。我们必须放弃我们过去实行并且现在仍在实行的简单粗暴的抗菌"焦土"政策，利用我们从美国人类微生物研究项目在任何其他地方获得的有关微生物的详细信息制定出具有进化论知识的策略。

彻底消灭导致肠胃溃疡和胃癌的幽门螺杆菌等微生物是一种目光短浅的行为。根据我们已经了解的这种细菌的保护作用，彻底消灭幽门螺杆菌，有可能使我们中的许多人变得肥胖。卫生假说告诉我们，如果我们不能在目前还不清楚的时间段内遇到某些微生物，就可能患上哮喘之类的慢性病，并导致全身性红斑狼疮等精神疾病。这类疾病的精神障碍包括认知改变、谵妄、焦虑症、情绪障碍和精神错乱。[66]

我们还应根据我们早已掌握但已沦落为"被禁知识"的事实来改变我们对感染性疾病的反应。例如，只要发热就降体温的做法会破坏一种旨在击溃不受欢迎的微生物的关键策略，因为这些微生物往往只能在狭窄的温度区间内存活。发热是我们人体试图通过提高体温来驱除病原体而做出的尝试；如果我们服用阿司匹林来降低体温，那么就是在铺红地毯欢迎这些不受欢迎的微生物。为了加深我们对大脑中微生物危害的认识，并且阻止微生物使招，我们必须抵制宽慰人的神话，如病原体及其宿主总是朝着"亲善"的方向进化。我们还应该重新认识我们的一些医疗实践，如目前对剖宫产青睐有加。但这种医疗实践与可能导致不同健康问题的微生物菌群异常有关，甚至导致儿童精神障碍的增加。

正如埃瓦尔德指出的那样，医院内病原体的毒力要比医院外病原体的毒力大得多，这就意味着医生应该更仔细地观察住院病人突然出现的任何精神症状。未来的研究途径应该包括解决根本原因而不是消除症状的疗法；关注发展中国家和西方工业国家心理卫生的空白；操纵病原体的毒性[67]，就如同弓形体操纵我们一样。

预防胜过治疗，而采取一些细致入微的措施，如通过强制对除孕妇和计划怀孕的妇女以外的所有人接种流感疫苗，利用群体免疫预防流感[68]，可能是明智之举。如果耶鲁大学医学博士劳拉·曼努埃利蒂斯（Laura Manuelidis）的说法是正确的，那么部分"阿尔茨海默症"或者"老年痴呆症"病例实际上就是克雅氏障碍或者克雅氏病病例，是一种由朊病毒引起的感染性疾病。克雅氏病通常通过注意饮食卫生来避免，就像我们可以通过避免食用受到污染的食物和限制接触猫的粪便来避免被弓形体感染。在角膜移植、促性腺激素治疗、人源性垂体生长激素的使用等医疗过程中，也有可能感染克雅氏病，因此，我们应该对朊病毒进行培养和筛选，以发现导致克雅氏病的朊病毒毒株。

我们还可以用另一种策略来控制感染：未来的感染控制可能取决于对噬菌体（一种感染细菌的病毒）的管理。

安娜·库奇蒙特（Anna Kuchment）在她 2011 年发表的著作《被遗忘的治疗方法：噬菌体疗法的过去和未来》（*The Forgotten Cure：The Past and Future of Phage Therapy*）中介绍了这种被忽视的控制感染的策略。库奇蒙特叙述了费利克斯·德赫莱尔（Felix d'Herelle）1917 年在巴黎发现噬菌体的浪漫故事，并且还讲述了数十年来的噬菌体科学研究以及从格鲁吉亚（Georgia）到美国对噬菌体文化实施的暴力政治。例如，斯大林（Stalin）曾下令处决噬菌体疗法的早期主要拥护者，而做过 282 部无声西部片的演员、编剧、导演和制片的汤姆·米克斯（Tom Mix）和伊丽莎白·泰勒（Elizabeth Taylor）都是靠噬菌体治疗挽救了生命。

长期以来，俄罗斯和东欧一直在研究、生产和使用噬菌体，价格低廉，取得了巨大的成功，但我们西方国家放弃了噬菌体生产，因为青霉素和其他抗生素有望制服感染性疾病。既然现在如此多的抗生素由于细菌和真菌等进化产生了耐药性而变得无效，我们最好还是重新启用噬菌体。得克萨斯州农工大学（Texas A&M University）噬菌体技术中心（Center For Phage Technology）主任瑞·扬（Ry Young）告诉《大众机械》（*Popular Mechanics*）杂志的记者说："我们必须做点什么，因为过去的抗生素疗法正在失效；问题变得越来越严重，而且变得严重的速度也越来越快。"[69]

噬菌体杀菌有很多优势：与常见的广谱抗生素不同，成千上万种噬菌体都有非常特异的功效，每种噬菌体都针对一种细菌，因此就不会引发多重抗药性，也不会损伤我们人体赖以合成维生素和消化食物的有益细菌。这种特异性消除了有时在抗生素疗程结束之后会发生的腹泻、继发性感染或者包括自闭症在内的肠漏并发症（leaky-gut complications）的危险。噬菌体没有毒性和不良反应，特别是用于治疗感染的高纯度药物制剂。事实上，我们已经"摄入"了如此多的噬菌体，以至于我们90％的DNA属于我们体内的噬菌体，我们90％的细胞都是细菌细胞——所有这些都没有导致我们发生意外。这就意味着它们可以用来安全地对付细菌性食品污染，可以比我们目前使用的抗生素更加安全地预防食用动物受到感染，并且应该取代我们目前使用的抗生素。此外，噬菌体是一种"聪明"的生物，可以复制和杀死目标细菌，直到目标细菌不复存在，然后剩下的噬菌体就会随我们的排泄物排出体外。因此，没有必要计算精确的摄入剂量。[70]

也许在不久的将来，我们就能在药房的货架上见到噬菌体制品，因为生物技术公司正在竞相推出噬菌体疗法。噬菌体疗法为我们提供另一种方法来对付引发PANDAS、锥体虫病或嗜睡病（trypanosomiasis）以及引发其他精神疾病的细菌感染。

除了创新推出这些对付细菌感染的新方法外，我们必须考虑那些受到感染攻击的穷人和医疗服务不足者的需要。如前所述，像麻痹性痴呆这样的病例现在只有在南半球的"医学孤儿"（medically orphaned）中间才能发现，而且非洲大陆常常缺乏治疗这种经常流行的感染性精神疾病的安全、有效的药物。[71]我们将在下一章详细讨论这个问题。

简而言之，明天我们减少精神分裂症、强迫症和其他精神疾病发生的能力，可能就取决于我们今天所谋划的行动的前瞻性。

第七章

热带疯病：在发展中国家的传播和遭遇的忽视

认为有些人的生命不那么重要的想法是世界一切问题的根源。

——保罗·法默医学博士、"健康合作伙伴"的共同创始人(Paul Farmer，M. D.，Co-founder，Partners in Health)

阿卡尼特(Acanit)默默地、一动不动地坐在光秃秃的金属椅上，这与她做工考究的针织套装形成了鲜明的反差。纳布维尔(Nabwire)大夫忍不住在想，在诊所治疗室令人窒息的空气中，她一定是热得很不舒服。阿卡尼特的丈夫菲力克斯(Felix)一直让他们8个月大的女儿丁蒂(Dindi)站在他的腿上轻轻地蹦跳，但他现在停下来抱怨说："我妻子几个星期以来一直这样。现在，她几乎不跟我和我们的女儿说话。我不知道她在想什么；她以前从来没有这样过。从精神上说，她一直很坚强；她是一个非常聪明的女人，但现在我已经不认识她了。她怎么了?"他提高嗓音问道，两眼注视着纳布维尔大夫，仿佛他想看透眼前这名精神病医生的想法。[1]

阿卡尼特是一个才华横溢、受过良好教育的女性。她是一名银行职员，出生在乌干达坎帕拉(Kampala)，并在那里长大，然后移民爱丁堡，在伦敦读的研究生。她在伦敦认识了他现在的丈夫，随后就与他结婚。90年代中期他们不得不回到了乌干达，因为她的丈夫热衷于参与乌干达的国家政治。

她已很好地适应了这个小镇比较安静的生活。直到两个月前，她开始确信有个持刀的男人在跟踪她。她开始抱怨说，有人趁她不在的时候进过他们家，偷走了他们的很多物品，如金融证券、婴儿车和挂在墙上的家庭照片。她甚至不再相信教友，也不信任她的婆婆，她说她们正密谋伤害她。她拒绝所有来访者，甚至自己的家人。

深夜，她听到了响声，就叫醒丈夫，叫他一起听她坚持认为阻止她入睡的那种难以忍受的很响的"咔嗒声"。她还看到了一些其实并不存在的东西和人。1个月前，也就是在来纳布维尔诊所看病之前，她开始听到上帝告诉她，她被"涂上了圣血"。大概是在同一时间，她开始怀疑她的丈夫，对他说她现在认出他是魔鬼的仆人。她祈祷并大声警告说，如果他不思悔改，他们的家庭就永远也不会安全和完整。

昨天晚上，他回到家，发现她站在哭泣的女儿身旁尖声背诵着经文，并以令他害怕的样子看着孩子。阿卡尼特不停地嚷嚷她永远不会伤害丁蒂。但是，菲力克斯决定无限期地暂停工作，以照看他们的孩子。他带阿卡尼特到他的老朋友鲁塔诺·纳布维尔（Lutalo Nabwire）工作的诊所就诊，他是这家艾滋病诊所的精神科医生。

阿卡尼特的 HIV 病毒检测结果为阳性，她在伦敦从一个浪漫的前伴侣那里感染了病毒。菲利克斯不是阳性，谢天谢地，丁蒂也不是阳性：多亏了阿卡尼特接受了由康比韦（Combivir）、齐多夫定（zidovudine）、拉米夫定（lamivudine）、奈韦拉平（nevirapine）和阿巴卡韦（abacavir）等药物组成的高活性抗反转录病毒治疗（HAART）方案，丁蒂出生时 HIV 呈阴性，阿卡尼特没有受到机会性感染或者出现其他麻烦的症状。菲利克斯很爱阿卡尼特，但如果他非常诚实的话，他就应该承认，他之所以把她带到这家规模不大的艾滋病诊所，而不是大城市医院，是因为他宁愿带她到能为他们保密的纳布维尔这里来接受治疗，而没有带她到坎帕拉去治病。在坎帕拉，妻子患艾滋病的丑闻总存在被政治利用的危险。现在，他开始后悔了：她的症状肯定与艾滋病无关，她也没有精神问题或其他医疗问题的病史。他想，纳布维尔是名优秀的医生，但自己应该把阿卡尼特送到一家资源更多的医院去治疗。

纳布维尔开始评估阿卡尼特的精神状态，她最初很平静，完全能配合纳布维尔检查。她知道自己是谁、她在哪里、现在几点，并且几次重复："但我感觉很好"。

这么过了几分钟，她似乎屈服于恐惧和焦虑，并抱怨说，她又听到了"咔嗒"声。没过多久，她开始颤抖，高喊道："上帝用血在涂抹我，但魔鬼却在干扰我。"接着，她突然大笑了一会儿，然后又沉默不语。

纳布维尔握着阿卡尼特的手，问道："你为什么不说话？我想帮你？"

然后，纳布维尔重新又坐了下来，深思了一会儿。他觉得自己清楚阿卡尼特的问题：他以前见过这种病例。正当纳布维尔在权衡怎样向菲力克斯解释阿卡尼特的病情时，阿卡尼特突然抓住丁蒂猛烈摇晃，一边尖叫着喊上帝，一边祈求恕罪。纳布维尔和菲力克斯赶紧把这个受惊的婴儿从她母亲的手中救了出来。

护士给阿卡尼特注射了镇静剂，纳布维尔解释说："你妻子对她正在服用的抗 HIV 药物有不良反应，但不要担心，这完全是可逆的。我们将把她留在这里治疗，为她寻找更安全的药物。然后，她会没事的。"

"你能确定？"菲利克斯问道。

"别担心，这完全是可逆的。换了药以后，她应该会好的，"纳布维尔语气肯定地说。

但是，纳布维尔心里说："是的，她会康复的，但条件是你能买得起她需要的新药。它们很贵，而且随着供应的紧缺而变得更贵。我的病人中没几个有这份幸运。"[2]

阿卡尼特的故事说明了一种令人不安但经常被忽视的现象。很长一段时间以来，我一直认为细菌的本质是民主的，病原体感染人类宿主并不会考虑他们的身份地位。但是，情况并不总是如此，事实上，我们已经成为制造偏见的根源，导致不同地区的疾病发病率大不相同。

对发展中国家的居民来说，引发精神疾病的感染更具有破坏性，部分原因是热带和亚热带气候蕴藏着许多我们不太了解的病原体和无药可用的传染病。但是，医疗真空和许多制药商的冷漠也使发展中国家的民众与疾病防治无缘，从而导致在其他地方早已被征服的疟疾、脊髓灰质炎、风疹和麻痹性痴呆等传染病在发展中国家肆虐横行。在全世界每年用于医学研究的 700 亿美元中，大约有 10％被用于造成全球 90％健康负担的疾病，从而导致 10 亿人在缺医少药的地区受到热带疾病的影响。

这些问题涉及范围广泛，值得为它们写书论述。印度次大陆的广大地区、美洲的贫困地区乃至东欧的贫困地区，都处于类似缺医少药的状态。但是，由于撒哈拉以南的非洲地区成为全球疾病的集聚地，我将用那里的例子来说明问题。

每年，全世界有多达 300 万人死于疟疾，近 50 亿次的临床发作需要抗疟治疗，而非洲占据了 90％以上。登革热、利什曼病（leishmaniasis）、非洲锥虫病（African trypanosomiasis）或昏睡病（sleeping sickness）、结核病、疟疾、艾滋病、腹泻病和蠕虫感染是一些最致命的传染病。儿童是这些疾病的主要受害者，因为感染这些疾病会削弱他们的活力，阻碍他们的身心发育，并在许多情况下缩短他们的寿命。

缺医少药

　　由于非洲丰富的自然资源遭到殖民者的滥采和掠夺，原有的医疗机构被撤销和忽视，因此，撒哈拉以南的非洲大部分地区卫生状况普遍不佳，医疗卫生基础设施遭到破坏，而且几乎没有医生愿意留在那里工作。目前只有 75 万名卫生工作者在为非洲大陆 6.82 亿人提供医疗服务。据经济合作与发展组织（OECD）估计，这支医疗卫生力量的规模很小，34 个经济合作与发展组织成员的医疗卫生力量是它的 15 倍之多。全世界只有 1.3％卫生工作者在撒哈拉以南非洲工作，而该地区有全世界 25％的疾病。这就意味着，医学博士在美国和非洲执业的比例是 100∶1；而在精神疾病领域，情况更加令人沮丧：尼日利亚是非洲大陆人口最多的国家，它与美国精神病医生的比例是 1∶200。

　　更糟糕的是，由于制药公司放弃研制和生产治疗精神疾病的药物，转产治疗勃起功能障碍和胃肠不适等提高生活质量的药物，因此，本来就已经稀缺的治疗精神疾病的药物正趋于完全消失。此外，精神病药物的生产成本很高，与"仿制"药物不同，后一类药物只是对现有专利药物做一些微小改进，因此比较容易，目前正在取代我们需要的新药，尤其是治疗精神疾病的药物。由于仿制药品生产成本低，生产比较容易，所以制药商专注于生产仿制药，而不是致力于生产为改善被忽视的医疗状况所需的药物。[3]

　　欧洲神经精神药理学学院（European College of Neuropsychopharmacology）的一份报告警告称，在本已摇摇欲坠的制药业削减开支后，"脑部疾病治疗新方法的研究"面临威胁，因为像罗氏（Roche）、辉瑞（Pfizer）、阿斯利康（AstraZeneca）和葛兰素史克（GlaxoSmithKline）这样的制药业巨头都撤销了研究团队、削减资金甚至关闭精神病药物生产部门。[4] 自 2011 年 6 月《英国临床药理学杂志》（*British Journal of Clinical Pharmacology*）发表一篇题为"正在消亡的临床精神药理学"（*Vanishing clinical psychopharmacology*）的文章以来，该行业一直在放弃精神科药物生产。就在这家杂志发表这篇文章的同一周，伦敦帝国理工学院（Imperial College)的神经精神药理学家大卫·纳特（David Nutt）在伦敦告诉记者，"现在是脑科学的黑暗时期"。在美国临床药理学与治疗学会（American Society for Clinical Pharmacology and Therapeutics）2011 年的年会上，300 篇论文摘要中居然没有一篇是有关"精神药理学"新药的论文摘要。[5]

对富有的西方国家来说，彻底放弃精神药物研制将是一项非常严峻的挑战，但对于包括广大非洲地区在内的发展中国家缺医少药的民众来说就是灾难。原因就是他们获得这些昂贵药物的机会原本已经严重不足，在任何程度上进一步减少这种药物的供应，都会对南半球的穷人造成不成比例的影响。

2012 年，《科学·转化医学》（*Science Translational Medicine*）杂志谴责称，由于"主要的制药公司最近宣布大幅削减或完全停止为精神疾病研发新药的努力"，自闭症、精神分裂症、双相情感障碍和抑郁症等精神疾病药物的研发工作已经停止。[6]

长期以来，印度一直是发展中国家廉价药品的供给来源，但它的作用因世界贸易组织（World Trade Organization）1994 年的《与贸易有关的知识产权协定》（*Trade-Related Aspects Intellectual Property*，TRIPS）对专利进行有力的保护而受到了限制。尼日利亚等少数发展中国家生产许多药品，但其中 70％是仿制药，而且这个国家几乎没有任何新药研发能力。[7]

发展中国家的精神药物供应需要西方的支持。加纳前总统、"被忽视的热带疾病全球网络"（Global Network for Neglected Tropical Diseases）特使约翰·库福尔（John Kufuor）表示："我认为，在国际上，像世界卫生组织这样的联合国机构应该支持一场全球运动。"[8]

在一场精神科遭忽视的"完美风暴"（perfect storm）中，精神疾病治疗的缺医少药与大规模的抗生素研发的放弃相伴而行。以利润为中心的重点医药研究项目已经给我们留下了至少 14 种治疗勃起功能障碍的药物，但几乎没有推出新的抗生素，并且严重减少了唯一一种能够非常有效地治疗昏睡病（非洲锥虫病）——非洲感染性精神疾病最明显的病因——的药物的供应。[9]

"近年来，大制药公司一直在剥离它们的抗菌药物制造业务，"黛博拉・古奇(Deborah Gouge)在解释抗生素生产相对无利可图时如是说。[10]
链霉素和青霉素已经问世 70 年，这就意味着它们已经失去专利的保护：
为仿制药打开了大门，从而导致价格下降。大多数抗生素的短期疗
程——不到两周——以及抗生素耐药性造成的在所难免的被淘汰也限制
了抗生素生产的利润。在 1980 年制造抗生素的 36 家西方公司中，现在
只剩下 7 家还在生产抗生素。[11]

南半球缺少明确可用的传染病治疗手段，将直接影响精神疾病的防
治，首先面对的挑战是剥夺了非洲人对付流行病杀手和精神毁灭者的唯
一安全、有效的药物。"当我想到感染性精神疾病时，"耶鲁大学神经病理
学教授劳拉・曼努埃利蒂斯(Laura Manuelidis)说，"我首先想到的是昏
睡病。"

昏睡病和精神错乱

当新闻媒体都在关注艾滋病、疟疾和埃博拉病毒时，非洲昏睡病或
锥虫病似乎已经被遗忘，不再有人提起。然而，6 000 万西非和中非人正
面临感染这种寄生虫的危险，这种寄生虫病主要由布氏冈比亚锥虫
(*Trypanosoma brucei gambiense*)亚种的原虫引起，并由形似常见的家蝇
的采采蝇传播。采采蝇身长可以长到普通苍蝇的两倍，头上有一个长而
像喙的鼻尖芽，它的翅膀折叠得非常齐整，因此看上去就像只有一只翅
膀。采采蝇虽然不会发出烦人的嗡嗡声，但被它叮咬后会造成长时间疼
痛，它会在叮咬时播散锥虫卵，从而影响被叮咬者的命运，因为它会导
致两种地区性非洲锥虫病(或非洲昏睡病)。

非洲锥虫病是一种在撒哈拉以南非洲地区流行的地方病，它在中部
非洲——乌干达、刚果民主共和国、苏丹、埃塞俄比亚、马拉维和坦桑
尼亚——造成一半的感染者死亡。[12]根据世界卫生组织的说法，"昏睡病
是这些地方的第一大或第二大死亡原因，甚至超过了 HIV 感染/艾滋
病"[13]。

那些遭受非洲锥虫病折磨的病人在临死前几个月简直生不如死，而
他们僵尸般的命运早在被采采蝇叮咬时就已经决定。生命垂危的病人其

实在上一年就默默地离开了"人间"：无声无息、一动不动，而且通常已经双目失明。[14]［一种类似的疾病，即美洲锥虫病（*American trypanoso-miasis*）或查加斯病（*Chagas disease*），威胁着 21 个南美国家，但它是由一种不同的生物引起的，需要不同的治疗方法。[14]］但医生说，在锥虫杀死感染者之前会使他们变疯。

采采蝇叮咬后会留下一个疼痛的红色肿块，几周后进入这种疾病的第一阶段，被称为血液淋巴期，寄生虫在受害者的组织、血液和淋巴液中繁殖。它的早期症状——持续几天的关节疼痛、发热、头痛和瘙痒——看似无害，常常被忽视或误认为是疟疾，因为它们类似于在流行地区常见的疟疾发热。这种寄生虫病必须抽取血液、淋巴或脑脊液检测才能确定诊断，但撒哈拉以南的流行地区缺医少药，因此，这种疾病的病程往往不为人注意。

由于人体不能成功地抵御非洲锥虫的感染，因此，几个月后，病程进入第二阶段"神经期"，因为这种寄生虫或锥虫在这个阶段穿过血—脑屏障，感染中枢神经系统。锥虫不断繁殖使发炎的大脑肿胀，压迫血管，引起诸如意识模糊、行为改变、感觉障碍和生理节律紊乱等明显的精神症状和体征[15]。所有这些症状会导致白天嗜睡、夜间失眠。[15]

我们往往并不认为锥虫病是一种精神疾病，但我们应该这样认为，因为"昏睡"只反映了锥虫病最广为人知的行为变化：这种疾病的其他症状则要麻烦得多。澳大利亚医生凯茜·休伊森（Cathy Hewison）曾在苏丹为无国界医生组织的昏睡病项目工作，她解释说："这是一种令人不快、令人沮丧的疾病……症状包括严重的头痛和抽搐，病人可能会变得极具攻击性和极端偏执。"她的病人由于具有攻击性而经常被绑在病床上。无国界医生组织一份题为"以虚无的名义拯救生命"（*Saving Lives in the Name of Vanity*）的报告，解释了为什么在 2001 年，她的一个由伊巴（Ibba）村伊森诊所（Hewison）转来的病人在妄想状态下杀死了他 3 个月大的侄女。她补充说，这样的事件并不少见：一个偏执的昏睡病病人曾向她挥舞一块他从床上拆下来的木板，因为他认为她想杀他。[16]

病人在感染锥虫 6 个月至几年后可能会死亡[17]，而感染的强度和流行程度因地区而异，甚至因村庄而异，但儿童感染上这种寄生虫就会造成比成年人更加严重的损伤，而这种寄生虫可以通过母乳传染给婴儿。

根据世界卫生组织的数据，在过去 10 年里，至少有 3 次区域性锥虫病疫情席卷非洲，仅 2005 年那次疫情就有 50 000～70 000 人感染上这种寄生虫。这是一场涉及面非常广的疫情，由于大多数受影响地区缺乏公共卫生基础设施，因此无法进行精确的疾病监测。[18]

非洲锥虫病第一阶段的病人可以用很安全的戊烷脒（pentamidine）治疗，或者也可以用苏拉明（suramin），代价是副作用严重。但毒性最大的是第二阶段采用美拉索普罗尔（melarsoprol）治疗的传统方法。美拉索普罗尔是一种由砷和乙二醇合成的化合物，但我们知道它也是一种防冻剂，这种药的毒性就像它的名字一样，每 5 个服用者中就有 1 人死亡。此外，一旦病人陷入昏迷，美拉索普罗尔就无法穿透血—脑屏障，因此毫无疗效。病人一旦开始昏迷，任何药物都无法阻止这种疾病恶化，而病人会被关在昏暗的房子或被遗弃在无人看管的农场某个角落的垫子上默默地死去。虽然昏睡病通常是一种农村疾病，但有些病人也会被遗弃在第三世界拥挤的城市街头在众目睽睽之下昏死过去。[19]

几十年来，医生们只能用像昏睡病一样危险的方法来治疗这种疾病。一旦病人进入锥虫病的最后阶段，医生就无法帮助他们。但 1970 年，马里兰州（Maryland）贝塞斯达（Bethesda）的国家心脏研究所（National Heart Institute）实验治疗项目前主任艾伯特·斯约德斯马诺（Albert Sjoerdsma）发现了依氟鸟氨酸（eflornithine）［也称 DL——二氟甲基鸟氨酸（difluoromethylornithine，DFMO）］，从此就有了治愈这种病的希望。[20]

梅瑞尔·道（Merrell Dow）获得了伊氟尼汀（eflornithine）的专利，并且着手对癌症和其他不同的疾病进行伊氟尼汀疗效检测。但在 1987 年，有通告称，梅瑞尔·道发明的新药似乎能够减轻昏睡病的症状。这个消息也使长期的经济紧张得到快速缓解。在初步测试中，依氟鸟氨酸不只是像其他治疗昏睡病的药物那样简单地缓解昏睡病的症状：依氟鸟氨酸似乎是一种真能治愈昏睡病的药物，它通过瞄准锥虫体内的一种酶——鸟苷酸脱氢酶（ornithin decarboxylase）——来杀死这种寄生虫。

美国食品药品管理局（FDA）在 1990 年批准了伊氟尼汀的人体测试，但该药立即遇到了研发障碍：许多制药公司默许禁止测试用于治疗热带疾病的药物的疗效，因为这类药物瞄准的是无法承担高价药的人群，生产这种药物没有任何利润。美国食品药品管理局是不会批准一种未经人体测试的热带疾病治疗药物的。

因此，梅瑞尔·道测试了伊氟尼汀治疗癌症和其他一些在西方富国有市场的疾病的效果。幸运的是，一名为比利时—苏丹嗜睡病控制项目（Belgian-Sudanese Sleeping Sickness Control Project）工作的比利时医生西蒙·范·纽文霍夫（Simon Van Nieuwenhove）能够取得他在自己的苏丹病人身上检测伊氟尼汀的样本。

临床试验表明，依氟尼汀有效且安全，它能治愈那些在昏睡病最后阶段陷入昏迷的病人，而其他药物都无法逆转这种疾病。因此，研究人员称它为"复活药"（resurrection drug），并且重新把这种用于治疗锥虫病的药品命名为"奥尼戴尔"（ornidyl）。

然而，撒哈拉以南的非洲地区只有很少的昏睡病病人承受得起奥尼戴尔这种"复活药"。获得专利权的安万特（Aventis）公司在 1995 年已经停止生产奥尼戴尔[21]，理由就是这种药的收入前景太差[22]。

安万特公司开始为自己的药品寻找其他有利可图的用途，并且还真为奥尼戴尔找到了另一个有利可图的用途，于是就把奥尼戴尔重新命名为"瓦尼卡"（vaniqa），一种能帮助不喜欢面部毛发的女性每月花 50 美元就能达到去除面部毛发效果的药物。直到无国界医生组织发现这个问题并向该制药商施压之后，"复活药"才得以再次用于治疗昏睡病，但也并不是一直如此。

让他们分享蛋糕

尽管这种拒绝向发展中国家的穷人供应药物的做法听起来令人震惊，但它与西方长期的医药政策是一脉相承的。1975—1997 年间，全球共有 1 233 种药品获得生产许可证，其中只有 4 种是治疗热带地区疾病的。[23]自那以后，情况几乎没有变化。像盖茨基金会（Gates Foundation）这样的非政府组织的药物研制和分发工作做得非常成功，但它们只能帮助少数热带疾病风险人群对付一小部分热带疾病。

　　一个令人不寒而栗的变化是，制药行业拒绝向非西方人供应药品不再是心照不宣。

　　1996 年，法国全国制药工业协会会长伯纳德·莱蒙（Bernard Lemoine）驳斥了必须按照病人负担得起的价格向发展中国家出售基本药品的要求。他表示：“我不明白为什么要制药行业做出特殊努力，却没有人要求雷诺公司把汽车送给没有车的人。”2014 年 1 月，印度授予强制许可，以确保拜耳公司每年将 69 000 美元的抗癌药品“索拉菲尼”（Nexavar）以印度人负担得起的价格出售，拜耳公司的首席执行官马尔金·戴克斯（Marijn Dekkers）愤怒地把强制许可称为“实质上的盗窃”，并且一再向《彭博商业周刊》（*Bloomberg Businessweek*）表示：“我们没有为印度人研制这种药品，我们是为有能力负担这种药品的西方病人研制的。”

　　他说得对：印度人买不起这种药，因为这种药的价格是印度年人均收入的 41 倍。

　　由于第三世界近来依旧缺医少药，因此，在那里引发“疯病”的感染性疾病通常很少得到治疗，而且价格昂贵、风险重重。虽然现在有些制药公司已经开始与盖茨基金会和其他非政府组织合作供应一些价格比较合理的药品，这是一个很好的发展方向，但并不能满足需要。

　　幸运的是，还有其他一些避免生病的途径。以接种疫苗的方式进行预防，获得清洁食物和饮用水，甚至用蚊帐来阻止疟疾传播，有时会提供更加安全、便宜的手段来避免生病。但正如本书第六章所讨论的那样，预防需要考虑周全的策略。

蠕虫的暗招

　　发展中国家受到一些由于缺医少药而尚未充分探索和未知的疾病的困扰，因此，我们不太清楚有哪些地方性传染病可能引发精神疾病。

　　我们知道，风疹在美国大部分地区因接种疫苗而被消灭（但最近又卷土重来），但在发展中国家的大部分地区仍很猖獗。按照约翰·霍普金斯大学医学博士罗伯特·约肯（Robert Yolken）的说法，风疹病毒仍被列入会导致胎儿或青少年罹患精神分裂症的病原体的短名单中。

　　然后是几乎无处不在的疟疾。恶性疟原虫株（plasmodium falciparum strain）[24] 攻击大脑的结果就是被感染者罹患脑型疟疾，其症状是渐进性虚弱、发高烧、昏迷和脑肿胀。全球每年有超过 575 000 的人罹患脑型疟疾，其中大多数是撒哈拉以南非洲地区的 5 岁以下的儿童。如果不及时进行抗疟治疗，这种疟疾具有很高的致死性；即便接受抗疟治疗的病人仍有 20％的死亡率。脑型疟疾的幸存者仍要承受各种神经、行为和情绪障碍的折磨：从学习障碍到失明和癫痫再到行为变化——有时，病人会发生非常剧烈的行为变化，以至于有可能被误认为患了精神分裂症。

　　因此，脑型疟疾已成为导致儿童神经残疾的主要原因。科学家们仍然不清楚导致疟疾的寄生虫是如何损害大脑的。有科学家认为，被疟原虫感染的红细胞会堆积、堵塞大脑的小血管，从而破坏大脑功能。但另有研究人员认为，疟原虫通过炎症以较为间接的方式损害大脑。

　　即使是一种新发现的感染源，即朊病毒，也已被证明对发展中国家的精神疾病负有责任。丹尼尔·卡尔顿·加伊杜塞克（Daniel Carleton Gajdusek）医学博士在新几内亚高地的法尔人中观察到的库鲁病（kuru）［请不要与我们在本书第五章里讨论的缩阳症或者恐缩症（koro）相混淆］。法尔人把库鲁病称为"笑病"（laughing sickness），因为这种病会导致病人的面部肌肉出现明显的痉挛，就像是在"恶笑"；同样的痉笑（*risus sardonicus*）也是破伤风的不祥征兆。加伊杜塞克（Gajdusek）声称，库鲁病是由做宗教食人仪式的妇女感染和传播的。感染源攻击和侵蚀她们的大脑，并在她们的大脑里留下了许多洞，或者说是导致大脑"海绵状"（spongy）病变，因此这种疾病也被称为"海绵状脑病"（spongiform encephalopathy）。

　　加伊杜塞克写道，库鲁病在食人行为停止以后就停止了暴发，从而支持了他认为朊病毒会导致库鲁病的观点。哥伦比亚大学医学博士罗伯特·克里茨曼（Robert Klitzman）和其他一些学者证实了加伊杜塞克的说法，但他的一些学术同行对此表示异议。他们指出，早在 20 世纪 60 年代，法尔族人已不再食人，库鲁病病人的减少与卫生措施有关，如在受影响的部落附近设立医院、诊所以及安装清洁的自来水供水系统。

　　斯坦利·B. 普鲁斯纳（Stanley B. Prusiner）医学博士的团队完成了测

定感染性自复制蛋白质(infective, self-replicating proteins，也就是他所说的朊病毒)的研究项目，试图揭示这种朊病毒的蛋白质和感染性特征。就像本书第二章讨论的内源性反转录病毒(类似于基因和病毒)一样，朊病毒处在一种介于蛋白质和病毒这两个实体之间的模糊状态。

加州大学旧金山分校(University of California at San Francisco)神经退行性疾病研究所(Institute for Neurodegenerative Diseases)的所长普鲁斯纳(Prusiner)遭到了许多科学家和作者的反对，他们怀疑蛋白质会以这种方式产生作用。有些人把普鲁斯纳说成是媒体骗子，认为他的朊病毒理论毫无根据。但普鲁斯纳在 1997 年因他的这项研究成果获得了诺贝尔生理学或医学奖以后让这些质疑者哑口无言。还有一些人依然不相信朊病毒的存在，其中最突出和最有成就的也许就是耶鲁大学的外科神经病理学系主任劳拉·马努埃里迪斯(Laura Manuelidis)医学博士。她发表的论文提供了证明克雅氏病可能由病毒或感染性疾病已得到确认的感染源引发的。

马努埃里迪斯还认为，克雅氏病可能比其他科学家所想象的更为常见，而且它可能导致许多我们现在认为是阿尔茨海默病的病例。

事实上，乔治·巴兰钦(George Balanchine)这个被尊崇为美国芭蕾舞之父的俄罗斯裔纽约芭蕾舞团导演的病例提醒我们，我们对克雅氏病及其传播知之甚少。

巴兰钦最初的症状出现在 1978 年，他跳舞时经常失去平衡，甚至摔倒，这迫使他不得不向舞蹈演员们解释，而不是展示他希望他们如何表现。巴兰钦开始抱怨，他觉得音乐听起来很别扭，而且对颜色也没有了感觉。因此，他不得不放弃自己设计布景的习惯。巴兰钦的平衡能力、视力和听力都在逐渐退化。1982 年，他因为意识模糊和失忆而失去了行为能力，还丧失了控制身体的能力。这位曾经创作过 400 多部著名芭蕾舞的舞蹈家"已经记不得几分钟前发生的事情了"[25]。

那些在巴兰钦 1983 年去世后诊断他患了克雅氏病的医生并不明白他是如何或在哪里染上这种病的，但劳伦斯·奥特曼(Lawrence Altman)在他发表在《纽约时报》上的关于巴兰钦诊断的专栏文章中提到了"一位杰出的神经外科医生可能因为与病人接触而感染上这种疾病"以及"另一位病人在 1974 年接受角膜移植手术后染上了克雅氏病"[26]。

约翰·霍普金斯大学的医学博士罗伯特·约肯告诫说，除了像引起疟疾的疟原虫这样我们熟悉的感染源以及引起库鲁病和克雅氏病的我们不熟悉的朊病毒以外，还有许多我们不知道的感染源，尤其是在第三世界缺医少药的环境中。他强调，其中的一些未知感染源很可能会导致精神疾病。

然而，医生们早就观察到，即使感染上我们熟悉且无处不在的热带蠕虫和其他寄生虫，也有可能导致可怕的精神变化。20 年前，耶鲁大学的 J. 帕克曼（J. Packman）医学博士写道："有寄生虫负荷的病人更有可能表现出精神状态的变化；在接受寄生虫治疗以后，精神病病人的精神状态也有了改善。"[27]

这些风险在其他国家得到了量化。德国研究人员对 1 300 名感染旋毛虫病的病人进行了研究。旋毛虫是一种常见的寄生虫，人可以通过摄入处理不当和未煮熟的猪肉感染这种寄生虫。病人最初的症状包括腹部不适、恶心、腹泻、呕吐、疲劳和发热，在发病的第二阶段就出现肌肉疼痛、瘙痒、发热、发冷等症状，而关节疼痛则在病人摄入受污染的食品 2—8 周后出现。

旋毛虫病还能引起精神症状，包括精神错乱，并伴随失眠和中枢神经系统炎症或脑炎，德国研究人员在他们近 1/4 的受试者身上发现了这些症状。

诊断旋毛虫病需要采用 2003 年开发的抗体测定方法进行复杂的分析，这种技术在南半球很少使用。在《感染性疾病综合征中的精神病学问题》（*Psychiatric Aspects of Infectious Disease Syndromes*）一书的作者看来，被旋毛虫感染的动物"最常见的是美国和欧洲饲养的家猪"，但情况可能并非如此，因为旋毛虫病的危害在发展中国家可能被严重低估。[28]

脑囊虫病（Neurocysticercosis）是热带国家一种由绦虫引起的常见传染病。生活在拉丁美洲、东南亚和撒哈拉以南非洲的居民常因食用受污染的猪肉而感染这种疾病。以人感染猪绦虫为例，绦虫的幼虫聚集在病人的肌肉、皮肤、眼睛和中枢神经系统中，从而引发癫痫。绦虫能直接侵入大脑，并且通过脑部扫描可以清楚地看到；囊肿、病变和绦虫引起的肿胀也清晰可见。65％的被感染者还会表现出从抑郁到精神错乱的精神症状。此外，脑囊虫病是最常见的可预防的致癫痫病因，因为世界上5 000万癫痫病病人中有80％生活在南方国家，通常是在猪绦虫流行的地区。[29] 猪绦虫病的治疗需要多年服用吡喹酮（praziquantel）和阿苯达唑（albendazole），而在许多猪绦虫病流行的地区根本找不到这些药物。幸运的是，妥善处理和烹饪猪肉并且给有可能受感染的猪接种疫苗，有助于预防猪绦虫病。

这种疾病原来在美国很少见，但由于移民，发病率正在逐渐上升，世界卫生组织把猪绦虫称为"全球最受关注的食源性寄生虫"。但是，控制猪绦虫病是一项严峻的挑战，部分原因就是诊断需要CT扫描，而在受这种疾病影响的贫困农村地区几乎没有CT扫描仪器。

我们很难把一种感染机制归因于其他症状不明显的感染，但精神病学文献提供了很多能证明精神症状与寄生虫感染［如贾第线虫、蛔虫和莱姆—鲍柔氏（Lyme borrelia）螺旋体］之间联系的证据；而宿主在感染这些寄生虫的发病症状在感染过程中不断消减，因此，这也满足了伊恩·利普金提出的证明要求。

然而，尽管发展中国家有大量的感染源，但缺乏能够诊断甚至怀疑这些感染源会引发精神疾病的医疗专业人员，从而导致这些疾病——及其治疗——仍然远远低于公共卫生雷达（public-health radar，这里是指目前已知的这类疾病。——译者注）。[30]

艾滋病对病人身体的损伤众所周知，从癌症和机会性感染到口腔感染和顽固性腹泻等消耗和衰竭性症状。但艾滋病也会破坏我们的精神健康，没有哪种疾病能像未经治疗的艾滋病那样对我们造成那么严重的精神伤害。HIV破坏了我们的中枢神经系统和大脑，而它所允许的机会性感染则表明，HIV具有引发精神疾病的可怕的多功能性。

艾滋病是人类历史上最致命的传染病，现在已经有3 500万人感染HIV，其中每10个HIV感染者就有7个生活在撒哈拉以南的非洲地区。联合国艾滋病规划署（Joint United Nations Programme on HIV and AIDS, UNAIDS)的一份报告显示，半数以上的HIV感染者不知道自己感染了HIV，这在很大程度上要归因于大多数发展中国家缺医少药的现状。在西方，这种疾病在很大程度上得到了控制，因为接受检测并知道自己感染 HIV 的人可以接受高效的抗反转录病毒药物治疗。有时，这种治疗方法被称为"活性抗反转录病毒药物疗法"（active antiretroviral drug therapy，ART）。[31]

但在发展中国家 HIV 感染者难以得到这样的治疗。到 2013 年年底，低收入和中等收入国家有 1 170 万感染者接受了抗反转录病毒治疗，但根据世界卫生组织的数据，仍有 2 200 万感染者没有接受这种治疗。这意味着，南半球每 5 个 HIV 感染者中就有 3 人未接受这样的治疗。[32] 幸运的是，贫穷国家大多数——也就是 67%——感染 HIV 的孕妇确实接受了活性抗反转录病毒治疗，从而可以防止把 HIV 传染给她们未出生的孩子。

我们知道，HIV 感染者比非感染者更容易患精神病和自杀；90% 的 HIV 感染者都是妄想症病人，他们觉得自己受到了迫害，甚至觉得其他人正在把想法塞进他们的脑袋。他们还会出现幻觉（通常是幻听）和意识模糊的症状，但也可能遭受情绪从深度抑郁到烦躁再到欣快的快速变化的折磨。据专家估计，美国 40% 的 HIV 感染者患有焦虑症。[33]

然而，专家们在 HIV 如何导致精神疾病这个问题上仍然持不同意见。患慢性疾病有损健康、需要不断接受检查并带有社会耻辱感的心理社会压力，肯定会增加出现焦虑和其他精神症状的风险，但研究人员估计，这种病毒本身也会导致 15% 的感染者患上痴呆症和精神病。[34] 这种病毒通过不同途径引起精神疾病，其中有些途径还相互作用。

艾滋病痴呆综合征（AIDS dementia Complex，ADC）[35] 在导致病人认知能力下降后，还会导致病人集中注意力、思考和解决问题的能力持续减弱。

2013 年，《德国精神病学杂志》（German Journal of Psychiatry）的一篇报道对 1970—2012 年 1 月发表的 47 篇关于 HIV 感染与精神障碍的研究论文进行了分析。[38] 这些论文的作者发现，HIV 对中枢神经系统的直接影响可能会产生癌症以及包括痴呆和精神错乱在内的器质性脑综合征。仅举一个例子，HIV 会导致游离钙充斥细胞的间隙，而高钙驱使神经递质释放，因此大脑突触的精密协调放电变得非常不充分，扰乱神经元间的通信，并且影响大脑的各种功能。[37]

这种脑功能障碍通常出现在 HIV 感染的晚期阶段，常常是在艾滋病发展到全型期之后，但大多数受影响者才 30 多岁。精神障碍就像 HIV 攻击大脑的各种机制一样，有很多症状——妄想、幻觉、妨碍逻辑思维的认知障碍、失忆。不太常见的是，HIV 会引起紧张性精神分裂症，类似于奥利弗·萨克斯（Oliver Sacks）在《苏醒》（Awakenings）中描述的 1918 年昏睡性脑炎或昏睡病大流行后的幸存者。

但是，其他因素也会刺激病人精神错乱——机会性感染，因免疫功能低下而无法抵御结核杆菌或弓形体等其他病原体对大脑的攻击、在 HIV 感染者中发现的超比例的药物滥用引起的疾病。

德国的研究还揭示了 HIV 在危害精神健康方面的巨大协同作用。患上精神疾病的 HIV 携带者还会遭受更加严重的神经损伤，那些有滥用药物史的 HIV 感染者也是如此。患上精神疾病的 HIV 携带者不但病情可能远比其他 HIV 携带者和艾滋病病人严重，而且往往更早死亡。因此，作者得出结论："这种高共同发病率表明，HIV 感染与精神病之间可能存在病因（因果）关系。"[38]

传统的抗精神病药物可用来治疗 HIV 相关型精神疾病，但幸运的是，大多数这类病人并不需要接受很长时间的治疗，一旦他们的躯体疾病得到控制，他们的精神病症状就会进入缓解阶段。这是一件好事，因为使用治疗艾滋病的药物也会导致痴呆和精神疾病。例如，有一半以上的 HIV 携带者或艾滋病病人在把依法韦仑（efavirenz，非核苷反转录酶抑制药）作为高活性抗反转录病毒治疗时出现了做逼真的梦（vivid dreams）、做噩梦、失眠和情绪症状，这些轻微的干扰似乎远被药物带来的益处所超越，而其他 HIV 携带者或艾滋病病人在接受这种治疗时则会遭遇更加严重的精神问题，包括躁狂、抑郁、想自杀、精神错乱和幻觉。

遗传也起着一定的作用。细胞色素 P450 是一种参与药物代谢的主要酶，那些有编码基因特殊变体（CYP2B6-G516T）的人比其他人更有可能对精神疾病做出反应。这对乌干达人和西欧人来说都是一个重要的危险因素：医生在病人接受依法韦仑治疗时应该密切监测，以防他们血液中累积高浓度的依法韦仑。但在发展中国家，这种情况不太可能发生，因为在那里，仅向 HIV 阳性者提供高活性抗反转录病毒治疗已经非常不易。[39]

现代性的危害

为了减少 HIV 感染和其他疾病，联合国已经把在医疗机构进行产前护理纳入"新千年发展目标"（Millennium Development Goal，MDG），并且组织各种活动敦促母亲在医院分娩。然而，最近的研究显示，在医院分娩始终是非洲人避免感染的最佳方式的假设是站不住脚的。[40]

在有代表性的非洲国家——肯尼亚、坦桑尼亚和赞比亚，富裕、有工作、受教育程度较高、居住在城市的妇女更容易感染 HIV，她们也最有可能在医院分娩。正如笔者在 2007 年《纽约时报》一篇社论中讨论的那样，部分问题在于：善意的医护人员在糟糕的条件下努力提供高质量的医疗服务，但糟糕的条件往往阻碍了有效的感染控制。

为了防止艾滋病、锥虫病和其他有可能危害精神健康的疾病的传播，必须采用严格的无菌技术。但是在贫穷的不发达国家，安全设备跟医生一样稀缺。尽管非洲的艾滋病危机主要由病人的粗心大意和性滥交引起的假设并没有得到支持，但重复使用一次性医疗器械和未灭菌的针头有助于传染病在整个非洲以极高的效率传播。POZ 博客作者西蒙·科勒利（Simon Collery）写道：

"目前并不清楚 HIV 的传播有多大比例是由性交造成的，也不知道其他方式（如接触受污染的医疗器械、不安全的化妆品或传统习惯）造成的传播比例。认为大多数由性途径传播的假设是一种偏见，而不是一种经验性发现。各种非性途径传播比例低的假设，是因为没有寻找能够证明这类途径传播的证据，并且忽略了任何无意中发现的证据。"[41]

尽管有人经常表示否定，但确实存在医源性或治疗性感染的证据。就在 2007 年，世界卫生组织坚持认为，不加消毒地重复使用注射器造成的感染占非洲新增 HIV 感染病例的 2.5%，但戴维·吉塞尔奎斯特（David Gisselquist）2003 年在《国际性传播疾病与艾滋病杂志》（*International Journal of S.T.D. and AIDS*）上发表的一项研究显示，在非洲，多达 40% 的 HIV 感染是由医疗过程中使用被污染的针头造成的。[42] 即便是保守的世界卫生组织也估计，使用被污染的针头导致了数以十万计的感染病例。

在西方，一开始由流感引起的感染引发精神疾病的发病率比南半球更加常见。美国人认为，流感是西方温带地区的一种疾病。但在 2006～2010 年间，每 5 名接受住院治疗的非洲呼吸道病病人中就有 1 人是流感病人，而每 10 名门诊呼吸道病病人中就有 1 人感染了流感。[42] 流感在非洲造成了很高的发病率和死亡率。[43] 事实上，非洲流感病人会比西方流感病人遭遇更多的并发症。例如，南非老年人患流感死亡的可能性是美国老年人的 4 倍。[44] 如本书第二章所述，接种疫苗预防流感能大大降低获得性精神分裂症的相关风险，尤其是新生儿和青少年。同样，如第三章所述，预防感染 PANDAS 的 A 组链球杆菌疫苗能够防止厌食症、图雷特氏症和强迫症。

有国界的医药

目前，既没有弓形体预防药，也没有预防与抑郁症密切相关的丙型肝炎病毒的疫苗；每 10 个丙型肝炎病人中就有 7 人患有抑郁症[45]；同样没有预防会引起偏执和凶杀攻击的昏睡病的药物。

但是，即使我们有这些疫苗和抗菌预防药物，它们也可能无法造福于南半球的居民。我们确实有预防流感的疫苗和治疗 A 组链球杆菌感染的抗生素，但在发展中国家很难获得它们。有多难？似乎没人知道：2014 年一份针对 31 个非洲国家的调查报告显示，"非洲许多国家都有流感疫苗和抗病毒药物，但估计覆盖率很低，而且基本上不为人所知。"

即便有这些疫苗和抗病毒药，它们的价格也非常昂贵。即使这些疫苗和药物的价格变得能负担得起，有时也会遭到那些迫切需要它们的人拒绝。具有医疗危害性的注射习惯，特别是使用在伦理上值得怀疑的研究成果，导致尼日利亚人丧失了对疫苗的信任。有很多新闻报道集中在多疑的非洲人关于接种西方疫苗会传播 HIV 并导致不孕的争论上。[46] 这些担忧对某些人来说似乎没有根据，但它们建立在有充分记录的当代历史的基础上，即来自于白种人和受过西方教育的医生手中的伤害记录。

2000 年 3 月，南非维特沃特斯兰德大学（Witwatersrand University）一个名叫维尔纳·贝兹沃达（Werner Bezwoda）的癌症研究人员，在未经知情同意的情况下对黑种人乳腺癌病人进行了高剂量化疗的医学实验后被解雇。迈克尔·斯旺戈博士（Michael Swango）在承认用致命的钾注射剂杀死 3 个美国病人后最终被判犯有谋杀罪，但他还被怀疑导致另外 60 人死亡，其中大部分是 20 世纪八九十年代在津巴布韦和赞比亚造成的死亡。1995 年，在津巴布韦执业的苏格兰麻醉师理查德·麦戈恩（Richard McGown）被指控犯有 5 项谋杀罪，并因给 2 名患儿注射致命剂量的吗啡致死而被判有罪。南非种族隔离制度下的化学和生物武器部门"海岸项目"（Project Coast）的前负责人瓦特·巴森（Wouter Basson）被控在 1979 — 1987 年间杀害了南非和纳米比亚数百名黑种人公民，其中许多人是因被注射毒药而死。虽然巴森的助手们一致供认他们对于黑种人犯下的医疗罪行，但南非一家法院的一名种族隔离残余分子法官没有判他有罪。一些恶意的研究计划都是有详细记录的，例如，"海岸项目"旨在研制一种以疫苗的形式有选择地伤害非洲黑种人生育能力或者使他们绝育的试剂。2015 年，南非医学会谴责了巴森在种族隔离期间在他的指挥下犯下的杀戮罪行。[47]

此外，美国中央情报局把疫苗接种用于暗杀的广为人知的做法，如用于搜寻奥萨马·本·拉登和其他政治阴谋计划，在很大程度上助长了对提供疫苗和其他注射剂的西方人的不信任。至少，美国中央情报局实施过一项假疫苗接种计划，也就是通过只接种 1/3 剂量的方式来助长感染的传播——接种剂量不足的疫苗，使人们相信自己对相关疾病有免疫力，但实际上并没有。[48]

所有这些不计后果的残虐行为产生了明确的结果：多疑的病人会逃避治疗，这种恐医症或者对药物的恐惧，意味着脊髓灰质炎等"已被征服的"疾病正在非洲大陆卷土重来。[49] 即使由最富有奉献精神的医护人员提供服务，贫穷也使得发展中国家的治疗充满了风险。[50] 在获得清洁水的机会有限，并且无法获得西方人认为理所当然的抗菌剂和清洗剂的情况下，很难或者根本就不可能控制感染以防止疾病的传播。

面对这些不同的挑战，我们可以采取哪些明智的举措来保护发展中国家免受从蠕虫到采采蝇、从 HIV 到流感病毒等传播的有可能摧毁我们大脑的传染病呢？

　　显然，我们必须提供他们负担得起的抗生素和抗精神病药物。提供清洁水和建造厕所以阻止微生物接触宿主，从而消除感染源和降低微生物的毒性。

　　不过，比较简单、便宜的药物也可以发挥作用，其中包括阿司匹林等药物[51]，这种药物通过抗炎来保护大脑，澳大利亚迪肯大学(Deakin University)药学院迈克尔·伯克(Michael Berk)认为："阿司匹林可以减少氧化应激，防止氧化损伤。早期的证据表明，阿司匹林在情绪障碍和精神分裂症的临床前和临床研究中发挥了有益的作用。"此外，伯克还表示，"流行病学的数据表明，高剂量的阿司匹林……医学上一种非常古老的治疗方法，是治疗许多神经精神障碍的一种潜在的新疗法。"[52]

　　在仍被忽视的地方，到处都是尚未制服的感染威胁和还不能治愈的疾病，在利用传统的公共卫生措施和本书第六章所介绍的那种复杂的传染病防治策略方面，我们仍有很大的改进余地。

　　但是，在应对这些威胁身心健康的问题时，我们错误地认为只需拯救受到这些问题威胁的人的身心。我们的医疗命运紧密相连，解决外国的疾病问题，也是在帮助、拯救我们自己。

注　释

第一章：

1. John Cornwell,"Slaves to American Medicine," *Times of London Sunday Times Magazine* (with a sidebar by Harriet A. Washington),September 10,2006.

2. 这个麻痹性痴呆病人受到了约翰·康威尔(John Cornwell)描述的病人类似的损伤。20 世纪 70 年代,我在纽约州罗切斯特(Rochester)医院当志愿者时,在医院的院子里见到过他。

3. "General Paresis," Medline. com; see also B. J. Beck,"Mental Disorders Due to a General Medical Condition," in *Massachusetts General Hospital Comprehensive Clinical Psychiatry*,ed. T. A. Stern et al. (Philadelphia: Elsevier Mosby,2008),chapter 21.

4. Robert C. Benchley,"The Most Popular Book of the Month," in *Of All Things* (New York: Henry Holt,1922),187.

5. "What Was the Truth About the Madness of George III?," BBC News,April 15, 2013. See also R. E. Kendell,"The Distinction Between Mental and Physical lllness,"*British Journal of Psychiatry* 178,no. 6 (June 2001).

6. M. Worboys,*Spreading Germs: Disease Theories and Medical Practice in Britain, 1865 — 1900* (Cambridge: Cambridge University Press,2008).

7. E. F. Torrey and Robert Yolken,"Could Schizophrenia Be a Viral Zoonosis Transmitted from House Cats?," *Schizophrenia Bulletin* 21,no. 2 (1995).

8. Howard Robinson,"Dualism," in *The Stanford Encyclopedia of Philosophy*,ed. Edward N. Zalta (Fall 2003).

9. W. D. Hart,"Dualism," in *A Companion to the Philosophy of Mind*,ed. Samuel Guttenplan (Oxford: Blackwell,1996),265—67.

10. G. B. Risse,*Mending Bodies,Saving Souls: A History of Hospitals* (Oxford: Oxford University Press,1990),56.

11. Roy Porter,*Mind-Forg'd Manacles: A History of Madness in England from the*

Restoration to the Regency (London: Athlone,1987).

12. Michel Foucault,"Madness and Society," in *Aesthetics,Method and Epistemology*, ed. James D. Faubion (New York: New Press,1998). 558.

13. Elliot S. Valenstein,"Debating Lunacy," *New York Times*,May 3,2014.

14. Roy Porter,"Willis,Francis (1718—1807)," *Oxford Dictionary of National Biography* (Oxford: Oxford University Press, 2004); online edition, http://odnb2. ifactory. com/view/article/29578/29578. See also Foucault,"Madness and Society," 337—38.

15. Foucault,"Madness and Society," 337.

16. Jean L. Cooper and Angelika S. Powell,"King George's Illness—Porphyria," University of Virginia. http://people. virginia. edu/~jlc5f/ charlotte/porphyria. html.

17. "About Porphyria," American Porphyria Association,http://www. porphyriafoundation. com/about-porphyria.

18. Timothy J. Peters and Allan Beveridge,"The Madness of King George III: A Psychiatric Re-Assessment," *History of Psychiatry* 21,no. 1 (March 2010): 20—37.

19. Anne Digby,"Changes in the Asylum: The Case of York,1777—1815," *Economic History Review New Series* 36,no. 2 (May 1983): 218—39.

20. Benjamin Rush,*Medical Inquiries and Observations upon the Diseases of the Mind* (Philadelphia: Kimber and Richardson,1812).

21. Paul E. Kopperman,"'Venerate the Lancet': Benjamin Rush's Yellow Fever Therapy in Context," *Bulletin of the History of Medicine* 78 (2004):539—74; C. J. Tsay, "Julius Wagner-Jauregg and the Legacy of Malarial Therapy for the Treatment of General Paresis of the Insane," *Yale Journal of Biological Medicine* 86,no. 2 (2013): 245—54; Digby,"Changes in the Asylum. "

22. Rush,*Medical Inquiries and Observations*; see also Harriet A. Washington,Medical Apartheid (New York: Doubleday,2007),181—82.

23. Harriet A. Washington,"The Cleansing Fire: Malaria Therapy at the Rockefeller Institute," publication pending at www. metropolisofscience. org.

24. Deborah Hayden,*Pox: Genius,Madness,and the Mysteries of Syphilis* (New York: Basic Books,2003).

25. Ibid; see also Joel Braslow,*Mental Ills and Bodily Gums: Psychiatric Treatment in the First Half of the Twentieth Century* (Berkeley: University of California Press, 1997).

26. Kendell, "The Distinction Between Mental and Physical Illness"; see also Tsay, "Julius Wagner-Jauregg."

27. Hayden, *Pox: GeniUS, Madness.*

28. Kendell, "The Distinction Between Mental and Physical Illness"; Tsay, "Julius Wagner-Jauregg."

29. Kat McGowan, "The Second Coming of Sigmund Freud," *Discover*, March 6, 2014, http://discovermagazine. com/2014/april/14-the-second-coming-of-sigmund-freud.

30. Lainie Friedman Ross, "Review of *Useful Bodies: Humans in the Service of Medical Science in the Twentieth Century*," *Perspectives in Biology and Medicine* 48, no. 2 (Spring 2005): 312—14.

31. Gretchen Vogel, "Malaria as a Lifesaving Therapy," *Science* 342 (November 8, 2013): 686.

32. Joel T. Braslow. "Effect of Therapeutic Innovation on Perception of Disease and the Doctor-Patient Relationship: A History of General Paralysis of the Insane and Malaria Fever Therapy, 1910—1950," *American Journal of Psychiatry* 152 (1995): 660—65.

33. John F. Mahoney, R. C. Arnold, and Ad Harris, "Penicillin Treatment of Early Syphilis—a Preliminary Report," *American Journal of Public Health* 33, no. 12 (1943): 1387—91. See also Tsay, "Julius Wagner-Jauregg."

34. Worboys, *Spreading Germs.*

35. Irvine Loudon, *The Tragedy of Childbed Fever* (New York: Oxford University Press, 2000), 6.

36. Creutzfeldt - Jakob Disease Foundation, "Possible Symptoms;" http://www. cjdfoundation. org/possible-symptoms.

37. Mary Kilbourne Matossian, *Poisons of the Past: Molds, Epidemics, and History* (New Haven, CT: Yale University Press, 1991).

38. A. Woolf. "Witchcraft or Mycotoxin? The Salem Witch Trials." *Clinical Toxicology* 38, no. 4 (2000): 457—60.

39. American Psychiatric Association. *Diagnostic and Statistical Manual of Mental Disorders*, 4th ed. (Washington, DC: American Psychiatric Association, 2013).

40. Chun Siong Soon et al., "Unconscious Determinants of Free Decisions in the Human Brain," *Nature Neuroscience* 11 (2008): 543—45, doi:10. 1038/nn.

41. John-Dylan Haynes and Geraint Rees, "Decoding Mental States from Brain Activity in Humans," *Nature Reviews Neuroscience* 7 Guly 2006): 523—34. doi:10. 1038/.

42. Stanislas Dehaene and Lionel Naccache. "Towards a Cognitive Neuroscience of Consciousness: Basic Evidence and a Workspace Framework," *Cognition* 79 (APril 2001): 1—37.

43. Woo-kyoung Ahn. Caroline C. Proctor, and Elizabeth H. Flanagan, "Mental Health Clinicians' Beliefs About the Biological, Psychological, and Environmental Bases of Mental Disorders," *Cognitive Science* 33, no. 2 (2009): 147 — 82, doi: 10. 1111/j. 1551 — 6709. 2009. 01008. x.

44. Tanya Marie Luhrmann, "Beyond the Brain," *Wilson Quarterly* (Summer 2012): 34.

第二章

1. Treatment Advocacy Center. "Dr. E. Fuller Torrey Talks About His Loved One" (video), https://www. youtube. com/watch? v=bWX13jlVLOk.

2. National Institute of Mental Health, "What Are the Symptoms of Schizophrenia? ," www. nimh. nih. gov/health/publications/schizophrenia/what-are-the-symptoms-of-schizophrenia. shtml.

3. Miriam Spering et al. , "Efference Copy Failure During Smooth Pursuit Eye Movements in Schizophrenia. " *Journal of Neuroscience* 33, no. 29 Guly 17, 2013): 11779—87.

4. L. G. Ledgerwood, P. W. Ewald, and G. M. Cochran, "Genes, Germs, and Schizophrenia: An Evolutionary Perspective," *Perspectives in Biology and Medicine* 46 (2003): 17—48; see also J. O. Davis and J. A. Phelps, "Twins with Schizophrenia: Genes or Germs?," *Schizophrenia Bulletin* 21, no. 1 (1995): 13—18.

5. S. Bölte et al. , "The Roots of Autism and ADHD Twin Study in Sweden (RATSS)," *Twin Research and Human Genetics* 17, no. 3 (February 2014): 164—76.

6. S. Maiti, "Ontogenetic De Novo Copy Number Variations (CNVS) as a Source of Genetic Individuality: Studies on Two Families with MZD Twins for Schizophrenia," *PLoS One* 6, no. 3 (March 2011).

7. Emma L. Dempster et al. , "Disease-Associated Epigenetic Changes in Monozygotic Twins Discordant for Schizophrenia and Bipolar Disorder," *Human Molecular Genetics* (2011), http://hmg. oxfordjournals. org/content/early/2011/09/22/hmg. ddr416. short.

8. Davis and Phelps, "Twins with Schizophrenia. "

9. Paul H. Patterson, *Infectious Behavior: Brain-Immune Connections in Autism, Schizophrenia, and Depression* (Cambridge, MA: MIT Press, 2013), 17, 36.

10. Davis and Phelps,"Twins with Schizophrenia. "

11. Ibid.

12. Herbert Goldenberg and Irene Goldenberg,*Family Therapy*: *An Overview* (Independence,KY: Cengage Learning,2012),114. See also Frieda Fromm-Reichmann,*Principles of Intensive Psychotherapy* (Chicago: University of Chicago Press,1960).

13. Tanya Marie Luhrmann,"Beyond the Brain," *Wilson Quarterly* (Summer 2012): 29－34.

14. Douglas Fox,"The Insanity Virus," *Discover*,November 8,2010.

15. Ibid.

16. Paolo Fusar-Poli and Pierluigi Politi,"Paul Eugen Bleuler and the Birth of Schizophrenia," *American Journal of Psychiatry* 165 (2008): 1407.

17. Edwin Fuller Torrey and Judy Miller,*The Invisible Plague*: *The Rise of Mental Illness from 1750 to the Present* (New Brunswick,NJ: Rutgers University Press,2007).

18. Richard Noll,"Historical Review: Autointoxication and Focal Infection Theories of Dementia Praecox," *World Journal of Biological Psychiatry* 5,no. 2 (May 2004): 60－72.

19. Richard Noll,"Kraepelin's 'Lost Biological Psychiatry'? Autointoxication,Organotherapy and Surgery for Dementia Praecox," *History of Psychiatry* 18 (September 2007): 301－20.

20. Pamela Jones, "Appendicostomy (Malone Procedure; Antegrade Colonic Enema Procedure)," http://www. crouse. org/health/PIB/Appendicostomy.

21. Jeffrey Masson, *The Assault on Truth*: *Freud's Suppression of the Seduction Theory* (NewYork: Farrar,Straus,and Giroux,1984),55－106; 233－50.

22. Jeffrey Masson,"Freud and the Seduction Theory: A Challenge to the Foundations of Psychoanalysis," *Atlantic*,*February* 1,1984. See also Peter Gay,*Freud*: *A Life for Our Time* (New York: W. W. Norton,1988),84.

23. Arij Ouweneel,*Freudian Fadeout*: *The Failings of Psychoanalysis in Film Criticism* (Jefferson,NC: McFarland,2012).

24. Lawrence K. Altman,*Who Goes First?*: *The Story of Self-Experimentation in Medicine* (Oakland: University of California Press,1998).

25. Richard Noll,"Infectious Insanities,Surgical Solutions: Bayard Taylor Holmes,Dementia Praecox and Laboratory Science in Early 20th-Century America,Part 1," *History of Psychiatry* 17 (2006): 299 － 311. See also. J. Althaus, "On Psychoses After Influenza,"

Journal of Mental Science 39 (1893): 163—76.

26. Richard Noll, "Infectious Insanities. Surgical Solutions: Bayard Taylor Holmes, Dementia Praecox and Laboratory Science in Early 20thCentury America, Part 2," History of Psychiatry 18 (2007): 301—20.

27. United States Census Bureau, "World Population: Historical Estimates of World Population," www. census. gov/population/international/data/worldpop/table _ history. php.

28. Michael Bresalier, "'A Most Protean Disease': Aligning Medical Knowledge of Modern Iufluenza, 1890—1914," *Medical History* 56 (October 2012): 481—510.

29. Bertrand Dawson, "An Address on the Future of the Medical Profession: Being the Cavendish Lecture Delivered before the West London Medico Chirurgical Society on July 4th," *British Medical Journal* 2, no. 39 July 1918): 56—60.

30. "The Influenza Outbreak," *Journal of the American Medical Association* (JAMA) 71 (October 1918): 1138.

31. Karl A. Menninger. "Psychoses Associated with Influenza—I. General Data: Statistical Analysis," *JAMA* 72, no. 4 January 1919).

32. Bresalier, "'A Most Protean Disease.'"

33. Ibid.

34. S. West, "An Address on Influenza," *Lancet* 143, no. 3687 (April 1894): 1047—52.

35. W. Harris, "The Nervous System in Influenza," *Practitioner* (August 1907): 85.

36. J. Althaus, *Influenza: Its Pathology, Symptoms, Complications, and Sequels* (London: Longmans, 1892), 13—20.

37. B. W. Richardson, "Epidemic Neuroparesis," *Asclepiad* 9 (1892): 19—37. See also B. W. Richardson, "Influenza as an Organic Nervous Paresis," *Asclepiad* 8 (1891): 178—79.

38. Bresalier, "'A Most Protean Disease,'" 499.

39. 然而,对病人尸体进行的诊断性检测并没有确定昏睡性脑炎与流感之间有什么关系:see "the influenza Pandemic of 1918," at http://virus. stanford. edu/uda/.

40. R. C. Dale et aI. , "Encephalitis Lethargica Syndrome: 20 New Cases and Evidence of Basal Ganglia Autoimmunity," *Brain* 127, no. 1 (2004): 21—33.

41. 奥利弗·萨克斯(Oliver Sacks)采用的最终无效的左旋多巴(levodopa)药物治疗曾显示惊人但短暂的效果。这种效果虽然短暂,但值得注意。奥利弗·萨克斯在他的《苏醒》

(*Awakenings*)(NewYork：Vintage Book,1990)一书中讨论了这个问题。

42. R. H. Yolken and E. F. Torrey,"Are Some Cases of Psychosis Caused by Microbial Agents? A Review of the Evidence," *Molecular Psychiatry* 13 (2008)：470—79.

43. Fox,"The Insanity Virus."

44. Michael Winerip,"Schizophrenia's Most Zealous Foe," *New York Times*,February 22,1998.

45. Treatment Advocacy Center,"Homelessness：One of the Consequences of Failing to Treat Individuals with Severe Mental illnesses," Backgrounder Briefing Paper,March 2011, http://www. treatmentadvocacycenter. org/resources/consequences-of-Iack-of-treatment/homelessness/1379.

46. Thomas Szasz,*Ceremonial Chemistry* (Garden City,NY：Anchor,1974).

47. Fox,"The Insanity Virus."

48. Ibid.

49. Ibid.

50. Ibid.

51. Ibid.

52. Ibid.

53. Ibid.

54. Ibid.

55. Ian Lipkin,interview with the author,April 1,2013.

56. E. Fuller Torrey and Robert H. Yolken,"Could Schizophrenia Be a Viral Zoonosis Transmitted from House Cats?," *Schizophrenia Bulletin* 21,no. 2 (1995).

57. E. Fuller Torrey and Robert H. Yolken,"*Toxoplasma gondii* and Schizophrenia," *Emerging Infectious Diseases* (November 2003),http:// wwwnc. cdc. gov/eid/article/9/11/03—0143. htm.

58. E. Fuller Torrey,John J. Bartko,and Robert H. Yolken,"*Toxoplasma gomdii* and Other Risk Factors for Schizophrenia：An Update," *Schizophrenia Bulletin* 38,no. 3 (May 2012).

59. Yolken and Torrey,"Are Some Cases of Psychosis Caused by Microbial Agents?"

60. Ibid. ,471.

61. R. H. Yolken,F. B. Dickerson,and E. Fuller Torrey,"Toxoplasma and Schizophreni-a," *Parasite Immunology* 31 (November 2009)：711.

62. A. S. Brown et al. ,"Maternal Exposure to Toxoplasmosis and Risk of Schizophrenia

in Adult Offspring," *American Journal of Psychiatry* 162, no. 4 (2005): 767—73. See also P. B. Mortensen et al., "*Toxoplasma Gondii as* a Risk Factor For Early-Onset Schizophrenia: Analysis of Filter Paper Blood Samples Obtained at Birth," *Biological Psychiatry* 61 (2007): 688—93.

63. Yolken, Dickerson, and Torrey, "Toxoplasma and Schizophrenia," 706—15.

64. Ibid., 708.

65. Ibid., 707.

66. Ibid., 708.

67. Ibid., 711—12.

68. Ibid., 712.

69. "Brain Morphology and Schizophrenia: Enlarged Ventricles," University of Toronto neurowiki website, http://neurowiki2013. wikidot. com/individual: brain-morphology.

70. C. Gaser et al., "Ventricular Enlargement in Schizophrenia Related to Volume Reduction of the Thalamus, Striatum, and Superior Temporal Cortex," *American Journal of Psychiatry* 161, no. 1 (January 2004): 154—56.

71. Fox, "The Insanity Virus."

72. 这场以"荷兰的饥饿之冬"闻名的饥荒是纳粹为了报复荷兰人的抵抗而故意所为。德军的封锁切断了影响 4 500 万人的食物运输通道,并且造成 2.2 万人死亡。This was undertaken in retaliation for instances of Dutch resistance to Nazism. Anthony Sas, "Holland's 'Hunger Winter' of 1944—45," *Military Review* 63, no. 9 (September 1983): 24—32. See also *Uitzending Gemist*, *Vroeger & Zo De hongerwinter 1944* (video), http:// www. npo. nl/vroeger-zo/01-06-2012/NPS_1197941.

73. Laura C. Schulz, "The Dutch Hunger Winter and the Developmental Origins of Health and Disease," *Proceedings of the National Academy of Sciences* 107, no. 39 (2010): 16757—58.

74. Adi Narayan, "Side Effects of 1918 Flu Seen Decades Later," *Time*, October 12, 2009.

75. Thomas F. McNeil, E. Cantor-Graae, and D. R. Weinberger, "Relationship of Obstetric Complications and Differences in Size of Brain Structures in Monozygotic Twin Pairs Discordant for Schizophrenia," *American Journal of Psychiatry* 157, no. 2 (February 2000): 203—12.

76. Pak C. Sham et al., "Schizophrenia Following Pre-Natal Exposure to Influenza Epidemics Between 1939 and 1960," *British Journal of Psychiatry* 160 (1992).

77. A. Brown et aI. ,"Serologic Evidence of Prenatal Influenza in the Etiology of Schizo-phrenia,"*Archives of General Psychiatry* 61（August 2004）：774—80.

78. Sham，"Schizophrenia Following Pre - Natal Exposure to Influenza. " See also J. McGrath and D. Castle,"Does Influenza Cause Schizophrenia? A Five-Year Review," *Australian and New Zealand Journal of Psychiatry* 29,no. I（March 1995）：23—31.

79. Thomas H. Maugh II,"Paul Patterson Dies at 70；Caltech Neuroscientist," *Los Angeles Times* ,Jwly 18,2014.

80. High-throughput sequence animation from Sadava et aI. ,*Life：The Science of Biology* ,9th edition,Sinauer Associates. http：//www. sumanasinc. com/web content/anima-tions/content/highthroughput2. html. Accessed December 17,2012.

第三章

1. Susan Swedo,interview with the author,March 15,2013.

2. 简和赛斯都不是真名。为了保护他俩的隐私,对他俩的故事细节也做了一些修改。

3. 根据美国疾病预防控制中心的数据,只有 1%～3% 的链球菌性喉炎病例发展为急性呼吸衰竭。因此,美国5～17岁链球菌性喉炎病人的急性呼吸衰竭发病率大约是 0.5/10 万。

4. Yamada Karriem-Norwood,"Understanding Rheumatic Fever：The Basics," WebMD, March 14,2014,http：//www. webmd. com/a-to-z-guides/understanding-rheumatic-fever-basics.

5. Ibid.

6. 所发现的抗原包括 B 淋巴细胞抗原 D8/17。

7. A. K. Khanna,"Presence of a Non-HLA B Cell Antigen in Rheumatic Fever Patients and Their Families as Defined by a Monoclonal Antibody," *Journal of Clinical Investigation* 83,no. 1710（1989）.

8. E. Hollander et al. ,"B Lymphocyte Antigen D8/17 and Repetitive Bebaviors in Autism," *American Journal of Psychiatry* 156（1999）：317—20；Susan Swedo et aI. ,*Journal of the American Academy of Child and Adolescent Psychiatry* 34,no. 307（1995）；*American Journal of Psychiatry* 154, no. 110（1997）；*American Journal of Psychiatry* 154,no. 402（1997）.

9. Susan Swedo,interview with the author,March 15,2013.

10. Tourette Syndrome fact sheet, Office of Communications and Public Liai-son. National Institute of Neurological Disorders and Stroke,http：//www. ninds. nih. gov/

disorders！tourette/detail_tourette. htm.

11. 为了保护隐私,贝莎并不是真名,对她的经历也做了一些修改。

12. "Eating Disorders Statistics," National Association of Anorexia Nervosa and Associated Disorders,http://www. anad. org/get-information/about-eating-disordersl eating-disorders-statistics/.

13. J. L. Jarry and F. J. Vaccariono,"Eating Disorder and Obsessive-Compulsive Disorder: Neurochemical and Phenomenological Commonalities," *Journal of Psychiatry and Neuroscience* 21,no. 1 (January 1996): 36—48.

14. Mae S. Sokol,"Infection-Triggered Anorexia Nervosa," *Eating Disorders Review* 12,no. 5 (September/October 2001).

15. National Institute of Mental Health,"Eating Disorders: About More Than Food," http://www. nimh. nih. gov/health/publications/eating-disorders-new-trifold/eating-disorders -pdf_148810. pdf.

16. S. J. Crow et al. ,"Increased Mortality in Bulimia Nervosa and Other Eating Disorders," *American Journal of Psychiatry* 166 (2009): 1342—46.

17. Patrick F. Sullivan,"Course and Outcome of Anorexia Nervosa and Bulimia Nervosa," *American Journal of Psychiatry* 152,no. 7 Guly 1995): 1073—74.

18. Ibid.

19. NIMH,"Eating Disorders: About More Than Food. "

20. M. S. Sokol,"Infection-Triggered Anorexia Nervosa in Children: Clinical Description of Four Cases," *Journal of Child and Adolescent Psychopharmacology* 10, no. 2 (2000): 133—45.

21. Susan E. Swedo et al. ,"High Prevalence of Obsessive-Compulsive Symptoms in Patients with Sydenham's Chorea," *American Journal of Psychiatry* 146,no. 2 (1989): 246—49.

22. Susan E. Swedo,James F. Leckman and Noel R. Rose,"From Research Subgroup to Clinical Syndrome:Modifying the PANDAS Criteria to Describe PANS (Pediatric Acute-Onset Neuropsychiatric Syndrome) ,"*Pediatrics and Therapeutics*(2012).

23. William C. Robertson Jr. , " Chorea in Children," Medscape, http:// emedicine. medscape. com/article/1181993-overview,Accessed April 2,2013.

24. "How Cavity-Causing Microbes Invade the Heart," *ScienceDaily*,June 28,2011.

25. M. E. Pichichero,"The PANDAS Syndrome," *Advances in Experimental Medicine and Biology* 634 (2009): 205—16.

26. Harriet Washington. "The Infection Connection," *Psychology Today*,July 1,1999.

27. Harriet Washington,"A New Kind of Mental Disease,a New Kind of Person," presentation delivered at Columbia University Department of Anthropology,July 3, 2013. See also Ian Hacking, *Historical Ontology* （Cambridge, MA：Harvard University Press,2004）,168,169.

28. Mary MacIntosh,"The Homosexual Role," *Social Problems* （1968）.

29. Hacking, *Historical Ontology*,164.

30. Ibid.

31. Thomas Ungar and Stephanie Knaack,"The Hidden Medical Logic of Mental Health Stigma," *Australian and New Zealand Journal of Psychiatry* 47, no.7 July 2013）：611—12.

32. Patrick W. Corrigan and Amy C. Watson,"Stop the Stigma：Call Mental Illness a Brain Disease," *Schizophrenia Bulletin* 30,no. 3 （2004）：477—79.

33. Ungar and Knaack,"The Hidden Medical Logic," 611.

34. Paul Ewald, *Plague Time*：*The New Germ Theory of Disease* （New York：Anchor,2002）, xvi；see also D. H. Thorn et ai,"Association of Prior Infection with Chlamydia Pneumonia and Angio-Graphically Demonstrated Coronary Heart Disease," *JAMA* 268 （1992）：68—72；and C. R. Meier et al. ,"Antibiotics and Risk of Subsequent First-Time Myocardial Infarction," *JAMAZ* 281(1999)：427—31.

35. Ewald, *Plague Time*,xvi.

36. 虽然斯威多为了把其他触发因素包括在内,建议把"与链球菌感染相关的儿童自身免疫性神经精神障碍"（PANDAS)的病名改为"小儿急性发作性神经精神综合征"(PANS),但前者仍然是公认和最流行的称谓。

37. 我们怎么知道 PANDAS 是一种自身免疫性疾病呢？1975 年,德国免疫学家欧内斯特·怀特斯(Ernest Witebsky)在逃离纳粹德国去（美国)布法罗大学(University of Buffalo)之前帮助确定了 A 型血和 B 型血的特点,并且设定了诊断自身免疫性疾病的标准。首先,必须确定已知目标自体抗体;其次,通过把自体抗体从一只动物传递给另一只动物的方式——一种被称为"被动传播"的疾病传染途径——来让其他动物罹患这种疾病。see E. Witebsky et al. ,JAMA 164 （1957）：1439 — 47；and N. R. Rose and C. Bona,"Defining Criteria for Autoimmune Diseases （Witebsky's Postulates Revisited)," Immunology Today 14 （September 1993）：426—30.

38. 2012 年,斯威多重新把"与链球菌感染相关的儿童自身免疫性神经精神障碍综合征"(PANDAS)的病名改为"小儿急性发作性神经精神综合征"(PANS)。这就意味着,不仅仅是 A 组链球菌,任何感染源都可能是这种疾病的病原体,并且主要把焦虑和行为问题作为诊断标准。我在书中采用PANDAS这个病名,因为这两种综合征相似,但PANDAS作为病名更加常用。

39. The *Diagnostic and Statistical Manual of Mental Disorders IV*, published in 2000, was actually a quasi-fifth edition, as it incorporated major revisions; see "*DSM*-5 Publication Date Moved to May 2013," press release from the American Psychiatric Association, December 10, 2009.

40. The *DSM*-5 Neurodevelopmental Disorders Work Group, quoted in Eve Herold, "Commentary Takes Issue with Criticism of New Autism Definition: *DSM*-5 Experts Call Study Flawed," press release, American Psychiatric Association, March 27, 2012.

41. Kristine M. Kulage, Arlene M. Smaldone, and Elizabeth G. Cohn, "How Will *DSM*-5 Affect Autism Diagnosis? A Systematic Literature Review and Meta-Analysis," *Journal of Autism and Developmental Disorders* (2014).

42. Jonathan Metzl, *The Protest Psychosis: How Schizophrenia Became a Black Disease* (Boston: Beacon, 2011). See also J. C. West et al., "Race/Ethnicity Among Psychiatric Patients: Variations in Diagnostic and Clinical Characteristics," *Journal of Lifelong Learning in Psychiatry* 4 (2006): 48−56; and interview with Carl C. Bell, director, Institute for Juvenile Research and Professor, Department of Psychiatry and School of Public Health, University of illinois at Chicago, http://sites. nationalacademies. org/DBASSE/CLAJ/DBASSE_081977#. UXMqqILBCj4.

43. Robert V. Guthrie, *Even the Rat Was White: A Historical View of Psychology* (Boston: Allyn and Bacon, 2003). See also Stephen Jay Gould, *The Mismeasure of Man* (New York: W. W. Norton, 1993).

44. Marilynn Elias, "Conflicts of Interest Bedevil Psychiatric Drug Research," *USA Today*, June 3, 2009. See also Harriet A. Washington, *Deadly Monopolies* (NewYork: Doubleday, 2011).

45. Ferris Jabr, "Beyond Symptoms," *Scientific American* (May 2013): 17.

46. "*DSM*-5 Development," American Psychiatric Association (2011), http://www. dsm5. org, http://www. dsm5. org/pages/default. aspx.

47. Nicholas Bakalar, "More Diseases Pinned on Old Culprit: Germs," *New York Times*, May 17, 2005.

48. Ian Lipkin, interview with the author, April 1, 2013.

49. James E. Bowman and Robert F. Murray Jr., *Genetic Variation and Disorders in Peoples of African Origin* (Baltimore: Johns Hopkins University Press, 1998); author's

personal communications with Dr. Bowman.

50. V. Jacomo, P. Kelly, and D. Raoult, "Natural History of Bartonella Infections (an Exception to Koch's Postulate) ,"*Clinical and Diagnostic Laboratory Immunology* 9, no. 1 (2002): 8—18.

51. Judith Hooper, "A New Germ Theory," Atlantic, February 1, 1999.

52. D. Nash et aI. , "The Outbreak of West Nile Virus Infection in the New York City Area in 1999," *New England Journal of Medicine* 344, no. 24 (June 2001): 1807—14.

53. K. Ambroz, "Improving Quantitation Accuracy for Western Blots," *Image Analysis* (September 2006).

54. W. Ian Lipkin, "Biographical Sketch," Center for Infection and Immunity, http://cii. columbia. edu/team. aspx? 18psqK&cid＝WYUHOo.

55. Ian Lipkin, interview with the author, April 1, 2013.

56. Joanna Kempner, Clifford S. Perlis, and Jon F. Merz, "Forbidden Knowledge," *Science* 307, no. 5711 (February 2005): 854.

57. J. W. Konturek, "Discovery by Jaworski of *Helicobacter pylori* and Its Pathogenetic Role in Peptic Ulcer, Gastritis and Gastric Cancer," *Journal of Physiology and Pharmacology* 54 (2003): 23—41.

58. 有关医生进行自我实验引人着迷的故事,我在此向读者推荐: Lawrence K. Altman, Who Goes First: The Story of Self—Experimentation in Medicine (Oakland: University of California Press, 1998)。

59. B. J. Marshall, "History of the Discovery of C. *pylori* ," in *Campylobacter pylori in Gastritis and Peptic Ulcer Disease* , ed. M. J. Blaser (New York: IgakuShoin, 1989), 7.

60. Kimball Atwood, "*H. pylori* , Plausibility, and Greek Tragedy: The Quirky Case of Dr. John Lykoudis," *Science-Based Medicine* (blog), March 26, 2010.

61. Ibid.

62. Reza Malekzadeh et ai. , "Treatment of *Helicobacter pylori* Infection in Iran: Low Efficacy of Recommended Western Regimens," *Archives of Iranian Medicine* 7, no. 1 (2004): 1—8.

63. Mark Kidd and Irvin M. Modlin, "A Century of *Helicobacter pylori* ," *Digestion* 59, no. 1 (1998): 1—15.

64. Centers for Disease Control, "Knowledge about Causes of Peptic Ulcer Disease, United States, March‐April 1997", *Morbidity and Mortality Weekly Report* 46, no. 42 (1997): 985—87.

65. M. Sweet,"Smug as a Bug," *Sydney Morning Herald*,August 2,1997.

66. 幽门螺杆菌也经历过一场身份危机。它最初以一种不符合语法的方式被称为"幽门弯曲杆菌"(*Campylobacter pylorides*),后来又被称为"*Campylobacter pylori*"(幽门弯曲杆菌)。后者更加符合拉丁语的构词法,但从生物学的角度看仍然不正确,因为这种细菌不适合被归入弯曲杆菌属(*genus Campylobacter*),它应该属于它自己的螺旋杆菌属(*Helicobacter genus*)。

67. NIH Consensus Conference, "*Helicobacter pylori* in Peptic Ulcer Disease, NIH Consensus Development Panel on *Helicobacter pylori* in Peptic Ulcer Disease," *JAMA* 272 (1994): 65－69.

68. L. M. Brown, "*Helicobacterpylori*: Epidemiology and Routes of Transmission," *Epidemiology Review* 22,no. 2 (2000): 283－97.

69. Michelle Stacey,"The Fall and Rise of Kilmer McCully," *New Yom Times*,August 10,1997. See also Gary Taubes,"The Game of the Name," Discover,January 23,2003.

70. Christopher Snowdon,*Velvet Glove*,*Iron Fist*: *A History of Anti-Smoking* (New York: Little Dice,2009).

71. Tucker Cummings,"The History of Cervical Cancer," http://www. ehow. com/about_5554342_history-cervical-cancer. html.

72. "威廉姆斯让西姆斯接受他的讲话,他继续谈论性健康问题,并且暗示了黑种人女性的道德问题。例如,西姆斯报道,60％的黑种人妇女罹患子宫癌(一种那时被认为与早期频繁的性接触有关的疾病)或子宫肌瘤。"Harriet A. Washington,*Medical Apartheid*,first digital draft edition,68. Also see Helen Buckler,*Dr. Dan* (Boston: Little,Brown,1954), 183,191; cited in Eugene P. Link,"The Civil Rights Activities ofThree Great Negro Physicians," *Journal of Negro History* 52,no. 3 (1967): 169－84.

第四章

1. George C. Williams,*Adaptation and Natural Selection* (Princeton, NJ: Princeton University Press,1996).

2. Gina Kolata, "In Good Health? Thank Your 100 Trillion Bacteria," *New York Times*,June 13,2012.

3. Gregory G. Dimijian,"Pathogens and Parasites: Insights from Evolutionary Biology," *Baylor University Medical Center Proceedings* 12 (1999): 175－87.

4. F. Guarner and J. Malagelada, "Gut Flora in Health and Disease," *Lancet* 361 (2003): 512－19.

5. Adam Hadhazy,"Think Twice: How the Gut's 'Second Brain' Influences Mood and Well-Being," *Scientific American*,April 30,2014.

6. Rob Stein,"Gut Bacteria Might Guide the Workings of Our Minds," *Shots: Health News*,NPR,November 18,2013.

7. Martin J. Blaser,"Who Are We? Indigenous Microbes and the Ecology of Human Diseases," *EMBO Reports* 7 (2006): 956－60,http://embor. embopress. org/content/7/10/956.

8. "Mitochondrial DNA," National Library of Medicine Genetics Home Reference,http://ghr. nlm. nih. gov/mitochondrial-dna.

9. Paul R. Burkholder and Ilda Mcveigh,"Synthesis of Vitamins by Intestinal Bacteria," *Proceedings of the National Academy of Sciences of the USA*,28(7),285－89.

10. University of Rochester Medical Center,"Amid the Murk of 'Gut Flora,'Vitamin D Receptor Emerges as a Key Player," *Science Daily*,July 8,2010. Also see Blaser,"Who Are We?"

11. Martin J. Blaser,*Missing Microbes: How the Overuse of Antibiotics Is Fueling Our Modern Plagues* (New York: Henry Holt,2014).

12. Vlaams Instituut voor Biotechnologie, "Mission and Objectives," http://www. vib. be/en/about vib/organization/Pages/Mission-and-goals. aspx.

13. 负责基因普查的组织是人体肠道宏基因组；see Junjie Qin et al. ,"A Human Gut Microbial Gene Catalogue Established by Metagenomic Sequencing," *Nature* 464 (March 2010): 59－65.

14. Denise Grady,"Study Sees Bigger Role for Placenta in Newborns' Health," *New York Times*,May 21,2014.

15. Kjersti Aagaard et al. ,"The Placenta Harbors a Unique Microbiome," *Science Translational Medicine* 6 (May 2014): 237.

16. "Life Map: Embryonic Development and Stem Cell Compendium; Neural Crest Development and Stem Cells," http://Discovery. Lifemapsc. Com/ln-Vivo-Development/Neural-Crest.

17. J. R. Seckl and M. J. Meaney,"Glucocorticoid Programming," *Annals of the New York Academy of Sciences* 1032 (2004): 63－84.

18. Jeroen Raes,"The Gut Flora: You and Your 100 Trillion Friends:Jeroen Raes at TEDx Brussels," https://www. youtube. com/watch? v＝Af5qUxl1ktI. See also figure 2 in Dimijian,"Pathogens and Parasites. "

19. Hadhazy,"Think Twice. "

20. Blaser,*Missing Microbes*.

21. Joseph's name and some details of his story have been changed to protect his and his family's privacy.

22. "History of Autism," WebMD,http://www. webmd. com/brain/autism/history-of-autism.

23. "ASD Data and Statistics," CDC. gov, http://www. cdc. gov/ncbddd/autism/data. html.

24. Hanne Jakobsen,"A Farewell to Asperger's Syndrome," *ScienceNordic*,May 19, 2012.

25. Ian Hacking. "Making Up People," *London Review of Books* 38 (August 2006): 16—26.

26. Ian Hacking,"The Looping Effects of Human Kinds," in *Causal Cognition: A Multi-Disciplinary Debate*, eds. Dan Sperber. David Premack. and Ann James Premack (New York: Oxford University Press,1995),351—83.

27. Philip Alcabes,*Dread: How Fear and Fantasy Have Fueled Epidemics from the Black Death to Avian Flu* (New York: Public Affairs,2010),Kindle edition.

28. Jessica Stoller-Conrad, "Probiotic Therapy Alleviates Autism-like Behaviors in Mice," Caltech,December 5,2013.

29. Elaine Y. Hsiao et al. ,"Microbiota Modulate Behavioral and Physiological Abnormalities Associated with Neurodevelopmental Disorders," *Cell* 155, no. 7 (December 19, 2013): 1451—63.

30. Hadhazy,"Think Twice. "

31. John Ayto,ed. ,*Oxford Dictionary of English Idioms*,3rd ed. (Oxford: Oxford University Press,2010),1863.

32. Alison C. Bested,Alan C. Logan. and Eva M. Selhub,"Intestinal Microbiota,Probiotics and Mental Health: From Metchnikoff to Modern Advances: Part II-Contemporary Contextual Research," *Gut Pathogens* 5,no. 3 (2013).

33. Ibid.

34. M. Lyte,J. J. Varcoe,and M. T. Bailey,"Anxiogenic Effect of Subclinical Bacterial Infection in Mice in the Absence of Overt Immune Activation. " *Physiological Behavior* 65 (1998): 63—68; see also Bested,"Intestinal Microbiota. "

35. M. Maes et al. ,"In Depression,Bacterial Translocation May Drive Inflammatory

Responses, Oxidative and Nitrosative, Stress (O&NS), and Autoimmune Responses Directed Against O&NS-Damaged Neoepitopes," *Acta Psychiatrica Scandinavica* 127, no. 5 (May 2013): 344—54.

36. Linda Geddes, "Gut Bacteria May Contribute to Autism," *New Scientist*, June 7, 2010.

37. Sally Ozonoff et al. , "A Prospective Study of the Emergence of Early Behavioral Signs of Autism," *Journal of the American Academy of Child and Adolescent Psychiatry* 49, no. 2 (March 2010): 256—66.

38. 此外,2011 年布鲁斯·博伊特勒(Bruce Beutler)因为证明了细胞因子如何通过免疫系统的脂多糖(immune-system LPS)做出强烈的反应而获得了诺贝尔生理学或医学奖。Beutler, director of the Center for the Genetics of Host Defense at the University of Texas, showed how cytokines goad the powerful responses by the immune-system LPS. See Yong-Chen Lu, Wen-Chen Yeh, and Pamela S. Ohas, "LPS/TLR4 Signal Transduction Pathway," *Cytokine* 42, no. 2 (May 2008): 145—51.

39. S. M. Finegold et al. , "Gastrointestinal Microflora Studies in Late-Onset Autism," *Clinical Infectious Disease* 35 (2002): S6—S16.

40. R. H. Sandler et al, "Short-Term Benefit from Oral Vancomycin Treatment of Regressive-Onset Autism," *Journal of Child Neurology* 15 (2000): 429—35.

41. Tori Rodriguez, "Gut Bacteria May Exacerbate Depression," *Scientific American*, October 17, 2013.

42. T. W. Stone. "Neuropharmacology of Quinolinic and Kynurenic Acids," *Pharmacology Review* 45 (1993): 309—79.

43. D. Benton, C. Williams, and A. Brown. "Impact of Consuming a Milk Drink Containing a Probiotic on Mood and Cognition," *European Journal of Clinical Nutrition* 61 (2007): 355—61. Also see A. V. Rao et al. , "A Randomized, Double-Blind, Placebo-Controlled Pilot Study of a Probiotic in Emotional Symptoms of Chronic Fatigue Syndrome," *Gut Pathology* 1, no. 6 (2009), and M. Messaoudi et al. , "Assessment of Psychotropic-Like Properties of a Probiotic Formulation (*Lactobacillus helveticus* R0052 and *Bifidobacterium longum* R0175) in Rats and Human Subjects," *British Journal of Nutrition* 105 (2011): 755—64.

44. F. Bäckhed, "Host Responses to the Human Microbiome," *Nutritional Reviews* 70, no. 1, Supplement S14—7 (August 2012).

45. National Institutes of Health, "Human Microbiome Project: Program Snapshot,"

http://commonfund. nih. gov/hmp/index,July 14,2014.

46. Kate Murphy,"In Some Cases, Even Bad Bacteria May Be Good," *New York Times*,October 31,2011.

47. National Institutes of Health,"Human Microbiome Project. "

48. T. Ding and P. D. Schloss, "Dynamics and Associations of Microbial Community Types Across the Human Body," *Nature* (April 16,2014).

49. Alejandro Reyes et aI. ,"Viruses in the Faecal Microbiota of Monozygotic Twins and Their Mothers," *Nature* 466 Guly 2010): 334—38.

50. Kolata,"In Good Health?"

51. John Gever,"Obesity Rejected as Psychiatric Diagnosis in *Diagnostic and Statistical Manual of Mental Disorders*,5th Edition," *Med Page Today*,May 29,2010,http://www. medpagetoday. com/MeetingCoverage/APA/20381.

52. Evelyn Attia et ai. ,"Feeding and Eating Disorders in the *Diagnostic and Statistical Manual of Mental Disorders*,5th Edition," *American Journal of Psychiatry* 170 (November 2013): 1237—39.

53. Julia Lurie,"Measles Cases in the US Are at a 20-Year High. Thanks,Anti-Vaxxers," *Mother Jones*,May 29,2014.

54. "The Centenary of Panum,"*American Journal of Public Health* 36 (July 1946).

55. 这段引语和关于麻疹的大部分讨论,笔者引自休·彭宁顿的专栏文章"Why Can't Doctors Be More Scientific?":London Review of Books 26,no. 13 (july 2004): 28—29。

56. "Measles Encephalitis," in *Jawetz,Melnick,and Adelberg'g Medical Microbiology*,ed. George Brooks et al. (New York: Lange,2010),586.

57. Pennington,"Why Can't Doctors Be More Scientific?"

58. W. J. Bellini et aI. ,"Subacute Sclerosing Panencephalitis: More Cases of This Fatal Disease Are Prevented by Measles Immunization Than Was Previously Recognized," *Journal of Infectious Diseases* 192,no. 10 (2005): 1686—93.

59. Michael Pollan,"Some of My Best Friends Are Germs," *New York Times*,May 15,2013.

60. I. Youngster et aI. ,"Oral,Capsulized,Frozen Fecal Microbiota Transplantation for Relapsing *Clostridium difficile* Infection," *JAMA* 312,no. 17 (November 2014): 1772—78 . (erratum in *JAMA* 313,no. 7 [February 2015]: 729). See also Mandy Oaklander,"Fecal Transplants May Soon Be Available in a Pill," *Time*,October 11,2014.

第五章

1. Alexandra Smith，"Long Beach Journal；Eyes That Saw Horrors Now See Only Shadows," *New York Times*，September 8,1989，http://www. nytimes. com/1989/09/08/us/long-beach-journal-eyes-that-saw-horrors-now-see-only-shadows. htmI. 也是在 1980 年美国精神病学会正式把"癔病性神经症，转化型"（hysterical neurosis，conversion type）的诊断改为"转化障碍"，但口语仍使用"癔病"（*hysteria*）。

2. M. Sierra and G. E. Berrios，"Towards a Neuropsychiatry of Conversive Hysteria," *Cognitive Neuropsychiatry* 4 (1999)：267—87.

3. Ibid.

4. Susan Dominus，"What Happened to the Girls in Le Roy," *New York Times Magazine*，March 7,2012.

5. Wen-Shing Tseng，"From Peculiar Psychiatric Disorders Through Culture Bound Syndromes to Culture-Related Specific Syndromes," *Transcultural Psychiatry* 43,no. 4 (December 2006)：554 — 76；Andrew N. Wilner，"An Explanation for Mass Hysteria?," *Medscape Neurology*，July 11,2012.

6. Johan J. Mattelaer and Wolfgang Jilek，"Koro-the Psychological Disappearance of the Penis," *Journal of Sexual Medicine* 4,no. 5 (2007)：1509—15.

7. Vivian Afi Dzokoto and Glenn Adams，"Understanding Genital-Shrinking Epidemics in West Africa：Koro，Juju，or Mass Psychogenic Illness?," *Culture*，*Medicine*，*and Psychiatry* 29,no. 1 (March 2005)：53—78.

8. A. Kleinman and Tsung-Yi Lin，*Normal and Abnormal Behavior in Chinese Culture* (Dordrecht，Holland：Reidel，1980)，237—72.

9. Wen-Shing Tseng. "From Peculiar Psychiatric Disorders. "

10. Dzokoto and Adams，"Understanding Genital-Shrinking Epidemics. "

11. Janis H. Jenkins，"Ethnopsychiatric Interpretations of Schizophrenic Illness：The Problem of Nervios within Mexican-American Families," *Culture*，*Medicine*，*and Psychiatry* 12 (1988)：301—29.

12. Ibid. ，319.

13. Ibid.

14. John B. Scborling and J. Terry Saunders，"Is 'Sugar' the Same as Diabetes? A Community-Based Study Among Rural African-Americans," *Diabetes Care* 2,no. 3 (2000)：330—34.

15. R. Bell，*Holy Anorexia* (Chicago：University of Chicago Press，1985). Also see Caroline Giles Banks，"'Culture' in Culture-Bound Syndromes：The Case of Anorexia Ner-

vosa," *Social Science and Medicine* 34, no. 8 (1992): 867—84.

16. Banks, "'Culture' in Culture-Bound Syndromes."

17. Ibid. , 869.

18. Pierluigi Gambetti, "Kuru," *Merck Manual Home Edition*, http:// www. merckmanuals. com/home/brain_spinal_cord_and_nerve_disorders/prion_diseases/ kuru. html.

19. For a description of kuru, see Robert Klitzman, *The Trembling Mountain: A Personal Account of Kuru, Cannibals, and Mad Cow Disease* (New York: Plenum, 1998), 51—52.

20. Lawrence K. Altman, "The Doctor's World: The Mystery of Balanchine's Death Is Solved," *New York Times*, May 8, 1984.

21. Alvin F. Poussaint, "Is Extreme Racism a Mental Illness?," *Western Journal of Medicine* 176, no. 1 January2002): 4.

22. Ibid.

23. Harriet A Washington, "Mortal Lessons: HSPH Faculty Confront a Uniquely American Scourge," *Harvard Public Health Review* (September 1998).

24. "孩子想要猎枪的主要预测因子包括父母以及目前的朋友和邻居是不是有枪。周围的人都有枪支,往往导致自己也希望拥有枪支。"see David Hemenway, "Risks and Benefits of a Gun in the Home," *American Journal of Lifestyle Medicine* 5, no. 6 (2011): 502—11. Also see David Hemenway, *Private Guns, Public Health* (Ann Arbor: University of Michigan Press, 2006).

25. Fox Butterfield, "Crime Fighting's About-Face," *New York Times*, January 19, 1997.

26. Elizabeth Norton, "Is Prison Contagious?," *Science/AAAS News*, June 26, 2014.

27. Gary Slutkin, "Violence Is a Contagious Disease," in *The Contagion of Violence* (Washington, DC: National Academies Press, 2011).

28. Brandon Keim, "Is It Time to Treat Violence Like a Contagious Disease?," *Wired*, January 18, 2013.

29. Mark Schaller, "Parasites, Behavioral Defenses, and the Social Psychological Mechanisms Through Which Cultures Are Evoked," *Psychological Inquiry* 17 (2006): 96—101.

30. Ilan Shrira, "Guns, Germs, and Stealing: Exploring the Link Between Infectious Disease and Crime," *Evolutionary Psychology* 11, no. 1 (2011): 270—87.

31. Jacqueline Weaver, "Researchers Discover Animals Will Shun Others with Infec-

tious Diseases," *Yale Bulletin and Calendar* 28,no. 7 (October 1999).

32. The Advocacy Project,*Srebrenica Genocide* (blog),"Bosnia Death Toll: 104,732 (Minimum)," March 30,2011, http://srebrenicagenocide. blogspot. com/2011/03/bosnia-death-toll-104732. html.

33. Rick Chillot,"Do I Make You Uncomfortable?," *Psychology Today*,November 5, 2013.

34. R. Thornhill and C. L. Fincher,"The Parasite-Stress Theory of Sociality and the Behavioral Immune System," in *Evolutionary Perspectives in Social Psychology*, e-d. L. Welling,V. Zeigler-Hill,and T. K. Shackelford (New York: Springer,2014).

35. Shrira,"Guns,Germs,and Stealing."

36. Kipling D. Williams and Lisa Zadro, "Ostracism: The Early Detection System," draft of Presentation at the 7th Annual Sydney Symposium of Social Psychology,*The Social Outcast: Ostracism,Social Exclusion,Rejection,and Bullying*.

37. Poussaint,"Is Extreme Racism a Mental Illness?" Also see Gordon W. Allport,*The Nature of Prejudice: 25th Anniversary Edition* (New York: Basic Books,1979).

38. Philip Alcabes,*Dread: How Fear and Fantasy Have Fueled Epidemics. from the Black Death to Avian Flu* (NewYork: Public Affairs,2010),Kindle edition.

39. Harriet A. Washington,*Medical Apartheid* (New York: Doubleday,2007),194.

40. Clarence Lusane,*Hitler's Black Victims: The Historical Experiences of European Blacks,Africans and African Americans During the Nazi Era* (New York: Routledge Crosscurrents in African American History,2002),140.

41. Stormfront,"Race— the Brutal Truth!," http://expeltheparasite. com/books/race-the-brutal-truth/.

42. Carlos David Navarrete and Daniel M. T. Fessler,"Disease Avoidance and Ethnocentrism: The Effects of Disease Vulnerability and Disgust Sensitivity on Intergroup Attitudes," *Evolution and Human Behavior* 27 (2006):270—82.

43. Fergal Keane,*Season of Blood: A Rwandan Journey* (New York: Penguin Books, 1997),9.

44. Ibrahim M. Omer. "Are Genetic Differences at the Root of the Tutsi‐Hutu Rwandan Conflict?" Genetic Literacy Project, http://www. genetic literacy Project. org/2013/0B/05/are-genetic-differences-at-the-root -of-the-tutsi-hutu-rwandan-conflict/.

45. Chillot,"Do I Make You Uncomfortable?"

46. "World's Funniest Taste Test," https://www. youtube. com/watch? v = Yh-

BLE8v9Wk.

47. "Toxo：A Conversation with Robert Sapolsky about Toxoplasmosis," *Edge Foundation video*, June 19, 2011, http://www. sott. net/article/23015B-Toxo-A-Conversation-with-Robert-Sapolsky-about-Toxoplasmosis.

48. Kathleen McAuliffe, "How Your Cat Is Making You Crazy," *Atlantic*, February 6, 2012.

49. James Harbeck, "17 Disgusting Descriptions for Delicious Wines," *Week*, January 22, 2014.

第六章

1. Jonas AhI et al. , "Bacterial Aetiology in Ventilator-Associated Pneumonia at a Swedish University Hospital," *Scandinavian Journal of Infectious Diseases* 42 (2010)：6—7.

2. H. Wunsch et al. , "The Epidemiology of Mechanical Ventilation Use in the United States," *Critical Care Medicine* 38, no. 10 (2011)：1947—53.

3. 至少在短期内是这样，因为呼吸机也可能威胁我们的生命。如果空气从肺部渗透到胸壁，就会引起气胸(肺萎陷)。部分氧气压升高会导致氧气中毒，从而有可能伤害肺脏和大脑，还会有导致血液凝块和声带损伤的风险。当然，使用呼吸机的人受到严密监控，而这些问题都有医疗解决方案。

4. Thomas Häusler. *Viruses vs. Superbugs：A Solution to the Antibiotics Crisis?* (London：Palgrave Macmillan, 2006).

5. 这并不完全是一种随意表达的看法，因为从事这项研究的4个医生中有2人是一家经销 Lp299 的公司的股东。虽然隆德大学的道德委员会批准了这个研究项目，但仍很难不被认为与这2名医生没有利益关系。

6. Carl Zimmer, "Fast-Reproducing Microbes Provide a Window on Natural Selection," *New York Times*, June 26, 2007.

7. Andrew Grant, "The Big Idea That Might Beat Cancer and Cut Health Care Costs by 80 Percent," *Discover*, September 30, 2009.

8. Deborah Gouge, "Big Pharma Abandons Antibiotics：An Openting for Small Biotech," *Seeking Alpha* (blog), May 13, 2012, http://seekingalpha. com/article/584871-big-pharma-abandons-antibiotics-an-opening-for-small-biotech.

9. John Rhodes, *The End of Plagues：The Global Battle Against Infectious Disease* (NewYork：St. Martin's, 2013).

10. Ross Upshur. "Ethics and Infectious Disease Bulletin of the World Health Organiza-

tion," http://www. who. int/bulletin/volumes/86/8/08-056242/en/.

11. Ibid.

12. Häusler,*Viruses vs. Superbugs*.

13. Gouge,"Big Pharma Abandons Antibiotics."

14. Adam Hadhazy,"What Comes After Antibiotics? Alternatives to Stop Superbugs," *Popular Mechanics*,Decemher 21,2013.

15. Zsuzsanna Jakab, *The Bacterial Challenge：Time to React*,*Joint Technical Report*,*2008*,European Centre for Disease Prevention and Control（ECDC）and the European Medicines Agency（EMEA），http://www. ecdc. europa. eu/en/publications/Publications/0909_TER_The_Bacterial_Challenge _Time_to_React. pdf.

16. Gouge,"Big Pharma Abandons Antibiotics."

17. Sarah J. Fentress and L. David Sibley,"The Secreted Kinase ROP18 Defends Toxoplasma's Border," *Bioessays* 33（2011）：693—700.

18. Grant,"The Big Idea."

19. Harriet A Washington,*Living Healthy with Hepatitis C：Natural and Conventional Approaches to Recover Your Quality of Life*（NewYork：Dell,2000）.

20. Meera Senthilingam. "Malaria Bug May Give Mosquitoes a Super Sense of Smell," *New Scientist*,May 15,2013.

21. Richard Dawkins,*The Extended Phenotype：The Long Reach of the Gene*（Oxford：Oxford University Press,1982）.

22. Ibid. ,43.

23. Tara C. Smith,"Psychological Disorders Associated with Cerebral Malaria," *Aetiology*（blog）,April 20,2010,http://scienceblogs. com/aetiology/2010/04/20/psychological-disorders-associ/.

24. David Pedersen,"UI/VAMC Study Says Patient's History of Malaria May Be a Clue to Many Vietnam Vets' Psychological and Other Health Problems," Newswise,January 8,1998,http://www. newswise. com/articles/uivamc- study- says- patients- history- of- malaria-may-be-a-clue-to-many-vietnam-vets-psychological-and-other-health-problems.

25. Gregory G. Dimijian,"Pathogens and Parasites：Insights from Evolutionary Biology," *Baylor University Medical Center Proceedings* 12（1999）：75—187.

26. Dawkins,*The Exteinded Phenotype*,3.

27."高达 80％的疱疹抗体化验呈阳性的人可能会有非常轻微的症状,因此可能感觉不到,或者根本就没有任何症状";Ruth Padawer,NorthJersey. com,June 26,2005.

28. Bill Drake,"Infection Control in Hospitals," *American Society of Heating*, *Refrigerating and Air-Conditioning Engineers Journal* 48 June 2006)：12.

29. J. P. Burke,"Infection Control-a Problem for Patient Safety," *New England Journal of Medicine* 348,no. 7（2003）：651—56.

30. Drake,"Infection Control in Hospitals," 12—17.

31. Frank Strick,"The Role of Infections in Mental Illness," Environmental lllness Resource,http://www. eiresource. org.

32. Laura Landro,"Why Hospitals Want Patients to Ask Doctors,'Have You Washed Your Hands?'" *Wall Street Journal*, September 30,2013；Ana Pujols McKee,"Health Care's Dirty Secret：Physician's [*sic*] Don't Wash Their Hands as Often as Other Caregivers," *JG Physician* （blog），Joint Commission, September 4，2013，http://www. Jointcommission. org/jc_physician_blog/health_cares_dirty_secret/.

33. Agnes Ullmann, "Pasteur-Koch：Distinctive Ways of Thinking About Infectious Diseases," *Micrabe*2,no. 8（2007）：383—87.

34. Landro,"Why Hospitals Want Patients to Ask Doctors. "

35. Ibid.

36. Eleanor Nelsen, "Antibacterial Soap Is Fouling Up Sewage Treatment Systems," NOVA Next,June 20,2014.

37. Drake,"Infection Control in Hospitals. "

38. Jay C. Fournier et aI. , "Antidepressant Drug Effects and Depression Severity：A Patient-Level Meta-Analysis," *JAMA* 303,no. 1（2010）：47—53.

39. John Kelley,"Antidepressants：Do They 'Work' or Don't They?," *Scientific American*,March 2,2010.

40. Lennard J. Davis,"Five Reasons Not to Take SSRIs," *Obsessively Yours*（blog），January 7,2010,https://www. psychologytoday. com/blog/obsessively-yours/201001/five-reasons-not-take-ssris.

41. 2011 年,哈佛大学教授、《新英格兰医学杂志》前编辑马西亚·安杰尔（Marcia Angell)在《纽约图书评论》（*New York Review of Books*）上发表的两篇题为"精神疾病流行：为什么?"（*The Epidemic of Mental Illness：Why?*）和"精神病学幻想"（*The Illusions of Psychiatry*）的分析文章中对抗抑郁药的研究情况进行了综述。在过去的几十年里,至少有 4 篇同行评议的医学论文得出了相同的结论。心理学家欧文·基尔希（Irving Kirsch）是出过有关这个主题的书的专家之一,书名是《皇帝的新药：击穿抗抑郁药的神话》（*The Emperor's New Drugs：Exploding the Antidepressant Myth*）。

42. Bridget M. Kuehn, "Questionable Antipsychotic Prescribing Remains Common, Despite Serious Risks," *JAMA* 303, no. 16 (2010): 1582—84.

43. Ibid.

44. Kelley, "Antidepressants."

45. Kuehn, "Questionable Antipsychotic Prescribing."

46. Ramin Mojtabai and Mark Olfson, "National Trends in Psychotropic Medication Polypharmacy in Office - Based Psychiatry," *Archives of General Psychiatry* 67, no. 1 (2010): 26—36.

47. Harriet A. Washington, "Flacking for Big Pharma," *American Scholar* (Summer 2011).

48. Harriet A. Washington, *Deadly Monopolies* (New York: Doubleday, 2011).

49. Ross J. Tynan et al., "A Comparative Examination of the Anti Inflammatory Effects of SSRI and SNRI Antidepressants on LPS Stimulated Microglia," *Bruin, Behavior, and Immunity* 26 (2012): 469—79.

50. Ibid.

51. Ibid.

52. V. P. Sergiev, "Directed Modulation of Host's Behavior Favouring Transmission of Pathogen," *Zhurnal mikrobiologii, epidemiologii, i immunobiologii* 3 (May-June 2010): 108—14. 根据从俄语翻译过来的摘要："研究证明,寄生虫使用相同的神经介质来改变哺乳动物和其他类别的动物宿主的行为。对于鱼类和哺乳动物,单胺类神经递质有助于大脑发挥功能;而去甲肾上腺素、多巴胺和血清素会影响营养吸收、运动活力、攻击性和社会行为。"

53. Tynan, "A Comparative Examination."

54. Melinda Wenner, "Infected with Insanity," *Scientific American* (April - May 2008): 46.

55. Washington, *Living Healthy*.

56. R. Foster, D. Olajide, and I. P. Everall, "Antiretroviral Therapy-Induced Psychosis: Case Report and Brief Review of the Literature," *HIV Medicine* 4, no. 2 (April 2003): 139—44.

57. Wenner, "Infected with Insanity," 46—47; see also Paul H. Patterson, "Pregnancy, Immunity. Schizophrenia, and Autism," *Engineering and Science* 69, no. 3 (2006): 10—21, and Paul H. Patterson, "Maternal Effects on Schizophrenia Risk," *Science* 318 (2007): 576—77.

58. Matthew S. Kayser and Josep Dalmau, "The Emerging Link Between Autoimmune

Disorders and Neuropsychiatric Disease," *Journal Neuropsychiatry Clinical Neuroscience* 23, no. 1 (Fall 2011): 90—97.

59. M. S. Kayser, C. G. Kohler, and J. Dalmau, "Psychiatric Manifestations of Paraneoplastic Disorders," *American Journal of Psychiatry* 167 (2010): 1039—50.

60. Jane E. Brody, "Babies Know: A Little Dirt Is Good for You," *New Yom Times*, January 26, 2009.

61. D. E. Elliott et al. ,"Exposure to Helminthic Parasites Protect Mice from Intestinal Inflammation," *Gastroenterology* 116: A706 (1999); also see A. Agrawal, Q. M. Eastman, and D. G. Schatz, "Transposition Mediated by RAGland RAG2 and Its Implications for the Evolution of the Immune System," *Nature* 394 (1998): 744—51.

62. Rachel Nuwer, "Worm Therapy: Why Parasites May Be Good for You," BBC Future, April 22, 2013.

63. T. Paparrigopoulos et ai. , "The Neuropsychiatry of Multiple Sclerosis: Focus on Disorders of Mood, Affect and Behavior," *International Review of Psychiatry* 22, no. 1 (2010): 14—21.

64. 这里指明的医学杂志讲述了这个病人的故事,但我添加了插图说明,并且为保护她的隐私做了一些修改;see A. Aggarwal et al. ,"Acute Psychosis as the Initial Presentation of MS," *International MS Journal* 17, no. 2 (2011): 54—57.

65. Ibid.

66. Kayser and Dalmau, "The Emerging Link. "

67. Judith Hooper, "A New Germ Theory," *Atlantic*, February 1, 1999.

68. Alan S. Brown et aI. , "Serologic Evidence of Prenatal Influenza in the Etiology of Schizophrenia," *Archives of General Psychiatry* 61, no. 8 (2004): 774—80.

69. Hadhazy, "What Comes After Antibiotics?"

70. Ibid.

71. 2013 年 4 月 14 日,劳拉·曼努埃利蒂斯对作者进行了采访。此外,世界卫生组织报告称,"昏睡病甚至超过了 HIV/艾滋病,成了(中非)居民第一或者第二大死因,"导致痴呆症,杀死数以十万计的生命,而相关疾病又威胁着中、南、北美洲的穷人的精神健康和生命。See also Washington, *Deadly Monopolies*, 103.

第七章

1. 对以上的人名和故事细节做了修改,对话也由笔者添加。但故事详情取自 R. 福斯特、D. 奥拉吉德和 I. P. 埃瓦拉尔(R. Foster, D. Olajide, and I. P. Everall): "Antiretroviral

Therapy-Induced Psychosis: Case Report and Brief Review of the Literature," HIV Medicine 4, no. 2 (April 2003):139—44。

2. Sarah Steffen, "More Efforts Needed to Fight Neglected Tropical Diseases," *Deutsche Welle*, September 28, 2012. Please also See the discussions of copycat drugs in Marcia Angell. *The Truth About Drug Companies* (New York: Random House, 2009). and Harriet A. Washington, *Deadly Monopolies* (New York: Doubleday, 2011).

3. See Angell, *The Truth About Drug Companies*, and Washington, *Deadly Monopolies*, especially chapter 8. "Biocolonialism. "

4. H. Wittchen and O. Riedel, "Depression and Anxiety in Parkinson's Disease: Under-Diagnosed and Undertreated," *European Neuropsychopharmacology* 21 (September 2011): S220 — S221. Also see Daniel Cressy, "Psychopharmacology in Crisis as Research Funds for New Psychiatric Drugs Diminish," *Nature* (June 14, 2011).

5. CBC News, "New Psychiatric Drugs Low Priority for Pharmaceutical Firms," October 15, 2012.

6. Chiponda Chimbelu, "Pharma Patent Cliff May Lead to Research Drop-Off," *Deutsche Welle*, October 23, 2012.

7. Tatum Anderson, "Africa Rises to HIV Drug Challenge," BBC News, June 8, 2006. Also see Steffen, "More Efforts Needed. "

8. Steffen, "More Efforts Needed"; see also Washington, *Deadly Monopolies*.

9. Washington, *Deadly Monopolies*, chapter 8; Deborah Gouge, "Big Pharma Abandons Antibiotics: An Opening for Small Biotech," *Seeking Alpha* (blog), May 13, 2012.

10. Gouge. "Big Pharma Abandons Antibiotics. "

11. Ibid.

12. 非洲锥虫病主要分布在位于北纬 15 度与南纬 20 度之间的热带非洲；World Health Organization, "African Trypanosomiasis (Sleeping Sickness)," fact sheet no. 259, October 2010, http://www. who. int/mediacentre/factsheets/fs259/en/.

13. Ibid.

14. Ibid.

15. Leila Chimelli and Francesco Scaravilli, "Trypanosomiasis," *Brain Pathology* 7 (2008): 559—611.

16. Médecins sans Frontières (MSF), "Saving Lives in the Name of Vanity," January 28, 2002, http://www. msf. org/article/saving-lives-name-vanity.

17. Anne Moore, "Infectious Diseases Related to Travel; Trypanosomiasis (African

Sleeping Sickness)，" Centers for Disease Control Yellow Book （Atlanta：Centers for Disease Control and Prevention，2014）.

18. National Institute of Mental Health，"Sleeping Sickness，" Medline Plus，http：//www. nlm. nih. gov/medlineplus/ency/article/001362. htm.

19. Ibid. Also see World Health Organization，"Human African Trypanosomiasis. "

20. Ann G. Sjoerdsma，*Starting with Serotonin：How a High-Rolling Father of Drug Discovery Repeatedly Beat the Odds* （Alexandria，VA：Improbable Books，2008）；MSF press release，Geneva，May 3，2001，"Supply of Sleeping Sickness Drugs Confirmed，" http：//www. msf. org/article/supply-sleeping-sickness-drugs-confirmed.

21. Washington，*Deadly Monopolies*，142—47.

22. MSF press release，"Supply of Sleeping Sickness Drugs"：also see Médecins Sans Frontières，"Saving Lives. "

23. Michael Kremer，"Pharmaceuticals and the Developing World，" *Journal of Economic Perspectives* 16，no. 4 （Autumn 2002）：67—90.

24. Richard Idro et aI.，"Cerebral Malaria：Mechanisms of Brain Injury and Strategies for Improved Neuro-Cognitive Outcomes，" *Pediatric Research* 68 （2010）：267—74. See also Sumadhya D. Fernando，Chaturaka Rodrigo，and Senaka Rajapakse，"The Hidden Burden of Malaria：Cognitive Impairment Following Infection，" *Malaria Journal* 9，no. 366 （2010）.

25. Lawrence K. Altman，"The Doctor's World：The Mystery of Balanchine's Death Is Solved，" *New York Times*，May 8，1984.

26. Ibid.

27. "Infection，Inflammation，and Mental Illness，" *Harvard Mental Health Letter*，October 1，2009.

28. World Health Organization，"Taeniasis/Cysticercosis，" fact sheet no. 376，updated May 2014，http：//www. who. int/mediacentre/factsheets/fs376/en/.

29. Ibid.

30. Frank Strick，"The Role of Infections in Mental Illness，" Environmental Illness Resource，http：//www. eiresource. org.

31. Naresh Nebhinanil and Surendra Kumar Mattoo，"Psychotic Disorders with HIV Infection：A Review，" *German Journal of Psychiatry* 16，no. 1 （2013）：43—48.

32. U. S. Department of Health and Human Services，"HIV/AIDS 101：Global Statistics，" AIDS. gov，https://aids. gov/hiv-aids-basics/hiv-aids-101/global-statistics；also see World Health Organization，"AIDS Fact Sheet，" http：//www. who. int/mediacentre/fact-

sheets/fs360/en.

33. Andrew C. Blalock, Sanjay Sharma, and J. Stephen McDaniel, "Anxiety Disorders and HIV Disease," in *HIV and Psychiatry: Training and Resource Manual*, 2nd edition, ed. Kenneth Citron, Marie-Jose Brouillette, and Alexandra Beckett (Cambridge: Cambridge University Press, 2005).

34. Nebhinanil and Mattoo, "Psychotic Disorders with HIV Infection."

35. Richard A. Price, "HIV INSite Knowledge Base Chapter," HIV INSite, University of California at Los Angeles, June 1998, http://hivinsite.ucsf.edu/lnSite?page=kb-04-01-03.

36. Nebhinanil and Mattoo, "Psychotic Disorders with HIV Infection." Also, Rif S. El-Mallakh, "HIV-Related Psychosis," *Journal of Clinical Psychiatry* 53, no. 8 (August 1992): 293—94.

37. Nebhinanil and Mattoo, "Psychotic Disorders with HIV Infection."

38. Ibid. Also, El-Mallakh, "HIV-Related Psychosis."

39. Nebhinanil and Mattoo. "Psychotic Disorders with HIV Infection."

40. Ibid.

41. Simon Collery, "Denial Reigns Supreme in the HIV Industry," *Don't Get Stuck with HIV* (blog), http://dontgetstuck.org/2014/07/10/denial-reigns-supreme-in-the-hiv-industry; also see "Millennium Development Goals for All, but at All Costs?," HIV in Kenya blog, July 23, 2014. Also see Andy Coghlan, "Needles. Not Sex. Drove African AIDS Pandemic," *New Scientist*, February 20, 2003.

42. David Gisselquist et al., "HIV Infections in Sub-Saharan Africa Not Explained by Sexual or Vertical Transmission," *International Journal of STD and AIDS* 13 (2002): 657—66; Harriet A. Washington, "Why Africa Fears Western Medicine," *New York Times*, July 31, 2007.

43. Mark A. Katz et al., "在非洲流感监测与流行病学网络(African Network for Influenza Surveillance and Epidemiology, ANISE)的 15 个国家中, 2006—2010 年, 呼吸道疾病住院和门诊病例分别有 10% 和 20% 的流感阳性病例". Jazmin Duque, Meredith L. McMorrow, and Adam L. Cohen, "Influenza Vaccines and Influenza Antiviral Drugs in Africa: Are They Available and Do Guidelines for Their Use Exist?," *Public Health* 14, no. 41 (2014).

44. Duque, McMorrow, and Cohen, "Influenza Vaccines and Influenza Antiviral Drugs."

45. Sajjad Ali Memon et at., "Frequency of Depression in Chronic Hepatitis C Naive

Patients," *Pakistan Journal of Medical Sciences* 27(July/September 2011): 780—83.

46. Peter Robison, "The CIA Stops Fake Vaccinations as Real Polio Rebounds," *Bloomberg Businessweek* ,May 21,2014.

47. Harriet A. Washington, *Medical Apartheid* (New York: Doubleday, 2007), 392; also see "Dr. Wouter Basson Found Guilty of Unprofessional Conduct," *Bulletin of the Health Professions Council of South Africa* , http://www. hpcsa-blogs. co. za/dr-wouter-basson-found-guilty-of-unprofessional-conduct/; D. L. Chandler, "South African Doctor Found Guilty of Creating Drugs, Chemicals to Kill Africans," *News One* , December 20, 2013; and also see Ina Skosana, "Truth Has Prevailed, Says Basson Victim's Wife," *Mail and Guardian* ,December 18,2013.

48. Mark Mazzetti, "U. S. Cites End to C. I. A. Ruses Using Vaccines," *New Yom TImes* ,May 20,2014, http://www. nytimes. com/2014/05/20/us/us-cites wend-to-cia-ruses-using-vaccines. html? _r=0; also see "How the CIA's Fake Vaccination Campaign Endangers Us All," *Scientific American* 38,no. 5 (April 16,2013).

49. John Murphy, "Polio: A Scourge of the Mid-20th Century Eludes Global Eradication and Begins to Spread as Fearful Nigerians Shun Vaccination," *Baltimore Sun* ,January 4,2004. Also see World Health Organization, "Update on Polio in Central Africa-Polio Confirmed in Equatorial Guinea. Linked to Outbreak in Cameroon," April 17, 2014, http://www. who. int/csr/don/2014_4_17polio/en/; and see S. Rushton and M. Kett, "Polio, Conflict and Distrust: A Global Public Health Emergency," *Medicine* ,*Conflict and Survival* 30,no. 3 (2014): 143—45.

50. "Mental Health Care in the Developing World," *Psychiatric Times* (January 1, 2002), http://www. psychiatrictimes. com/articles/mental-health-care-developing-world # sthash. YOnCewEL. dpuf. Also see Washington, "Why Africa Fears Western Medicine. "

51. Michael Berk et al. , "Aspirin: A Review of lts Neurobiological Properties and Therapeutic Potential for Mental Illness," *BMC Medicine* 11,no. 74 (2013).

52. Ibid.